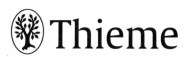

Transfusionsmedizin
compact

Gerhard Rump
Roland Braun
Uli-Rüdiger Jahn
Petra Krakowitzky
Walter Sibrowski
Hugo Van Aken

29 Abbildungen
65 Tabellen

Georg Thieme Verlag
Stuttgart · New York

Bibliografische Information Der Deutschen Bibliothek

Die Deutsche Bibliothek verzeichnet diese Publikation in der Deutschen Nationalbibliografie; detaillierte bibliografische Daten sind im Internet über **http://dnb.ddb.de** abrufbar.

Wichtiger Hinweis: Wie jede Wissenschaft ist die Medizin ständigen Entwicklungen unterworfen. Forschung und klinische Erfahrung erweitern unsere Erkenntnisse, insbesondere was Behandlung und medikamentöse Therapie anbelangt. Soweit in diesem Werk eine Dosierung oder eine Applikation erwähnt wird, darf der Leser zwar darauf vertrauen, dass Autoren, Herausgeber und Verlag große Sorgfalt darauf verwandt haben, dass diese Angabe **dem Wissensstand bei Fertigstellung des Werkes** entspricht.

Für Angaben über Dosierungsanweisungen und Applikationsformen kann vom Verlag jedoch keine Gewähr übernommen werden. **Jeder Benutzer ist angehalten**, durch sorgfältige Prüfung der Beipackzettel der verwendeten Präparate und gegebenenfalls nach Konsultation eines Spezialisten festzustellen, ob die dort gegebene Empfehlung für Dosierungen oder die Beachtung von Kontraindikationen gegenüber der Angabe in diesem Buch abweicht. Eine solche Prüfung ist besonders wichtig bei selten verwendeten Präparaten oder solchen, die neu auf den Markt gebracht worden sind. **Jede Dosierung oder Applikation erfolgt auf eigene Gefahr des Benutzers.** Autoren und Verlag appellieren an jeden Benutzer, ihm etwa auffallende Ungenauigkeiten dem Verlag mitzuteilen.

© 2003 Georg Thieme Verlag
Rüdigerstraße 14
D-70469 Stuttgart
Telefon: +49/0711/8931–0
Unsere Homepage: http://www.thieme.de

Printed in Germany

Zeichnungen: Angelika Kramer, Stuttgart
Umschlaggestaltung: Thieme Verlagsgruppe
Satz: Hilger VerlagsService, Heidelberg
Druck: Stürtz AG, Würzburg

ISBN 3-13-127111-6   1 2 3 4 5 6

Vorwort

Mit Entdeckung der antigenen Blutgruppeneigenschaften A, B, AB und 0 am Anfang des 20. Jahrhunderts war das entscheidende Hindernis für eine weitgehend gefahrlose Bluttransfusion beim Menschen überwunden. Aus der Erfahrung, dass Blut der Gruppe 0 auf alle anderen Individuen übertragen werden konnte („Universalblut"), entwickelte sich die Überzeugung, dass die Bluttransfusion eine sehr einfache Therapieform sei. Bei Blutungen aller Art galt sie, bis zum Auftreten der ersten Fälle von Gelbsucht im 2. Weltkrieg, als gefahrloses Allheilmittel. Heute sind nun über 600 genetisch determinierte Blutgruppenmerkmale an Erythro-, Leuko- und Thrombozyten bekannt. Das HLA-System ist als äußerst komplexes System beschrieben, sodass die alleinige Kenntnis des ABO- und Rh-Systems heute für einen transfundierenden Arzt keinesfalls ausreichend ist.

In den 50er-Jahren entwickelte sich die „Transfusionsmedizin" zu einer eigenständigen Disziplin, die seit 1992 auch offiziell unter dieser Gebietsbezeichnung bekannt ist. Während in den ersten Jahren noch neben der Gewinnung von Blut- und Blutbestandteilen die Herstellung, die Lagerung und der Transport von Blutprodukten im Mittelpunkt standen, sind bis heute immer mehr klinische Aspekte hinzugekommen. So galt früher ein Hb von <10 g/dl als absolute Grenze für eine Transfusion, heute ist die „Indikation zur Transfusion" ein Thema, das sehr intensiv und differenziert diskutiert wird.

Nach den ersten bekannt gewordenen Übertragungen von AIDS durch Blut und Blutprodukte in den frühen 80er-Jahren sind enorme Anstrengungen unternommen worden, um das Infektionsrisiko zu vermindern. Das grundsätzliche Gefährdungspotenzial bei der Übertragung von Blut ist auch in das öffentliche Bewusstsein gelangt, wodurch ein hoher Druck auf alle transfusionsmedizinischen Einrichtungen und auf den transfundierenden Arzt entstanden ist. Es gibt neben einigen neuen Gesetzen eine Fülle von Empfehlungen, Leitlinien und Richtlinien, deren Kenntnis für alle unabdingbar sind, die sich transfusionsmedizinisch betätigen und die ein hohes Haftungsrisiko haben.

Da es bei der Fülle an einschlägiger Literatur und dem sich ständig entwickelnden „Stand von Wissenschaft und Technik", der gemäß Transfusionsgesetz die Grundlage aller Entscheidungen darstellt, für den transfundierenden Arzt aller medizinischen Fachgebiete sehr schwer, wenn nicht sogar nahezu unmöglich ist, alle jeweils aktuellen Richtlinien und Leitlinien zu beherrschen, haben wir uns entschlossen, das vorliegende Buch zu schreiben. Ziel dieses Kompendiums ist es, dem einzelnen Arzt eine sichere Grundlage des transfusionsmedizinischen Wissens zu vermitteln.

Die ersten fünf Kapitel behandeln physiologische Grundlagen der Hämatopoese, Hämodynamik, Hämostaseologie und der Blutgruppen. Kapitel 6 erläutert die rechtlichen und gesetzlichen Grundlagen, Kapitel 7 die Herstellung von Blutkomponenten und Plasmaderivaten. In den Kapiteln 8–10 werden der Ablauf und das praktische Vorgehen bei homologer Transfusion beschrieben, Kapitel 11 berichtet über den aktuellen Wissensstand bezüglich der Immunmodulation. Der Eigenblutspende ist Kapitel 12 gewidmet, Kapitel 13 den Blutersatzstoffen und in Kapitel 14 werden die unerwünschten Arzneimittelwirkungen (Risiken) beschrieben. Die Kapitel 15–17 erläutern die antithrombotische und antifibrinolytische Therapie.

Die einzelnen Kapitel stehen nicht völlig isoliert für sich allein, sondern sollen einander ergänzen und mithilfe von Querverweise das Verständnis auch komplexer Zusammenhänge ermöglichen.

Am Ende der Kapitel befinden sich teils umfangreiche Quellenverzeichnisse, die es dem interessierten Leser ermöglichen, sein Wissen weiter zu vertiefen.

Wir hoffen, dass das Buch in dieser Ausstattung dem Leser viel Freude bereitet und zudem solide Kenntnisse vermittelt.

Unser besonderer Dank gebührt den Mitarbeitern des Georg Thieme Verlages für die anregende und verständnisvolle Zusammenarbeit.

Ludwigshafen, Sommer 2002

Gerhard Rump
Roland Braun
Petra Krakowitzky

Autoren

Prof. Dr. med. Hugo Van Aken
Klinik und Poliklinik für Anästhesiologie
und operative Intensivmedizin
Universitätsklinikum Münster
Albert-Schweitzer-Str. 33
48149 Münster

Dr. med. Roland Braun, D.E.A.A.
Klinik für Anästhesiologie, Intensivmedizin
und Schmerzbehandlung
Fürst-Stirum-Klinik
Gutleutstr. 3–14
76646 Bruchsal

Dr. med. Uli-Rüdiger Jahn
Klinik und Poliklinik für Anästhesiologie
und operative Intensivmedizin
Universitätsklinikum Münster
Albert-Schweitzer-Str. 33
48149 Münster

Dr. Petra Krakowitzky
Institut für Transfusionsmedizin
Transplantationsimmunologie
Universitätsklinikum Münster
Domagkstr. 11
48149 Münster

Dr. med. Gerhard Rump, D.E.A.A.
BG-Unfallklinik Ludwigshafen
Abteilung für Anästhesie, Intensivmedizin
und Schmerztherapie
Ludwig-Guttmann-Str. 13
67071 Ludwigshafen

Prof. Dr. med. Dr. rer. nat. Walter Sibrowski
Institut für Transfusionsmedizin
Transplantationsimmunologie
Universitätsklinikum Münster
Domagkstr. 11
48149 Münster

Inhaltsverzeichnis

IV   Anhang

I Einführung

1 Die Geschichte der Bluttransfusion

Im Zeitalter der Antike (500 v. Chr. bis 500 n. Chr.) wurde das Blut mit Kraft, Gesundheit und Denkkraft in Zusammenhang gebracht. Pythagoras soll gesagt haben: „Die Seele wird vom Blut genährt" und gemäß Empedokles und Hippokrates kann die Denkkraft darauf zurückgeführt werden. Plinius lehrte, dass das Trinken von Tierblut zur Heilung der Epilepsie geeignet ist. Erasistratos (304–240 v.Chr.) war seiner Zeit weit voraus, als er postulierte, das Herz sei eine Pumpe, glaubte man doch noch, dass zwei getrennte Gefäßsysteme im Körper existieren würden, ein bluthaltiges venöses und ein Pneuma-Blut-Gemisch-führendes arterielles System. Selbst Galen (129–199 v. Chr.), der griechische Arzt und Leibarzt des römischen Kaisers Septimius Severus, glaubte nicht an eine Verbindung zwischen den arteriellen und venösen Gefäßen. Weiterhin galt das Herz und später auch die Leber als Ursprungsort des Blutes auf dem Weg in die Peripherie nach dem Prinzip von Ebbe und Flut.

Es sollte noch 1400 Jahre dauern, bis W. Harvey 1628 die epochale Entdeckung des Blutkreislaufs publizierte.

Die Erkenntnis, dass das Blut im Körper zirkulierte, war die Geburtsstunde der „Chirurgia infusoria": So injizierte der Rittmeister George von Wahrendorff Wein in die Vene von Hunden, der englische königliche Baumeister Christopher Wren (1632–1723) verabreichte zusammen mit Robert Boyle, dem Begründer der englischen Akademie der Wissenschaften („Royal Society") und Wegbereiter der analytischen Chemie, Hunden Opium und andere Medikamente. Es dauerte nicht lange, und andere Forscher wurden durch diese Experimente dazu inspiriert, Blutübertragungen durchzuführen.

Der englische Landgeistliche F. Potter wagte nur zaghafte Injektionen kleiner Mengen, befürchtete man doch, dass eine Spezies durch Transfusionen seine Natur verliert, dass also einem Hund nach Schafsblut Hörner und Wolle wachsen würden. 1666 gab Richard Lower der Royal Society bekannt, dass er Blut erfolgreich von Hund-zu-Hund aus der A. cervicalis in die V. jugularis transfundiert hatte. Schon 1667 wurden die ersten Tierblutübertragungen auf den Menschen durchgeführt: Einem psychisch kranker Mann namens Arthur Coga von Lower wurde vom königlichen Leibarzt Edmund King in England Lammblut verabreicht, ebenso wie einem 15-jährigen Jungen in Frankreich, der durch wiederholte Aderlässe sehr geschwächt war, durch den Leibarzt des Königs Ludwig XIV. J.-B. Denis. Während die ersten beiden Transfusionen durch Denis unauffällig blieben, verstarb der dritte Patient; es gab genügend Ursachen und an eine Transfusionsreaktion wurde nicht gedacht. Der vierte Patient von Denis war der 34-jährige manisch-depressive Kammerdiener Anthony du Mauroy, der zweimal 150 ml Kalbsblut bekam und nach der zweiten Gabe an einer klassischen Transfusionsreaktion verstarb: Tachykardie, Schweißausbruch, Nierenschmerzen, Hämaturie, Übelkeit/Erbrechen und schließlich Kreislaufzusammenbruch.

Diese Transfusion führte zu einer Reihe von Ereignissen, an deren Ende eine Anklage wegen Gattenmordes mit Arsen gegen die Ehefrau (wurde nie entschieden) und ein Freispruch für Denis vom Pariser Gerichtshof „Le Chatelet" mit der Auflage verbunden wurde, künftige Transfusionen bei Menschen nur mit Genehmigung der Pariser Fakultät durchzuführen. Diese Auflage kam einem Verbot der „Chirurgia transfusoria" gleich, da es niemand mehr wagte, einen Antrag zu stellen – zehn Jahre später wurde die Transfusion auch in England verboten.

In Deutschland wurde noch einige Jahre später unter der Ägide des Großen Kurfürsten (1640–1688) Lammblut bei Lepra und bei Skorbut transfundiert, die Ergebnisse waren aber bescheiden. Während maßgebliche Ärzte sich einig waren, dass Transfusionen grundsätzlich erforderlich sein können, dass aber noch zu wenig über Blutspender und Blutempfänger bekannt sei (Mercklin 1679), waren andere erbitterte Gegner, wie Patin (1601–1672) oder J.D. Metzger (1739–1805), der die Transfusion als „Verirrung des menschlichen Geistes" bezeichnete.

Erst gegen Ende des 18. Jh. wurden wieder Tierversuche mit Lämmern, Kälbern, Schildkröten, Pferden und Hunden durchgeführt. Es war der Engländer James Blundell, ein Physiologe und Geburtshelfer, der sich ab 1818 nach dem Verblutungstod bei einer Entbindung wieder mit der Transfusion beschäftigte und bei Hunden feststellte, dass ein drohender Verblutungstod schon durch eine geringe Menge Blut verhindert werden kann (Blundell 1818). Er benutzte ein trichterartiges Transfusionsgerät mit Spritze und Mehrweghahn und gilt seit 1825 als „Vater der modernen Transfusion", da er Gebärende, die schon bewusstlos waren, mittels Blutübertragung (meist vom Ehemann) stabilisieren konnte. Obwohl nur etwa die Hälfte der Frauen überlebte, hatte die Bluttransfusion seither ihren Platz bei der Therapie schwerer Blutungen erhalten. In Deutschland wurden ab 1828, zunächst von dem Heilbronner Arzt Klett und dem Wundarzt Schrägle, Transfusionen von Mensch-zu-Mensch durchgeführt, meist bei peripartalen Hämorrhagien.

Auch Blundell hatte das Problem der Blutgerinnung. Er musste beobachten, wie ein beträchtlicher Anteil des Spenderblutes im Transfusionsgerät gerann und für den Empfänger nicht mehr verfügbar war. Menschliches Blut war nach einigen Minuten geronnen, Schaf- oder Hundeblut schon nach Sekunden, was sicherlich dazu beitrug, dass nur über wenige Transfusionsreaktionen berichtet wurde, denn die tatsächlich übertragene Blutmenge war viel geringer als die gespendete. Da Blundell die Indikation sehr streng stellte – er wendete das Verfahren überwiegend bei Moribunden an – gab es im Todesfall genügend sonstige Gründe, an eine Komplikation durch eine Blutunverträglichkeit wurde kaum gedacht.

Die Bedeutung der Blutgerinnung war zu jener Zeit nicht klar: Während einige Autoren (Hunter 1794 und Magendie 1836) die Gerinnung als Zeichen der Vitalität und Funktionstüchtigkeit und somit als Lebensprinzip des Blutes ansahen, waren andere (Bischoff 1835) der Auffassung, die Blutgerinnung sei der Beginn der Zersetzung und des sich auflösenden Lebens. Hieraus entwickelte sich der Streit um die „Defibrination"; defibriniertes Blut galt als wesentlich sicherer, führte aber dennoch immer wieder zu fatalen Reaktionen.

Seit der Entdeckung der Blutplättchen durch den Histologen M. Schultze (1825–1874) und der von A. Schmidt 1861 aufgestellten „Blutgerinnungslehre" waren die meisten Transfundierenden Befürworter der Vollbluttransfusion und Gegner der Defibrination, die als zeitraubend und als „frappé à mort" galt.

Dennoch befürworteten der Physiologe L. Landois (1837–1902) und zahlreiche andere Ärzte eindeutig defibriniertes Blut und noch 1914 wurde am John Hopkins Hospital, Baltimore, defibriniertes Blut transfundiert.

Landois war im Übrigen ein entschiedener Gegner der Tierbluttransfusionen, die wieder vermehrt durchgeführt wurden, so durch den Nordhausener Arzt Hasse (1837–1898) und den baltischen Arzt F. Gesellius (1873), der zeigen konnte, dass die Komplikationen bei Tier-Mensch-Transfusion wesentlich höher waren: „Die Transfusion des Blutes" (1875).

Die Frustration über die Ergebnisse der Transfusionen führte zu teilweise bizarren Innovationen. Zwischen 1880 und 1883 infundierte man Milch von Kühen und Ziegen, da man annahm, die Fettpartikel würden in korpuskuläre Teilchen verwandelt (Oberman 1969).

Die Entdeckung, dass bei hohem Blutverlust im Tierversuch Kochsalzlösungen lebensrettend wirken können (Kronecker u. Sander 1879), konnte von Bull bestätigt werden (Bull 1884) und verfehlte ihre Wirkung nicht; die risikoreichen Bluttransfusionen wurden immer seltener durchgeführt.

Das 20. Jh. wurde mit einer bahnbrechenden Entdeckung eingeleitet. Am 23.03.1900 publizierte K. Landsteiner vom Pathologischen Institut in Wien seine Beobachtung, dass Serum gesunder Menschen die roten Blutkörperchen anderer Menschen agglutiniert. Eine Agglutination unter bestimmten Umständen war schon früher aufgefallen (Creite 1869; Freund 1886), jedoch wurde als Ursache eine bakterielle Infektion oder ein „eigentümliches Mischungsverhältnis" angesehen. Im Jahre 1901 zog Landsteiner aus seinen Untersuchungen mit 12 Probanden den Schluss, dass die Isoagglutinine A und B und C die wechselnden Folgen der Menschenbluttransfusion erklären können: Das Serum von A agglutinierte die Erythrozyten von B und das Serum von B agglutinierte A-Erythrozyten, das Serum von C ballte die roten Blutkörperchen sowohl von A als auch von B, die spätere Blutgruppe 0. Ein Jahr später gelang von Decastello und Sturli in Wien der Nachweis einer 4. Blutgruppe, die sich durch Unempfindlichkeit der Erythrozyten und Fehlen der Isoagglutinine auszeichnete. Diese Entdeckung der antigenen Eigenschaften A,B,AB und 0 brachte Licht in einen finsteren Raum, es war die Grundlage der Immunhämatologie und Transplantationsmedizin, denn das entscheidende Hindernis einer gefahrlosen Transfusion war beseitigt.

Es war immer noch schwierig, Blut zu transfundieren, da erst in den nächsten Jahren Kanülen entwickelt wurden, die eine Blutübertragung technisch möglich machten (Bernheim-Kanüle, Unger-Kanüle). Alexis Carrel (1873–1944) bevorzugte eine End-zu-End arteriovenöse Anastomose, was eine Leckage genauso vermied wie eine Thrombose, 1912 bekam er dafür den Nobelpreis, genau wie Landsteiner 1930. Der Nachteil der direkten Anastomose lag in der Unmöglichkeit, die Menge des übertragenen Blutes zu bestimmen; manchmal wurde das Verfahren fortgeführt, bis der Spender kollabiert war.

Eine weiterer wichtiger Fortschritt war die Einführung eines prätransfusionellen Kompatibilitätstests durch Ottenberg (Epstein u. Ottenberg 1908), ab 1925 war ein internationales Testserum kommerziell erhältlich. Auch die von Oehlecker 1928 vorgeschlagene biologische Vorprobe „Oehlecker-Probe" brachte eine weitere Verminderung von schweren Transfusionsreaktionen (Unverträglichkeit tritt meist nach 20–50 ml Blut innerhalb von 20 min ein).

Bluttransfusionen konnten sich nicht weit verbreiten, solange das Problem der Antikoagulation nicht gelöst war. In den Jahren 1914 und 1915 erschienen erste Berichte über Natriumzitrat (Hustin 1914; Agote 1915; Lewisohn 1915; Weil 1915). Im Verlauf des 1. Weltkrieges wurde dieser Weg der Blutkonservierung weiter perfektioniert: mit 70 ml-ACD-Lösung war eine Konserve ca. 3–4 Wochen haltbar, 1919 gab es am Rockefeller-Institut in New York schon die erste Blutbank. Zu Beginn des 2. Weltkriegs wurde das Blutspendewesen stark ausgebaut, am Ende des Kriegs hatte das amerikanische Rote Kreuz über 13 Millionen Einheiten bearbeitet. In diese Zeit fiel auch die Entdeckung der Lyophilisation durch Flosdorf und Matt, wodurch die Plasmakonserven noch länger haltbar gemacht werden konnten.

Deutschland hielt lange an der Frischbluttransfusion fest, 1934 gab es in Leipzig einen gut organisierten Blutspendernachweis (Seggel 1935).

Das Blut wurde anfangs in Glasflaschen mit Gummistopfen gesammelt. Nach der wiederholten Beobachtung von Luftembolien und pyrogenen Reaktionen wurde in den USA in den 50er-Jahren auf Einmalbeutelsysteme aus PVC umgestellt.

Schon während des 2. Weltkrieges begann die Komponententherapie, 1947 entwickelte Cohn die Plasmafraktionierung mit Ethanol, von nun an waren Albumin, Fibrinogen und Faktorenkonzentrate verfügbar. 1965 entdeckten Pool und Shannon die Kryopräzipitation, was im Besonderen für Hämophiliepatienten einen entscheidenden Vorteil brachte.

Ottenberg schrieb noch 1937, dass „die Transfusion von Blut so sicher sei, dass sie fast immer durchgeführt werden kann, wenn es sinnvoll erscheint"; erst einige Jahre später erschien ein erster Bericht über Gelbsucht nach einer Transfusion (Beeson 1943), die „early halcyon days" – die Tage glücklicher Ruhe – waren vorüber. Bereits aufgefallen war das gehäufte Auftreten von Gelbsucht im Rahmen eines Impfprogrammes (JAMA 1942). Wieder hatte eine neue Ära begonnen: Blutkomponenten retteten nicht nur Leben, sie bedrohten diese auch. Es folgten die Entdeckung des Australia-Antigens 1965 durch Blumberg und die Definition von Hepatitis A und B. Erst 1989 gelang die Identifikation von Hepatitis C, seit 1995 sind verschiedene Viruspartikel für die Hepatitiden A bis G bekannt, zusätzlich gibt es derzeit noch eine Hepatitis, Agens unbekannt.

In den USA wurde 1983 bei einem 20 Monate alten Kind ein erworbenes Immundefektsyndrom in Zusammenhang mit Blutprodukten gebracht, seither ist „Aids" in aller Munde und zu einer der größten Bedrohungen geworden. Umfangreiche Maßnahmen wurden weltweit ergriffen, um diese Epidemie einzugrenzen: verbessertes Spender-Screening, Quarantänelagerung, Anwendung von Arzneimittelrichtlinien auf die Herstellung sowie den Vertrieb von Blutprodukten, ein neues Transfusionsgesetz und eine intensivierte Ausbildung von Ärzten.

Eine strengere Indikationsstellung zur Transfusion verbunden mit Eigenblutprogrammen, mit der Anwendung von Blutersatzstoffen und mit blutsparenden Operationsmethoden hat bewirkt, dass heute der Blutverbrauch rückläufig ist und sich seit den 80er-Jahren weltweit stabilisiert.

Das Auftauchen transfusionsassoziierter Krankheiten fügte der Bluttransfusion, die ursprünglich im Labor Landsteiners möglich geworden war, eine klinische Dimension hinzu.

Durch das neu entstandene Fachgebiet „Transfusionsmedizin" muss sichergestellt werden, dass bei der Applikation von Blut und Blutprodukten ein Höchstmaß an Sicherheit durch Sorgfalt auf allen

Ebenen von der Laboranalytik bis zur klinischen Routine gewährleistet ist. Bisher gibt es zur richtig indizierten Bluttransfusion keine Alternative.

Literatur

Amman JA, Cowan MJ, Wara DW et al. Acquired immunodeficiency in an infant: possible transmission by means of blood products. Lancet 1983; 1: 956–958.

Beeson PB. Jaundice occurring one to four months after transfusion of blood. JAMA 1943; 121: 1332–1334.

Blundell J. Observations on transfusion of blood. Lancet 1828; 2: 321–324.

Blundell J. Experiments on the transfusion of blood by the syringe. Med Chir Trans 1818; 9: 56–92.

Bull WT. On the intravenous injection of saline solutions as a substitute for transfusion of blood. Med Rec 1884; 25: 6–8.

Cumming PD, Wallace EL, Schorr JB, Dodd RY. Exposure of patients to human immunodeficiency virus through the transfusion of blood components that test antibody-negative. NEJM 1989; 321: 941–946.

Dennis J. An extract of a letter ... touching a late cure of an inveterate phrenisy by the transfusion of blood. Philos Trans R Soc Lond 1668; 3: 617–623

Editorial: Karl Landsteiner (1868–1943). Wien Klin Wochenschr 2001 113/20–21: 767.

Gesellius F. Die Transfusion des Blutes. Eine historische, kritische und physiologische Studie. St. Petersburg, Leipzig, 1873.

Gröger H. Karl Landsteiner. Wien Klin Wochenschr (2001) 113/20–21: 770–775.

Harvey W. Exercitatio anatomica de motu cordis et sanguinis in animalibus. Frankfurt, 1628

Hasse O. Die Lammbluttransfusion beim Menschen. Petersburg: 1874

Hasse O. Über Transfusion. Arch Pathol Anat Physiol Klein Med 1875; 64: 243–292.

Hunter J. A treatise on the blood, inflammation and gunshot wounds. In: Magendie F. Vorlesungen über das Blut (übersetzt von Krupp G, Leipzig 1839).

Landois L. Die Transfusion des Blutes. Leipzig: 1875.

Landsteiner K. Ueber Agglutinationserscheinungen normalen menschlichen Blutes. Reprint from: Wien Klin Wochenschr 1901; 14/46: 1132–1134, Wien Klin Wochenschr 2001; 113/20–21: 768–769.

Morawitz P. Beiträge zur Kenntnis der Blutgerinnung. Dtsch Arch Klein Med 1904; 79: 1–28, 215–233, 432–442.

Oberman HA. Early history of blood substitutes – transfusion of milk. Transfusion 1969; 9: 74–76

Ottenberg R. Reminiscences of the history of blood transfusion. J Mt Sinai Hosp 1937; 4: 264–271.

Solomon JM. The evolution of the current blood banking regulatory climate. Transfusion 1994; 34: 272–277.

Spiess BD, Counts RD, Gould SA. A History of Transfusion. In: Spiess BD, ed. Perioperative Transfusion Medicine. Philadelphia: Williams & Wilkins, 1998.

II Grundlagen der Transfusionsmedizin und Hämastaseologie

2 Hämatopoese

- ▸ Hämatopoetische Organe
- ▸ Regulation der Hämatopoese
- ▸ Funktion hämatopoetischer Zellen
- ▸ Anämien

2.1 Hämatopoetische Organe

Das hämatopoetische Gewebe befindet sich beim Fetus in Leber und Milz, beim Erwachsenen in der Spongiosa der Knochen. Rotes (Blut bildendes) Mark hat einen Anteil von 25–50% des Knochenmarks, davon sind 85% in Wirbelkörpern, Becken, Rippen, Sternum und Kopf verteilt.

Merke: Der Erwachsene hat etwa 0,4–1,85 kg rotes Knochenmark; das Verhältnis von myeloischen zu erythropoetischen Zellen liegt bei 2,3:1.

Wichtigster Bestandteil der hämatopoetischen Gewebe sind die *Stammzellen*. Sie unterscheiden sich von allen anderen Körperzellen durch ihre Fähigkeit, sich zu verschiedenen Zellen (Erythrozyten, Leukozyten und Thrombozyten) zu differenzieren (pluripotente Zellen) und ihre Fähigkeit zur Selbsterneuerung (d.h. Kopien von sich selbst herzustellen).

Aus den pluripotenten Stammzellen differenzieren sich hämopoetische Vorläuferzellen (Abb. 2.**1**):
- ▨ erythroide Vorläuferzellen (Erythrozyten),
- ▨ myeloide Vorläuferzellen (eosinophile, basophile und neutrophile Granulozyten, Mastzellen), Monozyten (Makrophagen), Megakaryozyten (Thrombozyten),
- ▨ lymphoide Vorläuferzellen (T-Zellen, B-Zellen).

2.2 Regulation der Hämatopoese

Die Summe aller Vorläuferzellen bezeichnet man als Proliferationspool, dessen Teilungspotenzial an den Bedarf angepasst werden kann. So kann beispielsweise die Produktion von Erythrozyten um das 5–10fache gesteigert werden.

Tabelle 2.1 Wachstums- und Wirkungsfaktoren der Hämatopoese

Wirkung auf	Wachstumsfaktor
Stammzellen und Vorläuferzellen	Interleukine (Il-3, Il-6, Il-11) "granulocyte-colony-stimulating factor" (G-CSF), Stammzellfaktor (SCF)
Erythroide Vorläuferzellen	Erythropoetin, Il-3 "granulocyte-macrophage-colony-stimulating factor" (GM-CSF)
Megakaryozten	Thrombopoetin
Myeloide Vorläuferzellen	"colony-stimulating factors" (CSF): GM-CSF, G-CSF
Lymphoide Vorläuferzellen	Interleukine (Il-7,Il-2, Il-4, Il-6, Il- 12)

Es gibt eine große Zahl von Wachstums- und Differenzierungsfaktoren, die die Hämatopoese auf vielen Ebenen beeinflussen und steuern; Tab. 2.**1** zeigt einige Beispiele.

Die genauen Steuerungsprozesse sind noch ungeklärt. Durch exogene Zufuhr von Wachstumsfaktoren können die Differenzierungsvorgänge beeinflusst werden; so kann z.B. nicht nur die Freisetzung differenzierter Zellen und Vorläuferzellen, sondern auch von Stammzellen in die Peripherie induziert werden. Dies wird beispielsweise zur Gewinnung von Stammzellen durch Leukapherese aus dem peripheren Blut genutzt.

2.3 Funktion hämatopoetischer Zellen

2.3.1 Erythrozyten

Struktur und Funktion

Erythrozyten sind bikonkave, scheibenförmige Zellen mit einem Durchmesser von ca. 8 μm und einer Dicke von ca. 1,7 μm. Die strukturellen Eigenschaften ermöglichen eine Verformbarkeit und damit

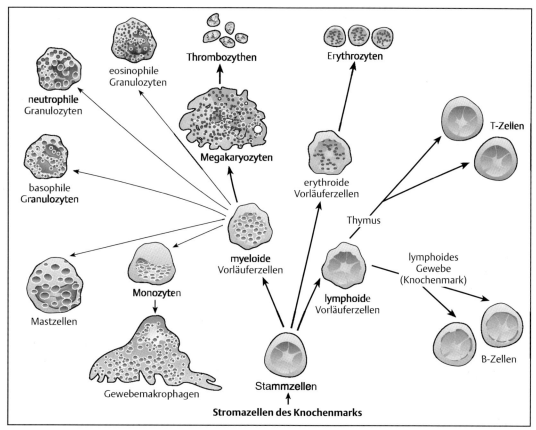

Abb. 2.1 Stammbaum der Entwicklung und Differenzierung von Blutzellen. Ausgangspunkt der Blutzelldifferenzierung ist die pluripotente Stammzelle, die identische Kopien von sich selbst herstellen kann (Selbstreplikation). Dieser Vorgang der Selbstvermehrung wird u.a. von Faktoren reguliert, die von den Stromazellen des Knochenmarks abgegeben werden (*gestrichelte Pfeile*). Aus den pluripotenten Stammzellen entstehen zunächst drei Formen von weiter differenzierten myeloiden, erythroiden und lymphoiden Vorläuferzellen, die sich ihrerseits durch weitere Differenzierungsschritte zu reifen Blutzellen entwickeln. Diese Entwicklungsschritte werden unter dem Begriff „terminale Differenzierung" zusammengefasst, da sie unumkehrbar sind und nur in die Richtung der Weiterentwicklung zu reifen Blutzellen ablaufen können. Die lymphoiden Vorläufer erfahren eine weitere Prägung im Thymus (T-Lymphozyten) oder im Knochenmark (B-Lymphozyten). Mitose und Ausreifung der Vorläuferzellen werden durch lokal gebildete hämopoetische Wachstumsfaktoren („colony stimulating factors", CSF) sowie durch Interleukine (z.B. Interleukin 3) gesteuert. Als Hormone wirken außerdem Erythropoetin auf erythroide Vorläuferzellen und Thrombopoetin auf Megakaryozyten.

eine Passage durch die Kapillaren und verhindern eine vorzeitige Sequestration in Milz, Leber und Knochenmark. Sie sind durch die Zusammensetzung der Erythrozytenmembran bedingt. Verschiedene Proteine, wie beispielsweise Spektrin oder Aktin, ermöglichen die strukturellen und funktionellen Eigenschaften der Membran, deren Integrität zusätzlich durch aktive, energieabhängige (ATP) Prozesse aufrecht erhalten wird. Dementsprechend führen hereditäre Veränderungen von Strukturproteinen und Stoffwechsel zu veränderten Struktureigenschaften, Funktionsstörungen und Erythrozytenüberlebenszeiten.

Merke: Hauptfunktion der Erythrozyten ist der O_2-Transport.

Hämoglobin

Trägermolekül für O_2 ist das Hämoglobin, das etwa >90% der Erythrozytenmasse ausmacht. Ein Hämoglobinmolekül besteht aus 4 Globinketten – jede ist mit einem Molekül Häm verbunden. Die Gesamthämoglobinmenge besteht zu >97% aus HbA (α_2- und β_2-Ketten) und nur zu geringen Teilen aus HbA$_2$ (α_2- und δ_2-Ketten) und HbF (α_2- und γ_2-Ketten). O_2 wird am Fe^{2+}-Ion des Häm gebunden. Im deoxygenierten Zustand ist zwischen den β_2-Ketten das 2,3-Biphosphoglyzerat (2,3-BPG), früher als 2,3-Diphosphoglycerat (2,3-DPG) bezeichnet. Dieses Molekül ist damit für die O_2-Aufnahme und -Abgabe entscheidend.

Metabolismus

Reife Erythrozyten enthalten keine Mitochondrien – der Metabolismus wird in erster Linie durch anaerobe Glykolyse aufrecht erhalten. Energieabhängige Prozesse im Erythrozyten sind:

- Aufrechterhaltung der Strukturintegrität,
- Aufrechterhaltung des transmembranösen Ionengradienten,
- Erhalt des zweiwertigen Zustands des Fe-Atoms im Häm,
- Erhalt des antioxidativen Potenzials (reduziertes Glutathion) zum Schutz von SH-Gruppen des Hämoglobins und von Enzymen und Membranproteinen vor Oxidation.

2.3.2 Neutrophile Granulozyten

Struktur und Funktion

Reife Zellen haben einen Durchmesser von etwa 12–15 µm. Der Zellkern ist typisch segmentiert (2–5 Untereinheiten) und das Zytoplasma enthält verschiedene Granula, die unspezifische und spezifische Enzyme enthalten. Ihre Hauptfunktion ist die unspezifische zelluläre Abwehr (Phagozytose und Zytolyse). Auf der Granulozytenmembran ist eine Vielzahl von Oberflächenmolekülen lokalisiert (z.B. HLA-Antigene, Komplementrezeptoren, Zytokinrezeptoren), die Abwehrreaktionen induzieren können. Das Zytoskelett aus Aktin und Myosin ermöglicht eine amöboide Fortbewegung auf Oberflächen.

Merke: Neutrophile Granulozyten können sich über Oberflächenmoleküle gesteuert zu einem Infektionsherd hinbewegen (Chemotaxis), phagozytieren, die phagozytierte Struktur enzymatisch zerstören und zytotoxische Enzyme nach extrazellulär abgeben.

2.3.3 Eosinophile Granulozyten

Struktur und Funktion

Eosinophile Granulozyten mit einem Durchmesser von 12–17 µm haben einen in zwei Segmente gelappten Kern und eosinophile Granula. Die Granula enthalten hauptsächlich zytotoxische Proteine. Ihre Hauptfunktion ist die unspezifische zelluläre Abwehr, die in erster Linie durch die Freisetzung der zytotoxischen Proteine bei erfolgtem Oberflächenkontakt nach extrazellulär geleistet wird. Auf der Zellmembran ist – wie bei neutrophilen Granulozyten – eine Vielzahl von Molekülen exprimiert.

Merke: Eosinophile Granulozyten werden chemotaktisch aktiviert, lagern sich an zu zerstörende Strukturen an und setzen zytotoxische Proteine frei. Sie spielen auch eine (nicht genauer geklärte) Rolle bei allergischen Reaktionen.

2.3.4 Basophile Granulozyten

Struktur und Funktion

Basophile Granulozyten (Durchmesser 14–18 µm) sind durch einen schwach segmentierten Kern und basophile Granula gekennzeichnet, die vorwiegend Histamin und in geringerem Maße Zytokine enthalten. Die Oberflächenmoleküle entsprechen in etwa den Strukturen bei Neutrophilen und Eosinophilen; zusätzlich ist ein hochaffiner Rezeptor für IgE exprimiert. Bei Bindung von Antigenen an IgE und Kontakt mit Komplementfaktoren sowie Enzymen aus Neutrophilen kommt es zur Liberation von Histamin (und auch Zytokinen). Die Histaminfreisetzung und damit die Beteiligung an allergischen Reaktionen sowie die unspezifische zelluläre Abwehr gegen Fremdorganismen sind ihre Hauptfunktion.

Merke: Basophile Granulozyten können – über einen IgE-Rezeptor aktiviert – Histamin ausschütten und allergische Reaktionen induzieren; außerdem werden Zytokine freigesetzt.

2.3.5 Monozyten/Makrophagen

Struktur und Funktion

Reife Monozyten (Durchmesser 12–20 μm) haben einen gelappten Kern; die im Zytoplasma befindlichen feinen Granula enthalten vorwiegend lysosomale Enzyme. Die Zellmembran trägt – wie bei allen Granulozyten – Oberflächenmoleküle (z.B. HLA-System, Komplement- und Zytokinrezeptoren u.a.). Treten Monozyten aus dem Gefäßsystem ins Gewebe über, wandeln sie sich in *Makrophagen* um, was mit Größenzunahme, Zunahme des Enzymgehalts und der Mitochondrienzahl einhergeht. Hauptfunktion der Monozyten ist die *Phagozytose*; weiterhin werden Zytokine und Mediatoren (Interferone, TNF, Interleukine, Prostaglandine, Leukotriene u.a.) freigesetzt. Makrophagen, die in bestimmten Organen verbleiben, differenzieren sich morphologisch (z.B. Alveolarmakrophagen, Kupffer-Sternzellen). Die Phagozytose durch Makrophagen leitet die spezifische Immunantwort des Organismus ein, da die phagozytierten Fremdantigene auf der Zelloberfläche exprimiert werden und nach Bindung an den passenden T-Zellrezeptor die Proliferation der T-Zellen mit antigenspezifischer Immunantwort induzieren.

Merke: Monozyten/Makrophagen phagozytieren Fremdantigene. Neben der Freisetzung von Zytokinen und Mediatoren zur unspezifischen Abwehr leiten sie die spezifische T-Zell-vermittelte Abwehr ein.

2.3.6 Lymphozyten

Die im Blut zirkulierenden Lymphozyten sind zu ca. 70% T-Zellen und zu je 15% B-Lymphozyten und natürliche Killerzellen.

Struktur und Funktion

Lymphozyten haben einen Durchmesser von etwa 6–10 μm. Bei B-Lymphozyten und T-Helferzellen findet man einen schmalen Zytoplasmasaum, natürliche Killerzellen und Subtypen von T-Zellen haben ein größeres Zytoplasma mit Granula. Die verschiedenen Lymphozytentypen werden vor allem durch ihre Oberflächenstrukturen unterschieden. T-Zellen exprimieren den T-Zellrezeptor, der mit anderen Oberflächenmolekülen den T-Zellrezeptorkomplex

bildet. Dieser ist die Bindungsstelle für Fremdantigene. Es werden 2 Typen von T-Zellrezeptoren unterschieden: Zytotoxische (Killer-) T-Zellen tragen den Typ 1 (TCR-1), alle übrigen T-Zellen den Typ 2 (TCR-2). Beim TCR-2 unterscheidet man 2 Subtypen nach weiteren Oberflächenantigenen: CD8-tragende zytotoxische (Killer-)T-Zellen und CD4-tragende T-Helferzellen. Sonstige Oberflächenmoleküle, wie Zytokinrezeptoren, werden ebenfalls exprimiert.

Auf den Zellmembranen von B-Lymphozyten im Gefäßsystem sind Immunglobulinmoleküle (IgM, auch IgD) lokalisiert, B-Lymphozyten mit IgE, IgA und IgG sind in der Blutbahn selten (meist im lymphatischen Gewebe).

Merke: T-Helferzellen initiieren und regulieren antigenspezifische Abwehrreaktionen durch Aktivierung zytotoxischer T-Killerzellen und Aktivierung von Makrophagen und Granulozyten. B-Lymphozyten produzieren antigenspezifische Antikörper. Nach Kontakt mit dem Antigen (unter Regulation durch T-Helferzellen) proliferieren die B-Zellen und differenzieren sich zu Plasmazellen, die die Antikörper sezernieren.

2.3.7 Thrombozyten

Struktur und Funktion

Die aus Megakaryozyten entstehenden Thrombozyten sind diskusförmig und haben eine Größe von ca. 1–3 μm. Man kann drei Bereiche mit unterschiedlicher Funktion differenzieren:

- periphere Zone (Glykokalix und Membran) → Adhäsion,
- „Sol-Gel-Zone" (Kontraktion),
- „Organellenzone" (Sekretion, z.B. Gerinnungsfaktoren, Plättchenfaktoren).

Die Oberflächenantigene (Glykoproteine) der peripheren Zone sind für die Hauptfunktion der Thrombozyten, die Thrombenbildung zur Blutstillung, wichtig. Sie interagieren mit Zellmembranen, anderen Thrombozyten und Plasmaproteinen. Es werden verschiedene Untergruppen von Glykoproteinen differenziert (Tab. 2.**2**).

Nach Aktivierung der Thrombozyten (Adhäsion) verformen sie sich und aggregieren (reversibel). Es werden vasokonstriktive Mediatoren und Plättchenfaktoren freigesetzt, die Aggregation wird irreversibel und die Gerinnungskaskade aktiviert.

Tabelle 2.2 Einteilung der Glykoproteine

Glykoprotein	Funktion
GP Ia	Adhäsion an subendotheliale Strukturen
GP Ib	Willebrand-Faktor-Rezeptor
GP IIa	Adhäsion
GP IIa'	Adhäsion
GP IIb/IIIa	Willebrand-Faktor- und Fibrinogenrezeptor
GP V	Thrombinrezeptor
GP IX	Willebrand-Faktor-Rezeptor

Merke: Hauptfunktion der Thrombozyten ist die primäre Hämostase.

2.4   Kinetik

Lebensdauer und Durchgangszeit (von Vorläuferzelle zur differenzierten Zelle) sind bei den verschiedenen Blutzellen unterschiedlich (Tab. 2.**3**).

2.4.1   Erythrozyten

Aus den Vorläuferzellen (Proerythroblasten) entstehen innerhalb von 5 Tagen 8–16 Retikulozyten, die sich in 2–5 Tagen zu Erythrozyten differenzieren. Während dieser Zeit werden sie aus den hämatopoetischen Organen in das zirkulierende Blutvolumen ausgeschwemmt – damit findet sich dort ein Anteil von 0,5–2% Retikulozyten. Die tägliche Produktion beträgt etwa 3×10^9 Erythrozyten/ kg KG/24 h.

Der Abbau gealterter und geschädigter Erythrozyten durch Makrophagen und Monozyten erfolgt in Milz, Leber und Knochenmark. Nach dem Abbau wird das Eisen an Transferrin gebunden und dem Eisenpool des Organismus zugeführt, Globin wird in Aminosäuren gespalten und Häm zu Biliverdin sowie Bilirubin metabolisiert. Freies Hämoglobin wird an Haptoglobin gebunden.

2.4.2   Granulozyten

Neutrophile Granulozyten kommen in Blut, Knochenmark und Geweben vor. Die Tagesproduktion liegt bei $0,85 \times 10^9$ Zellen/kg KG, ein konstanter Verlust erfolgt über Schleimhäute, Sequestrierung durch Makrophagen und Absterben der Zellen. Im Knochenmark liegen myeloide Vorläuferzellen und reifere Formen (Myeloblasten, Promyelozyten, Myelozyten) vor. Die reiferen Formen stellen einen rasch verfügbaren Pool dar. Aus myeloiden Vorläuferzellen differenzieren sich im Normalfall innerhalb von 5–7 Tagen (Durchgangszeit) reife Granulozyten, bei Infektionen ist die Zeit deutlich verkürzt und die Produktion erhöht. Die Regulation erfolgt über Zytokine wie G-CSF.

Eosinophile und basophile Granulozyten werden in einer etwa um den Faktor 100 geringeren Zahl produziert. Nur etwa 1% aller eosinophilen Granulozyten finden sich im Blut, der Rest im Knochenmark und Gewebe (Haut, Lunge, Gastrointestinaltrakt).

2.4.3   Monozyten

Für Monozyten gibt es kein Reservoir im Knochenmark. Die Produktion liegt bei etwa 20% der Neutrophilenproduktion. Die Überlebenszeit im Blut liegt bei etwa 1–3 Tagen, nach Umwandlung in Makrophagen können diese bis zu 60 Tage überleben.

2.4.4   Lymphozyten

In den primären lymphatischen Geweben (Thymus, Knochenmark) werden aus lymphoiden Vorläuferzellen täglich etwa 10^9 Lymphozyten produziert.

Tabelle 2.3 Lebensdauer und Durchgangszeit von Blutzellen

Zellart	Lebensdauer	Durchgangszeit
Erythrozyten	ca. 120 Tage	7–8 Tage
Lymphozyten	Monate bis Jahre	
Neutrophile Granulozyten	Blut: einige Std., Gewebe: 2–3 Tage	2–4 Tage
Eosinophile Granulozyten	7–10 Tage	9 Tage
Basophile Granulozyten	ca. 7–10 Tage	7–10 Tage
Monozyten	5–7 Tage	6 Tage
Thrombozyten	7–10 Tage	5–10 Tage

Der Gesamtbestand des Körpers beträgt etwa 10^{12} Zellen. Die Überlebenszeiten können Monate bis Jahre betragen.

2.4.5 Thrombozyten

Aus einem Megakaryozyten entwickeln sich etwa 1000–4000 Thrombozyten. Die Durchlaufzeit liegt bei 5–10 Tagen. Nach Ausschwemmung aus dem Knochenmark verbleiben sie ca. 36 h in der Milz (Pooling). Die Gesamtproduktion liegt bei 35×10^9 Thrombozyten/kg KG. Die Überlebenszeit beträgt im Normalfall 7–10 Tage, sie kann bei Sepsis, Verbrauch oder Immunthrombozytopenien bis auf 24 h verkürzt sein.

2.5 Anämien

Anämien sind definiert als kritische Reduktionen der zirkulierenden Erythrozytenmasse.

Eine Beurteilung der absoluten Erythrozytenmasse ist ohne exakte Kenntnis des intravasalen Volumens nicht möglich. In der klinischen Praxis wird daher häufig auf Grenzwerte der Hämoglobinkonzentration, der Erythrozytenzahl und des Hämatokrits zurückgegriffen, um Anämien zu beschreiben (Tab. 2.**4**). Diese Grenzwerte sind in Abhängigkeit vom Geschlecht und vom Alter des Individuums unterschiedlich.

Merke: Nach einer Definition der Weltgesundheitsorganisation (WHO) liegt dann eine Anämie vor, wenn bei Männern eine Hämoglobinkonzentration von 13 g/dl, bei Frauen von 12 g/dl, bei Schwangeren von 11 g/dl, bei Kindern im Alter von 6 Monaten bis zum 6. Lebensjahr von 11 g/dl und im Alter von 6–14 Jahren von 12 g/dl unterschritten wird.

2.5.1 Klassifikation

Anämien können morphologisch und ätiologisch klassifiziert werden.

Morphologisch werden Anämien nach Bestimmung des mittleren korpuskulären Erythrozytenvolumens (MCV), der Hämoglobinkonzentration und aus diesen Parametern abgeleiteter Größen, wie mittleres korpuskuläres Hämoglobin (MCH) oder mittlere korpuskuläre Hämoglobinkonzentration (MCHC), differenziert (s. Tab. 2.**4**).

Tabelle 2.4 Hämatologische Normalwerte und Erythrozytenindizes Erwachsener

Hämoglobinkonzentration im Vollblut	13–18 g/dl (Männer), 12–16 g/dl (Frauen)
Hämatokrit	40–52 g/dl (Männer), 37–48 g/dl (Frauen)
Erythrozyten	4,5–6 x 10^6/ml (Männer), 4–5,5 x 10^6/ml (Frauen)
Retikulozyten	0,5–1,5%
Hämoglobinkonzentration im Plasma	1–5 mg/dl
Hämoglobin A_2 (HbA_2)	1,5–3,5%
Hämoglobin F (HbF)	<2%
Haptoglobinkonzentration im Serum	50–220 mg/dl
Mittleres korpuskuläres Volumen (MCV)	90±5 fl
Mittleres korpuskuläres Hämoglobin (MCH)	31±2 pg/Erythrozyt
Mittlere korpuskuläre Hämoglobinkonzentration (MCHC)	34±2 g/dl
Variation der Erythrozytengröße (RDW)	10±1,5%

Ursache jeder Anämie ist ein Ungleichgewicht zwischen Erythrozytenproduktion einerseits und Erythrozytenabbau oder -verlust andererseits. Erst nach Ausschöpfung aller Kompensationsmechanismen durch Steigerung der Erythropoese kann eine Anämie entstehen. Auch ein übermäßiger und vorzeitiger Abbau von Erythrozyten in der Milz führt bei intakter Kompensation erst dann zur Anämie, wenn die Erythrozytenlebenszeit auf weniger als 15 Tage reduziert ist (normal: 120 Tage).

Klinisch müssen akute oder chronische Formen differenziert werden. Bei chronischen Anämieformen findet sich häufig eine gute Adaptation an die reduzierte Erythrozytenmasse. Damit müssen die Indikation zur Transfusion von Erythrozytenkonzentraten und die Menge der transfundierten Einheiten immer individuell berücksichtigt werden.

2.5.2 Anämieformen

Chronische Anämien können wie folgt eingeteilt werden:
- Eisenmangelanämien,
- megaloblastische Anämien,

Tabelle 2.5 Verteilung und Speicherung von Eisen im menschlichen Körper (normalgewichtiger, männlicher Erwachsener)

Lokalisation	Art der Eisenbindung	Menge
Erythrozyten	Hämoglobin	2500 mg
Muskelgewebe	Myoglobin	400 mg
Ubiquitär	Zytochrome, Häm- u. Eisen-Schwefel-Proteine	70 mg
Plasma und Interstitium	Transferrin	4–5 mg
Leber, Milz, Knochenmark (Eisenspeicher)	Ferritin, Hämosiderin	1000 mg
Gesamt		ca. 4000 mg

▓ aplastische Anämien,
▓ Anämien bei Infektionen und chronischen Erkrankungen,
▓ hämolytische Anämien.

Eisenmangelanämien

Ätiologie und Klinik. Die häufigste Ursache von Anämien ist ein Ungleichgewicht zwischen Eisenversorgung und -bedarf. Nach Aufnahme und Transport durch Mukosazellen der oberen Dünndarmabschnitte wird Eisen im Blut an Transferrin gebunden transportiert. Der Transferrin-Eisen-Komplex bindet an spezifische Transferrinrezeptoren und wird über Endozytose in die Zellen aufgenommen. Die Eisenaufnahme in Zellen ist damit direkt abhängig von der Zahl der an der Zelloberfläche exprimierten Transferrinrezeptoren (besonders hoch bei erythrozytären Vorläuferzellen sowie in Leber, Herz und endokrinen Organen). Da kein aktiver Ausscheidungsmechanismus für Eisen existiert, wird es in Form von Hämosiderin und Ferritin im Körper gespeichert. Die Verteilung des Gesamtkörpereisens zeigt Tab. 2.**5**.

Bei ausgeglichener Ernährungsweise werden ca. 10–15 mg Eisen zugeführt, wovon 5–10% resorbiert werden. Bei Mangelernährung kann die Resorption auf über 30% gesteigert werden.

Im Vergleich zu Männern (1 mg/Tag) haben Frauen durch menstruelle Blutverluste einen 2- bis 3fach höheren täglichen Eisenbedarf. Ebenso weisen Kinder nach dem 4.–6. Lebensmonat und Jugendliche einen erhöhten Eisenbedarf auf.

Blutverluste sind die häufigsten Ursachen für das Auftreten einer Eisenmangelanämie – nach Entleerung der endogenen Eisenspeicher resultiert bei einem Abfall der Transferrin-Eisen-Sättigung (totale Eisenbindungskapazität) auf <10% eine ineffektive Erythropoese (eisendefizitäre Anämie). Eine Reduktion der Serum-Ferritin-Konzentration ist hierbei typisch für den Eisenmangel. Da Ferritin ein Akutphaseprotein ist, kann bei inflammatorischen und malignen Erkrankungen trotz eines ausgeprägten Eisenmangels ein Normalwert vorliegen. Das Erythrozytenvolumen wird geringer (MCV <80 fl), und Größen- (Poikilozytose) und Formvariationen (Anisozytose) sind möglich. Endpunkt ist im weiteren Verlauf die typische mikrozytär-hypochrome Anämie. Eine symptomfreie Adaptation an die Anämie ist bis zu Hb-Werten <7 g/dl möglich, wenn nicht weitere wesentliche kardiovaskuläre oder pulmonale Erkrankungen vorliegen. Typische Symptome sind Lethargie, Dyspnoe, Kopfschmerzen, Tinnitus, Geschmacksstörungen sowie Haut- und Nagelveränderungen.

Therapie. Wenn möglich, sollte man eine kausale Therapie (Beseitigung von Blutungsquellen) und eine orale Eisensubstitution von 100 mg zweiwertigem Eisen/Tag über mehrere Monate durchführen, da nur etwa 20–30% Eisen resorbiert werden. Bei gastrointestinaler Unverträglichkeit oder Resorptionsstörungen kann dreiwertiges Eisen auch parenteral substituiert werden, was aber wesentlich aufwändiger ist und von Kreislaufreaktionen begleitet sein kann.

Megaloblastische Anämien

Megaloblastische (makrozytäre) Anämien sind verursacht durch eine gestörte DNS-Synthese erythrozytärer Vorläuferzellen in den hämatopoetischen Organen. Bei eingeschränkter DNS-Replikation bleibt die Synthese zytoplasmatischer RNS unverändert, mit funktionell adäquater Proteinsynthese. Die Folge sind morphologische Veränderungen mit Anstieg des MCV (>95 fl) und Erythrozytendurchmessern von >8,5 μm. Die häufigsten Ursachen sind Vitamin-B_{12}-und Folsäuremangel.

Vitamin-B_{12}-Mangel. Die komplizierte Absorption von Vitamin B_{12} aus der Nahrung ist störanfällig. Nach Bindung an Speichel- und Magensaftproteine (R-Proteine) wird der Komplex durch pankreatische Proteasen gespalten. Das Vitamin B_{12} bindet dann an „intrinsic factor" (IF, ein Glykoprotein) aus den Parietalzellen des Magens. Die Resorption des Vitamin-B_{12}-IF-Komplexes findet im terminalen Ileum statt, der Komplex wird gespalten und Vitamin B_{12} auf das Transportprotein Transcobalamin übertragen. Danach kann der Komplex von Leber, Knochenmark und anderen Geweben aufgenommen werden. Normalerweise werden etwa 5 mg Vitamin B_{12} gespeichert. Bei einer vollständigen Unterbrechung der Zufuhr reicht dieser Vorrat über Jahre für eine ungestörte Hämatopoese aus. Vitamin B_{12} ist ein Kofaktor der Methioninsynthese und der Umwandlung von Methylmalonyl-CoA zu Succinyl-CoA, wodurch ein Mangel zu Störungen des Folsäure- und Fettsäurenstoffwechsels führen kann. Folge sind neben der megaloblastischen Anämie häufig neurologische Störungen durch Demyelinisierung peripherer Nerven und der Hinter- und Seitenstränge des Rückenmarks. Symptome sind Parästhesien, Verlust der Propriozeption und des Vibrationsempfindens sowie selten motorische Störungen und spinale Ataxie. Die makrozytäre Anämie tritt meist vor den neurologischen Symptomen auf. Neurologische Störungen können allerdings auch ohne Anämie auftreten. Ein Vitamin-B_{12}-Mangel in der Schwangerschaft kann Neuralrohrdefekte beim Feten induzieren (Spina bifida, Enzephalozele, Anenzephalie). Bei der sog. perniziösen Anämie führt ein Intrinsic-factor-Mangel durch Antikörper gegen Parietalzellen des Magens und Antikörper gegen „intrinsic factor" zur unzureichenden Vitamin-B_{12}-Resorption.

Die Therapie besteht in der parenteralen Gabe von Vitamin B_{12} (Cyanocobalamin).

Folsäuremangel. Die Morphologie entspricht der durch Vitamin-B_{12}-Mangel verursachten Anämie, neurologische Symptome fehlen. Die DNS-Synthesestörung ergibt sich aus der Beteiligung von Derivaten der Folsäure an der Synthese der Nukleotide Purin und Pyrimidin. Die Therapie besteht in oraler oder parenteraler Gabe von Folsäure. Vor Beginn der Substitutionstherapie muss ein Vitamin-B_{12}-Mangel als Ursache der Anämie ausgeschlossen werden, da bei einem Vitamin-B_{12}-Mangel durch Folsäuresubstitution zwar die megaloblastische Anämie beseitigt werden kann, die neurologischen Symptome im Verlauf aber weiter exazerbieren. Bei schweren Formen hämolytischer Anämien (z.B. Sichelzellanämie) soll Folsäure prophylaktisch zur Deckung des erhöhten Bedarfs bei gesteigerter Erythropoese gegeben werden.

Aplastische Anämien

Ätiologie und Morphologie. Verlust oder Funktionseinschränkungen der hämatopoetischen Organe führen über eine eingeschränkte Hämatopoese zu aplastischen Anämien. Meist ist die Erythropoese nicht isoliert betroffen, häufig sind auch andere Vorläuferzellen und ihre Zelllinien beeinträchtigt (Panzytopenie). Diese Anämien sind durch eine unzureichende Proliferation hämatopoetischer Stammzellen bedingt – damit handelt es sich in der Regel um normozytär-normochrome Anämien mit niedriger Retikulozytenzahl. Die seltenen hereditären Formen können von den erworbenen aplastischen Anämien unterschieden werden. In über 50% der Fälle lassen sich keine eindeutigen Ursachen für die Aplasie finden (idiopathische Formen).

Hereditäre Formen. Diese können wie folgt eingeteilt werden in:
- *Fanconi-Anämie*: häufigste hereditäre autosomal-rezessive aplastische Anämie, komplexes Missbildungssyndrom;
- *Diamond-Blackfan-Syndrom*: isolierte Aplasie der erythropoetischen Anteile der hämatopoetischen Organe, häufig Missbildungen;
- *Dyskeratosis congenita*: X-chromosomal-dominant, neben aplastischer Anämie Hyperpigmentation, Schleimhautleukoplakien, dystrophe Nägel, Haarwuchsstörungen;
- *Shwachman-Diamond-Syndrom*: autosomal-rezessive aplastische Anämie, Thrombopenie, Neutropenie, exogene Pankreasinsuffizienz, Malabsorption, Minderwuchs.

Erworbene Formen. Nach Infektionen, Bestrahlungen, Inkorporation bestimmter Chemikalien oder Gifte und nach Anwendung bestimmter Pharmaka können aplastische Anämien entstehen (Tab. 2.**6**).

Anämien bei Infektionen und chronischen Erkrankungen

Normozytär-normochrome Anämien sind meist Folge chronischer Infektionen, Tumorleiden, systemisch-inflammatorischer Erkrankungen oder endokriner Erkrankungen mit Einschränkung des Metabolismus (Hypothyreose, Hypopituitarismus). Die Anämie entsteht wahrscheinlich multifaktoriell, wobei die Pathophysiologie unklar ist. Meist liegt eine inadäquate Reaktion der Vorläuferzellen auf Erythropoetin vor. Im Krankheitsverlauf freigesetzte

Tabelle 2.6 Ursachen aplastischer Anämien

Pharmaka	Zytostatika, Antibiotika (Penicillin, Sulfonamide), Antimykotika, Antihypertonika (Hydralazin), Antiprotozoenmittel, Antiphlogistika, Antikonvulsiva, Antiarrhythmika, Antihistaminika und Sedativa
Radiatio	
Chemikalien	Benzin, andere organische Lösungsmittel, Insektizide (z.B. DDT, Lindan)
Virusinfektionen	Parvovirus B19, Hepatitisviren, HIV, Epstein-Barr-Virus, Zytomegalievirus
Schwangerschaft	
Kollagenosen	
Paroxysmale nächtliche Hämoglobinurie (PNH)	Erworbener Membrandefekt, Komplementaktivierung, schubweiser Verlauf, ggf. kombiniert mit Panzytopenie

Zytokine hemmen die Proliferation von Proreythroblasten, reduzieren die Erythropoetinfreisetzung und beeinflussen die Mobilisation von Eisen aus dem retikuloendothelialen System.

Tabelle 2.7 Einteilung hämolytischer Anämien

Ursache	Krankheit
Mechanische Läsion	Herzklappenersatz, Marschhämoglobinurie, Verbrennungskrankheit, Gefäßwandläsionen: thrombotisch-thrombozytopenische Purpura, mikroangiopathische-hämolytische Anämie, hämolytisch-urämisches Syndrom
Hereditäre erythrozytäre Membrandefekte	Sphärozytose, Elliptozytose und Stomatozytose
Immunologische Genese	Wärmeagglutinine, Kälteagglutinine, durch Pharmaka wie α-Methyldopa, L-Dopa oder Mefenaminsäure, hämolytische Transfusionsreaktion, fetale Erythroblastose
Enzymdefekte des erythrozytären Glukosestoffwechsels	Pyruvatkinasemangel, Glukosephosphatisomerasemangel, Glukose-6-Phosphatdehydrogenasemangel
Hämoglobinmutationen	Sichelzellanämie

Bei terminaler Niereninsuffizienz sind eingeschränkte Erythropoetinproduktion, Suppression der Hämatopoese durch toxische Metabolite, verkürzte erythrozytäre Überlebenszeit und Hämolyse im Rahmen der Mikroangiopathie Ursachen der Anämie. Bei Reduktion des Metabolismus, wie bei der Hypothyreose, führt der reduzierte O_2-Bedarf reaktiv zur verminderten renalen Erythropoetinbildung.

Tabelle 2.8 Laborbefunde bei hämolytischen Anämien

Typische Veränderungen	Mechanismen
Hämoglobinämie	Intravasale Hämolyse
Hämoglobinurie	Intravasale Hämolyse
Anstieg des unkonjugierten (indirekten) Bilirubins	Bei gesteigertem Hämabbau → Bilirubinanstieg Nach Überschreitung der Glukuronidierungskapazität der Leber → Ikterus
Haptoglobinabfall	Freies Hämoglobin wird im Serum an Haptoglobin gebunden, der Hämoglobin-Haptoglobin-Komplex wird durch Phagozytose im RHS schnell eliminiert → Haptoglobinabfall im Serum
Hämosiderinurie	Nach Überschreitung der Haptoglobinkapazität glomeruläre Filtration von Hämoglobin, Wiederaufnahme, Metabolisierung zu Häm, Speicherung als Ferritin und Hämosiderin
Ferritin normal, Hb vermindert	Sekundäre Anämie bei Tumor oder Entzündung
Ferritin erhöht, Hb vermindert	Thalassämie, seltene Anämieformen mit Eisenverwertungsstörung
Ferritin erniedrigt, Hb vermindert	Eisenmangelanämie
Retikulozyten erhöht, Hb vermindert, normochrom-normozytär	Hämolytische Anämie, Blutung
Retikulozyten erniedrigt, Hb erniedrigt, hyperchrom-makrozytär	Megaloblastische Anämie bei Folsäure- oder B_{12}-Mangel, sekundäre Anämie bei Lebererkrankung, Plasmozytom oder nach Zytostatikatherapie
Laktatdehydrogenase (LDH)-Anstieg im Serum	Meist bei intravasaler Hämolyse

Merke: Patienten mit Anämien bei chronischen Erkrankungen sind oft gut adaptiert. Eine Transfusion von Erythrozytenkonzentraten bei diesen Patienten sollte nur bei erheblichen Blutverlusten oder kardiopulmonaler Dekompensation erfolgen.

Hämolytische Anämien

Hämolytische Anämien sind eine ätiopathogenetisch heterogene Gruppe von Erkrankungen. Allen gemeinsam ist eine verkürzte Lebensdauer der Erythrozyten. Tabelle 2.**7** zeigt die Einteilung der hämolytischen Anämien, typische Laborbefunde sind in Tab. 2.**8** dargestellt.

Literatur

Benumof JL, ed. Anesthesia & uncommon diseases, 4th ed. Philadelphia: WB Saunders, 1998.

Braunwald E, Fauci AS, Kasper DL, Hauser SL, Longo DL, eds. Harrison's principles of internal medicine, 15th ed. McGraw-Hill Education Europe, 2001.

Collins VJ, ed. Physiologic and pharmacologic bases of anesthesia. Baltimore: Williams & Wilkins, 1996.

Dainiak N, Cronkite EP, McCaffrey R, Shadduck RK. The biology of hematopoesis. New York: Wiley-Liss, 1990.

Klinke R, Silbernagl S. Lehrbuch der Physiologie, 2. Aufl. Stuttgart: Thieme, 2000.

Mueller-Eckhardt C, Hrsg. Transfusionsmedizin, 2. Aufl. Berlin: Springer, 1996.

Munson PL, ed. Principles of pharmacology. New York: Chapman & Hall, 1995.

Silbernagl S, Despopoulos A. Taschenatlas der Physiologie, 5. Aufl. Stuttgart: Thieme, 2001.

3 Kreislaufphysiologie

- ▸ Blutvolumen und Regulation
- ▸ Transport und Bindung von Sauerstoff im Blut
- ▸ Sauerstoffbedarf und -versorgung der Gewebe
- ▸ Hämodynamische Reaktionen bei Blutverlust
- ▸ Überlegungen zur optimalen Hämoglobin-
  konzentration
- ▸ Besondere klinische Situationen

3.1 Blutvolumen und Regulation

Blut besteht in erster Linie aus Wasser – darin gelöst sind Elektrolyte, Nährstoffe, Vitamine und
Gase. Weiterhin enthält die Lösung Proteine und
zelluläre Bestandteile: Erythrozyten, Leukozyten,
Thrombozyten (Forbes 1987). Der Volumenanteil
der zellulären Bestandteile des Blutes wird als
Hämatokrit bezeichnet, der zu 99% aus Erythrozytenmasse besteht. Diese Werte gelten für große
Gefäße, in den Kapillaren ist der Hämatokrit deutlich niedriger, in den Kapillaren eines ruhenden
Muskels z.B. bei 10% – damit ist die Blutviskosität in
der Kreislaufperipherie deutlich niedriger als
in zentralen Gefäßen (Fåhraeus-Lindqvist-Effekt).
Die Erklärung für dieses Phänomen liegt in der Verformbarkeit der Erythrozyten, wodurch sie axial im
Gefäß schneller fließen als in der zellarmen Rand-
schicht aus Plasma.

Tabelle 3.1 Normbereiche für wichtige Parameter

	Frauen	Männer
Hämoglobin-konzentration (g/dl)	14,0 (12–16)	16,0 (14–18)
Hämatokrit (%)	42,0 (37–47)	45,0 (40–54)
Erythrozytenzahl ($10^6 \times \mu$l-1)	4,5 (4,2–5,4)	5,0 (4,6–6,2)
Gesamtblut-volumen ml/kg KG	75	65
Plasmavolumen ml/kg KG	43	26

Der Anteil des Blutvolumens am Körpergewicht
beträgt etwa 7% der fettfreien Körpermasse. Das
Gesamtblutvolumen beträgt ca. 75 ml/kg KG bei
Männern und ca. 65 ml/kg KG bei Frauen.

Das normale Blutvolumen ist zur Aufrechterhaltung des Kreislaufs erforderlich, da es den Druck
in den zentralen Venen und damit das Herzzeitvolumen bestimmt (Tab. 3.**1**).

Das Blutvolumen wird einerseits renal durch Anpassung der Ausscheidung reguliert und andererseits durch Flüssigkeitsverschiebung aus dem Interstitium nach intravasal. Die Volumenverschiebung
aus dem Interstitium kann initial 0,5–2 ml/min betragen und nimmt dann im Verlauf ab.

3.2 Transport und Bindung von Sauerstoff im Blut

Die wichtigste Größe bei der Entscheidung über
die Notwendigkeit einer Transfusion ist die Beurteilung des O_2-Transports und damit der O_2-Ver-
sorgung der lebenswichtigen Organsysteme.

Der O_2-Transport wird bei konstantem Blutvolumen und Hb über das Herzzeitvolumen (HZV)
und die O_2-Extraktion geregelt. Die durchschnittliche **Extraktionsrate** (Anteil des aufgenommenen
O_2 am O_2-Angebot) der Gewebe beträgt 25%, also 5
von 20 ml/dl, variiert aber sehr stark: Herz 55–70%,
Gehirn 34%, Niere 7%, Haut 4%. Bei körperlicher Anstrengung kann die O_2-Extraktion bis 80% gesteigert
werden. Die maximale **Sauerstoffkapazität** des
Blutes hängt vom Hämoglobingehalt ab und beträgt
bei einem Hb von 150 g/l 200 ml O_2/l Blut oder
9,24 mmol (vgl. Hüfner-Zahl: 1,34 ml O_2/g Hb). Der
aktuelle Sauerstoffgehalt ist der C_aO_2, der folgendermaßen definiert ist:

$$C_aO_2 = (Hb \times 1,34 \times S_aO_2) + (0,003 \times p_aO_2)$$

Ein verminderter Sauerstoffgehalt liegt bei folgenden Erkrankungen vor: alle Formen der Anämie, Hämoglobinopathien, sonstigen Hb-Störungen wie CO- oder MetHb-Intoxikation, pulmonale Dysfunktionen und Erkrankungen der Atemmechanik.

Kompensationsmechanismen

Bei isovolämischer Hämodilution, z.B. wenn das Blutvolumen bei akutem Blutverlust stabil gehalten werden kann, gibt es vier Mechanismen, um die verminderte Sauerstofftransportkapazität zu kompensieren und ein ausreichendes O_2-Angebot an die Gewebe zu erhalten:

Eine Möglichkeit ist die **Erhöhung des Herzzeitvolumens**:

$$O_2\text{-Angebot DO}_2 = C_aO_2 \times CO$$

Die Blutviskosität und der periphere Widerstand sinken, das Herzschlagvolumen und die Herzfrequenz steigen. Der exakte Hb-Wert, ab dem das HZV steigt, ist individuell verschieden – er kann bei Hb 7 oder 8 g/dl liegen. Die HZV-Steigerung erreicht bei sehr niedrigen Hb-Werten 180% der Norm.

Der zweite Mechanismus ist die **Umverteilung des HZV.** Organe mit hoher Extraktion, also Gehirn und Herz, erhalten proportional mehr Blut als Haut, Eingeweide und Muskeln. Das Herz ist das am meisten gefährdete Organ: Der koronare Blutfluss, die sog. Koronarreserve, kann zwar um 400–600% erhöht werden, da die O_2-Extraktion aber bereits 50–70% beträgt, ist eine Steigerung kaum möglich. Das Monitoring der ST-Strecke ist ein sensitiver Parameter zur Überwachung der Herzfunktion.

Der dritte physiologische Mechanismus bei der isovolämischen Hämodilution ist die **Steigerung der Gesamt-O_2-Extraktionsrate** von 25% auf über 60%.

$$\text{Extraktionsrate ER} = CaO_2 - CvO_2/C_aO_{2a}$$

Gleichzeitig sinkt die zentralvenöse Sättigung auf 50% oder weniger. Dieser Mechanismus ist bis zu einem Hb von etwa 5 g/dl effektiv – Gehirn und Herz können jedoch auch auf diesem Wege kaum ihren O_2-Bedarf steigern (Tab. 3.**2** und 3.**3**).

Der vierte Kompensationsmechanismus ist die **Veränderung des p_{50},** also der Sauerstoffaffinität des Hämoglobins. Bei gelagerten Erythrozytenkon-

Tabelle 3.2 O_2-Verbrauch in Ruhe

O_2-Verbrauch	ca. 250 ml/min
HZV	4–6 l/min
O_2-Konzentration (arterielles Blut)	200 ml/l
O_2-Transport	1000 ml/min
O_2-Extraktion	25%

Tabelle 3.3 O_2-Verbrauch bei körperlicher Anstrengung

O_2-Verbrauch	bis 5000 ml/min
HZV	bis 20/min
O_2-Konzentration (arterielles Blut)	200 ml/l
O_2-Transport	bis 4 l/min
O_2-Extraktion	75%

zentraten ist der 2,3-BPG-Gehalt stark vermindert und spielt für die Kompensation kaum eine Rolle, wenn nicht 12–36 h vorher transfundiert worden ist und sich der 2,3-BPG-Gehalt der transfundierten Erythrozyten zwischenzeitlich erholt hat (Abb. 3.**1**, 3.**2**).

Merke: Nach Ausschöpfen aller Kompensationen durch Steigerung des HZV, Umverteilung, erhöhte O_2-Extraktion und veränderte O_2-Affinität korreliert der O_2-Transport direkt mit dem Hb-Wert.

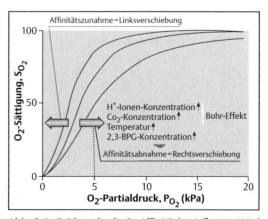

Abb. 3.1 Größen, die die O_2-Affinität beeinflussen. Wird z.B. bei gleichem P_{O_2} weniger O_2 an Hb gebunden, kommt es zu einer Rechtsverschiebung (Affinitätsabnahme).

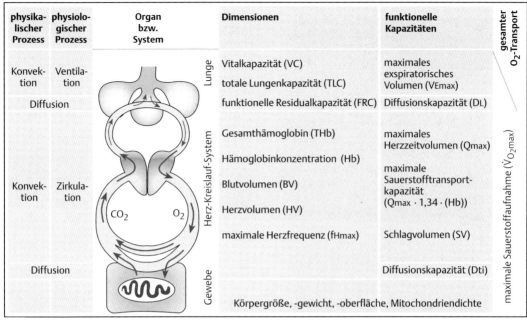

physika- lischer Prozess	physiolo- gischer Prozess	Organ bzw. System	Dimensionen	funktionelle Kapazitäten	gesamter O₂-Transport
Konvek- tion	Ventila- tion	Lunge	Vitalkapazität (VC)	maximales exspiratorisches Volumen (VEmax)	
			totale Lungenkapazität (TLC)		
Diffusion			funktionelle Residualkapazität (FRC)	Diffusionskapazität (DL)	
		Herz-Kreislauf-System	Gesamthämoglobin (THb)	maximales Herzzeitvolumen (Qmax)	
			Hämoglobinkonzentration (Hb)	maximale Sauerstofftransport- kapazität (Qmax · 1,34 · (Hb))	
Konvek- tion	Zirkula- tion		Blutvolumen (BV)		
			Herzvolumen (HV)		
			maximale Herzfrequenz (fHmax)	Schlagvolumen (SV)	
Diffusion		Gewebe		Diffusionskapazität (Dti)	
			Körpergröße, -gewicht, -oberfläche, Mitochondriendichte		

Abb. 3.2 Schema des sauerstofftransportierenden Systems. Die angegebenen physiologischen Größen sind zur Beschreibung der gesamten körperlichen Leistungsfähigkeit notwendig. Die aufgeführten Komponenten des Atmungs- und Kreislaufsystems müssen zusammenwirken, damit eine möglichst große Sauerstoffkapazität erreicht wird, mit deren Hilfe den tätigen Zellen der Sauerstoff zur Verfügung gestellt wird.

3.3 Sauerstoffbedarf und -versorgung der Gewebe

Die den Zellen für die Gewebeatmung zur Verfügung stehende O_2-Menge wird von der Größe des konvektiven O_2-Transports im Blut und dem Ausmaß der O_2-Diffusion von den Kapillaren in das zu versorgende Gewebe bestimmt. Die meisten Gewebe haben neben dem physikalisch in der interstitiellen Flüssigkeit und im Blut gelösten O_2 keine weiteren O_2-Vorräte. Eine Einschränkung der O_2-Nachlieferung führt daher bald zum Erreichen der anaeroben Schwelle, wenn die endogenen O_2-Vorräte erschöpft sind:

Der Gesamt-O_2-Vorrat beträgt 1,5 l O_2, davon 400 ml in der Lunge, 250 ml am Myoglobin, 800 ml am Hämoglobin und 50 ml in physikalischer Lösung. Nach Aufbrauchen des Vorrats kann der Körper nur noch Milchsäure durch anaerobe Glykolyse bilden

oder energiereiche Phosphate (Kreatinphosphat, ATP) spalten. Die Werte für die Überlebens- und Wiederbelebungszeit ist organspezifisch, am empfindlichsten ist bekanntlich das Gehirn (Tab. 3.**4**), das nach 3–5 min irreversibel geschädigt ist. Die Gesamtmenge an O_2, die pro Zeiteinheit zu den einzelnen Organen gelangt, ergibt sich aus dem Produkt von arteriellem O_2-Gehalt C_aO_2 und der Durchblutungsgröße Q.

$$O_2\text{-Angebot } DO_2: C_aO_2 \times Q$$

Es ist leicht zu erkennen, dass Unterschiede im O_2-Angebot in erster Linie auf die Durchblutung zurückzuführen sind. Jede Veränderung des peripheren Gefäßwiderstandes oder des arteriellen Mitteldrucks verändert das O_2-Angebot. Bei ausreichender O_2-Versorgung ist die O_2-Aufnahmerate unabhängig von der Durchblutung, nur bei

Tabelle 3.4 O_2-Verbrauch und O_2-Ausschöpfung von Organsystemen (nach Forbes 1987)

Organ	Masse (kg)	O_2-Verbrauch in % (ml/min/kg)	Perfusion in % (l/min/kg)	(C_a-C_v) O_2 mmol/l (ml/l)	Extraktion (%)
Herz	0,3	21 (89)	5–15 (0,8)	5,0 (112)	50–70
Nieren	0,3	7 (53)	20–25 (4,0)	0,6 (13,4)	7
Leber/Darm	1,5/5	23 (55)	24 (1,0)	2,5 (56)	23–26
Gehirn	1,5	21 (33)	13 (0,5)	3,0 (67)	34
Muskulatur	30				
Ruhe		27 (2,2)	20 (0,04)	2,5 (56)	28
Belastung		1000 (156)	400 (1,0)	7,0 (157)	80
Haut	0,5	0,2 (0,9)	10 (0,1)	0,14 (3,1)	4
Gesamt	70	100 (250)	100 (5,5 l/min)	2,2 (50)	25

der Niere nimmt der O_2-Verbrauch bei erhöhter Perfusion und damit ebenfalls erhöhter tubulärer Na^+-Resorptionsleistung zu. Bei unzureichender O_2-Versorgung wird die Extraktion in allen Organen gesteigert (vgl. S. 19). Im Skelettmuskel kann der Sauerstoffbedarf auf das 20- bis 50fache steigen (Tab. 3.**5**)!

Unter O_2-Utilisation versteht man das Verhältnis des O_2-Verbrauchs zum O_2-Angebot. Sie kann unter pathophysiologischen Bedingungen, also bei arterieller Hypoxämie oder Ischämie, gesteigert werden. Die genaue Bestimmung des O_2-Verbrauchs ist mit der Positronenemissionstomographie (PET) oder der Autoradiographie möglich.

> O_2-Utilisation ist der Quotient $avDO_2/C_aO_2$

Tabelle 3.5 Verlauf und Überlebenszeit bei Sistieren der O_2-Versorgung des Großhirns

Zeitraum	Symptome
Beginn Anoxie–5 s	keine
5–10 (20) s	Beginn Funktionsstörung (Bewusstseinsverlust)
20–300 s	völliger Funktionsverlust (Wiederbelebung möglich)
>300 s	irreversible Schädigung
>600 s	Zelltod

3.4 Hämodynamische Reaktionen bei Blutverlust

Blutverluste bis 15% des Gesamtblutvolumens werden in der Regel beim Gesunden ohne oder mit nur geringem Abfall des arteriellen Blutdrucks toleriert. Der arterielle Druck wird durch adrenerge Regulation mit Anstieg des Schlagvolumens, des peripheren Gefäßwiderstands und später der Herzfrequenz bei Blutverlusten lange kompensiert und ist daher zur quantitativen Beurteilung dieser Blutverluste *nicht* geeignet.

Der zentrale Venendruck (ZVD) zeigt beim Gesunden einen Blutverlust genauer an: Ein Abfall vom Normwert (3–7 cmH_2O/2–5 mmHg) auf –4 cmH_2O entspricht einem Blutverlust von etwa 50%.

In klinischen Situationen wie Rechtsherzinsuffizienz, akute Linksherzinsuffizienz, Perikardtamponade und Trikuspidalinsuffizienz ist der ZVD erhöht und die absoluten Werte sind daher nur eingeschränkt verwertbar.

Bei diesen Patienten ist eine Beurteilung des Blutvolumens nur durch die Messung des pulmonal-arteriellen Verschlussdrucks (PCWP) möglich. Bei Herzinsuffizienz ist der PCWP von normal etwa 5–10 mmHg auf Werte von ca. 18–25 mmHg oder darüber erhöht. Werte von <18 mmHg sind ein Hinweis auf einen Volumenmangel (z.B. bei Blutverlust).

3.5   Überlegungen zur optimalen Hämoglobinkonzentration

Wegen der Gefahr schwerer unerwünschter Wirkungen, insbesondere aber wegen des Restrisikos der Übertragung transfusionsmedizinisch relevanter Viren, sind Nutzen und Risiko der Transfusion von homologem Blut und Blutprodukten sorgfältig abzuwägen. Trotz umfangreicher klinischer Studien ist der Schwellenwert der Hb-Konzentration, der in einer bestimmten klinischen Situation eine Erythrozytentransfusion erforderlich macht *(Transfusionstrigger)*, umstritten. Die zentrale Frage ist, ob bei einer Abnahme der Hb-Konzentration und damit des O_2-Angebots ein aerober Metabolismus sichergestellt ist, ohne die anaerobe Schwelle zu erreichen. Unstrittig ist das limitierende Organ, das Myokard. Die Richtlinien der Bundesärztekammer und des Paul-Ehrlich-Instituts zur Gewinnung von Blut/Blutbestandteilen und zur Anwendung von Blutprodukten (Hämotherapie) sowie auch die Leitlinien der Bundesärztekammer zur Therapie mit Blutkomponenten und Plasmaderivaten geben hierzu keine konkreten Empfehlungen. Sie weisen lediglich darauf hin, dass die Indikation zur Erythrozytentransfusion streng zu stellen ist und dass ein einheitlicher unterer Hb-Grenzwert nicht existiert. Terminologisch sollte mit Blick auf die Zielgrößen „O_2-Status", „O_2-Angebot" und „O_2-Verbrauch" an Stelle des Hämatokrits besser die Hb-Konzentration cHb herangezogen werden, weil die Zielgrößen über die Hb-Konzentration definiert werden. Ferner sollte im klinischen Sprachgebrauch zwischen „kritischem" und „optimalem" Hb-Wert unterschieden werden.

Hämoglobinkonzentration

Auch wenn unter klinischen Bedingungen der Hämatokrit aus Gründen der Praktikabilität geeignet sein könnte, sollte sich die Beurteilung einer Hämodilution an der cHb orientieren. Das *O_2-Angebot* ergibt sich aus dem Produkt von HZV und C_aO_2, der wesentlich von der cHb bestimmt wird. Ausgehend von der MCHC (mittlere korpuskuläre Hb-Konzentration), lässt sich die cHb leicht bestimmen:

$$\text{MCHC } 33{,}3 \text{ g/dl} \times \text{Hct } 0{,}45 = \text{cHb } 15 \text{ g/dl}$$

Moderne Analysenautomaten stellen das cHb problemlos zur Verfügung.

Kritische Hämoglobinkonzentration

Unter kritischem Hb-Wert versteht man jene Hb-Konzentration, die die Gewebsversorgung mit O_2 gerade noch sicherstellen kann. Bei weiterem Absinken ist mit ernsthaften Störungen lebenswichtiger Organsysteme zu rechnen. In der Literatur schwanken die Angaben zwischen 3,0 und 8,0 g/dl. Der kritische Hb-Wert ist Gegenstand theoretischer Diskussionen und experimenteller Untersuchungen, nicht der klinischen Routine.

Optimale Hämoglobinkonzentration

Der optimale Hb-Wert beschreibt den Kompromiss zwischen dem, was als Verlust an O_2-Trägern zumutbar erscheint und dem, was noch als Sicherheitsreserve gefordert werden sollte bzw. die Sicherstellung des O_2-Verbrauchs noch gewährleistet. Die Erkenntnisse zum „optimalen Hb" tragen wesentlich zur Einsicht um den vermeintlich „kritischen Hb-Wert" bei. Der optimale Hb-Wert gilt nur bei Normovolämie, Normoxie und normalen Umsatzbedingungen.

Aufgrund der Tatsache, daß das Herzzeitvolumen in der klinischen Routine normalerweise nicht bekannt ist, ist die entscheidende Summengröße des *O_2-Status* der arterielle pO_2, der durch die arterielle O_2-Sättigung S_aO_2 und die Hb-Konzentration cHb ergänzt wird.

$$O_2\text{-Status: } pO_2, \; S_aO_2, \; cHb$$

Beim Abfall von pO_2 spricht man von „hypoxischer Hypoxämie", bei einer Störung der O_2-Bindung von „toxischer Hypoxämie" und bei einer Verminderung von cHb von „anämischer" oder „normoxischer Hypoxämie". Letztere ist dadurch gekennzeichnet, dass die pO_2-Differenz vom Blut zum Gewebe nicht in kritische Bereiche sinkt, besonders bei der chronischen Anämie, bei der 2,3-BPG eine Rechtsverschiebung der Sauerstoffbindungskurve bewirkt. Der pO_2 ist also der limitierende Faktor für die Gewebeversorgung. Die Kenngröße „O_2-Konzentration" oder ersatzweise die „Hb-Konzentration cHb" sind die besten Parameter bei der Bestimmung des optimalen Hb. Die Hb-Konzentration ist, was den O_2-Transport betrifft, untrennbar mit dem Herzzeitvolumen und somit dem Blutfluss verbunden.

Viele Jahre galt der Hb-Wert 10 g/dl als der optimale Wert oder der „anaemic emperor". Zander (1999) weist daraufhin, dass der experimentelle Beweis für dieses Optimum aussteht und dass das wahre Optimum des O_2-Angebots bei den physiologischen 15 g/dl Hb gewährleistet ist. Dennoch ist heute eine rationelle, patientenorientierte und klinisch den jeweiligen Erfordernissen angepasste Therapie mit Blut und Blutprodukten angebracht. Frühere, großzügige Transfusionskriterien sind deshalb kaum noch haltbar und Patienten, die bei Hb-Werten von <10 g/dl Blut erhalten, sollten die Ausnahme sein. Ein hämodynamisch stabiler Patient ohne wesentliche kardiale oder pulmonale Erkrankungen sollte bei einem Hb >7 g/dl nur in begründeten Ausnahmefällen transfundiert werden.

3.6 Besondere klinische Situationen

3.6.1 Koronare Herzkrankheit

Wegen der physiologisch bereits hohen und wenig steigerungsfähigen koronaren O_2-Extraktion ist das Myokard durch eine Anämie besonders gefährdet. Die Verminderung des arteriellen O_2-Gehalts und die Steigerung des myokardialen O_2-Bedarfs bei Anämie können daher nur durch eine Steigerung der Perfusion kompensiert werden. Dies ist jedoch bei hämodynamisch relevanten Stenosen bei koronarer Herzkrankheit (KHK) und bei Kardiomyopathien nicht möglich. Die Koronarreserve ist eingeschränkt.

Die kritische Hb-Konzentration muss daher besonders bei diesen Patienten individuell und sorgfältig anhand klinischer und laborchemischer Parameter abgeschätzt werden, zumal bereits bei Gesunden das Herz der limitierende Faktor bei Verminderung des O_2-Angebots ist.

3.6.2 Allgemeinanästhesie

In Allgemeinanästhesie besteht aufgrund eines herabgesetzten Stoffwechsels ein verminderter Sauerstoffbedarf. Durch negativ-inotrope Wirkung von Anästhetika kann das HZV zusätzlich sinken (Verminderung des O_2-Transports) und durch Dilatation des peripheren Gefäßsystems kann aufgrund der Erniedrigung der Nachlast das HZV gesteigert sein (Verbesserung des O_2-Transports). In der Allgemeinanästhesie sind die Patienten durch einen Abfall des Hb-Werts weniger gefährdet – die kritische Hb-Konzentration liegt niedriger. Nach Beendigung der Allgemeinanästhesie müssen höhere Hb-Konzentrationen als in Narkose angestrebt werden, da im Rahmen der postoperativen sympathikoadrenergen Reaktionen mit Shivering und Schmerzen die O_2-Utilisation drastisch steigen kann. Eine Hyperventilation mit Begünstigung einer alkalotischen Stoffwechsellage verschlechtert zusätzlich die O_2-Abgabe an das Gewebe durch Linksverschiebung der O_2-Bindungskurve und des p_{50}.

3.6.3 Rückenmarknahe Regionalanästhesie

Die Sympathikolyse bedingt einen Abfall des peripheren Gefäßwiderstands und konsekutiv einen Blutdruckabfall. Daraus resultiert eine Steigerung des HZV. Gleichzeitig kommt es zu einer sympathikoadrenergen Gegenregulation, die im Gebiet der Sympathikusblockade nicht wirksam ist, dafür allerdings in den Gebieten außerhalb der Blockade. Als Folge kann bei lumbaler Sympathikolyse die thorakale und damit auch die koronare Perfusion reflektorisch eingeschränkt sein. Diese, besonders bei hämodynamisch wirksamen koronaren Stenosen auftretende Problematik wird bei Blutverlusten verschärft. Intensives Monitoring inkl. ST-Segmentanalyse ist hier angebracht, die Indikation zur Transfusion sollte nicht zu streng gestellt werden.

3.6.4 Anämie

Bei **chronischen** Anämien verbessern die **Azidose** und der höhere intraerythrozytäre 2,3-BPG-Gehalt die Sauerstoffabgabe an das Gewebe durch Er-

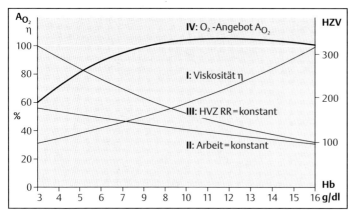

Abb. 3.4 Die optimale Hämoglobinkonzentration. *Kurve I:* Die Blutviskosität beträgt bei einer Hämoglobinkonzentration von 3 g/dl nur 1/3 derjenigen bei 16 g/dl. *Kurve II:* Bedingt durch den geringeren peripheren Widerstand ist das Herzzeitvolumen (HZV) bei Hb = 3 g/dl bei gleicher Herzarbeit höher. *Kurve III:* Die geregelte Größe ist jedoch der Blutdruck und nicht die Herzarbeit. Bei Anämie tritt eine Tachykardie auf, das HZV ist überproportional erhöht. *Kurve IV:* Hierdurch ist das O_2-Angebot bei Hämoglobinkonzentrationen zwischen 10 g/dl und 12 g/dl optimal. Relativ-% zum Wert bei Hb = 16 g/dl.

höhung des p_{50}, wodurch niedrige Hb-Werte toleriert werden können. Eine respiratorische Alkalose – z.B. durch Hyperventilation – verschlechtert die Gewebeoxygenierung allerdings wieder.

Die Anämie gefährdet zusätzlich Patienten, die unter weiteren schweren Erkrankungen, wie z.B. Diabetes mellitus, Herzerkrankungen, COPD oder Neoplasmen, leiden, da physiologische Kompensationsmöglichkeiten weiter eingeschränkt werden.

3.6.5 Statements zur optimalen Hb-Konzentration

▦ Im Akutfall werden beim Gesunden unter isovolämischer Volumensubstitution erst bei einem Hb-Wert von 2,2 g/dl hämodynamische und EKG-Veränderungen beobachtet (Sugimoto et al. 1996).
▦ Die kritische Hb-Konzentration wird unter physiologischen Bedingungen bei 4,4 g/dl (Hk ca. 15%) angesetzt (Zander 1988).
▦ Beim Gesunden kann gefahrlos akut isovolämisch bis zu einem Hb-Wert von etwa 8 g/dl (Hk ca. 25%) hämodiluiert werden.
▦ Im hämorrhagischen Schock wird das Aufrechterhalten eines Hb-Werts von 10–11,5 g/dl als ausreichend zur Gewährleistung des O_2-Transports betrachtet (Bryan-Brown 1988; Dhainaut et al. 1990).

Merke: In der Praxis wird die Indikation zur Transfusion gewöhnlich im Hb-Bereich von 7–10 g/dl gestellt (Abb. 3.4).

Literatur

Bryan-Brown CW. Blood flow to organs: parameters for function and survival in critical illness. Crit Care Med. 1988; 16: 170–179.
Dhainaut JF, Edwards JD, Goortendorst AF et al. Practical aspects of oxygen transport: conclusions and recommendations of the round table conference. Intens Care Med. 1990; 16 [Suppl 2]: 157–163.
Forbes GW. Human body composition. Berlin Heidelberg New York Tokyo: Springer, 1987.
Goodnough LT, Brecher ME. Transfusion medicine – blood transfusion. NEJM. 1999; 340(6): 438–468.
Grote J. Gewebeatmung. In: Schmidt RF, Thews G, Hrsg. Physiologie des Menschen, 27.Aufl. Berlin Heidelberg New York Tokyo: Springer, 1997.
Klinke R, Silbernagl S. Lehrbuch der Physiologie, 2. Aufl. Stuttgart: Thieme, 1996.
Krier C, Kochs E, Buzello W, Adams H. Anästhesiologie – ains, Bd. 1. Stuttgart New York: Thieme, 2001.
Leitlinien zur Therapie mit Blutkomponenten und Plasmaderivaten – Vorstand und Wissenschaftlicher Beirat der Bundesärztekammer, 1995.
McFarland JG. Perioperative blood transfusions – indications and options. Chest. 1999; 115 [Suppl]: 113–123.
Mertzlufft F, Wilhelm W. Überlegungen zur optimalen Hämoglobinkonzentration – Hämatologie, vol 5. München: Sympomed, 1996: 49–65.
Mueller-Eckhardt C. Transfusionsmedizin, 2. Aufl. Berlin Heidelberg New York Tokyo: Springer, 1996.
Richtlinien zur Gewinnung von Blut und Blutbestandteilen und zur Anwendung von Blutprodukten (Hämotherapie) – Neu bearbeitete Fassung 2000. Köln: Deutscher Ärzte-Verlag, 2000.
Silbernagl S, Despopulos. Taschenatlas der Physiologie. Stuttgart: Thieme
Sugimoto M, Takemoto K, Miyazaki M, Ohsumi H, Tamura H, Takeda K. Intraoperative ST-T depression during extreme hemodilution. Masui. 1996; 45: 1005–1008.

Winslow Robert M. A physiological basis for the transfusion trigger. In: Spiess BD, Counts RB, eds. Perioperative transfusion medicine. Philadelphia: Williams & Wilkins, 2000.

Zander R. Optimaler Hämatokrit 30%: Abschied von einer Illusion. Infusionsther Transfusionsmed. 1999; 26: 86–190.

Zander R. Sauerstoff-Konzentration und Säure-Basen-Status des arteriellen Blutes als limitierende Faktoren einer Hämodilution. Klin Wochenschr. 1988; 66 [Suppl] 15: 3–7.

4 Physiologie der Gerinnung

- ▸ Allgemeines
- ▸ Thrombozyten
- ▸ Plasmatische Gerinnung
- ▸ Fibrinolyse
- ▸ Therapeutischer Ausblick
- ▸ Labordiagnostik und Klinik

4.1 Allgemeines

Das Gerinnungssystem ist ein wesentlicher Teil des Transportorgans Blut und der Gefäßwand. Die grundsätzliche Funktion besteht zum einen in der Aufrechterhaltung der Fließfähigkeit des Blutes und zum anderen in der Abdichtung der Gefäßwand bei Verletzungen aller Art. Die Hämostase ist ein überaus komplexes und feinreguliertes Regelsystem. Aus didaktischen Gründen lassen sich die folgenden Subsysteme unterscheiden:

- ▪ **Primäre Hämostase**: Interaktion Gefäßwand – von Willebrand-Faktor (vWF) – Thrombozyten. Bei Kontakt des Blutes mit subendothelialen Strukturen kommt es zur Vasokonstriktion so-

wie zur Adhäsion und Aggregation von Thrombozyten (instabiler Blutplättchenpfropf). Die Adhäsion der Thrombozyten an Gefäßwandstrukturen erfordert vWF.
- ▪ **Sekundäre Hämostase**: Fibrinbildung oder plasmatische Gerinnung, bestehend aus Aktivatoren, Gerinnungsfaktoren und natürlichen Inhibitoren. Über eine Kontaktaktivierung von Gerinnungsfaktoren an unphysiologischen Oberflächen (endogenes System, „intrinsic system") oder durch Tissue Factor (TF, früher: Gewebsthromboplastin; exogenes System, „extrinsic system") entsteht Thrombin, welches lösliches Fibrinogen in unlösliches Fibrin umwandelt. Thrombin aktiviert auch Faktor XIII, der das instabile Fibringerinnsel stabilisiert.
- ▪ **Fibrinolyse**: Tissue-Plasminogenaktivator (tPA) und Urokinaseplasminogenaktivator (uPA) wandeln Plasminogen in Plasmin um, das Fibringerinnsel auflöst. Den Aktivatoren und Plasmin stehen natürliche Inhibitoren gegenüber: Plasminogenaktivatorinhibitor-1 und -2, Plasmininhibitor.

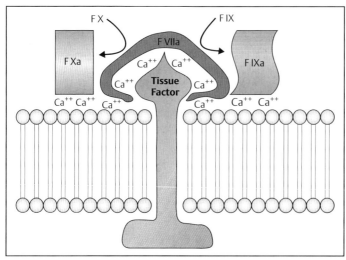

Abb. 4.1 Der extrinsische Gerinnungsweg ist durch die Präsentation von Gewebefaktor auf der Blutseite der Endothelzellen gekennzeichnet. Der Gewebefaktor aktiviert Faktor VII und erreicht durch limitierte Proteolyse der Faktoren IX und X die Gerinnungsaktivierung

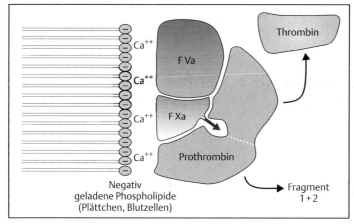

Abb. 4.2 Aktivierung von Thrombin aus Prothrombin durch den Prothrombinasekomplex

Unter physiologischen Bedingungen stehen sich in allen Subsystemen hämostasefördernde und hämostasehemmende Faktoren im Gleichgewicht gegenüber, sodass eine intravasale Gerinnselbildung ausbleibt und der Blutfluss erhalten bleibt. Hierbei spielt die Athrombogenität der intakten Endothelzelle eine wesentliche Rolle. Sie kommt unter anderem durch Freisetzung von Prostazyklin (PGI_2) und Stickstoffmonoxid (NO) sowie durch endothelständiges Thrombomodulin (TM) zustande. PGI_2 hemmt die Plättchenfunktion und wirkt wie NO vasodilatatorisch. TM bewirkt die thrombinindizierte Aktivierung des Inhibitors Protein C (PC).

Durch das Enzym *Cyclooxygenase* entsteht aus der Arachidonsäure sowohl im Endothel als auch in den Blutplättchen Prostaglandin H_2 (PGH_2). Von verschiedenen weiteren Enzymen wird aus PGH_2 Prostacyclin im Endothel (*PGI_2-Synthetase*) und Thromboxan in den Blutplättchen (*Thromboxansynthase*) synthetisiert.

Neben der endogenen Hemmung der Plättchenaggregation gibt es auch für Thrombin und den weiteren Ablauf der Gerinnungskaskade verschiedene Hemmmechanismen (Abb. 4.**1** und 4.**2**).

4.2 Thrombozyten

Die Thrombozyten (Blutplättchen) werden von ihren Vorläuferzellen, den Megakaryozyten, in das zirkulierende Blut abgegeben. Sie sind scheibenförmige, kernlose Korpuskel mit einem Durchmesser von 1–3 µm, die im peripheren Blut in einer Konzentration von 150.000–400.000/µl zirkulieren.

Die Überlebenszeit beträgt 7–10 Tage. Bei akutem Verlust oder Destruktion ist die Nachbildung von Thrombozyten im Knochenmark kompensatorisch gesteigert. Es werden besonders große, funktionstüchtigere Thrombozyten in die Zirkulation abgegeben. Die Thrombozytenproduktion wird über Zytokine reguliert. Thrombopoetin und Interleukin-11 steigern die Megakaryopoese und Thrombopoese. Thrombozyten haben eine komplexe Struktur, bestehend aus einer äußeren Membran, einem Zytoskelett mit Mikotubuli, einem Kanalsystem („surface connected canalicular system") und verschiedenen zytoplasmatischen Granula (Abb. 4.**3**).

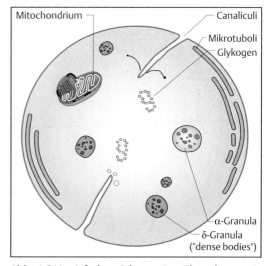

Abb. 4.3 Vereinfachtes Schema eines Thrombozyten in bewegungsloser diskoider Form

Nach Aktivierung durch Thrombin, ADP, von Wille-brand-Faktor oder Kollagen kommt es zu einer Reorganisation des gesamten Thrombozyten. Die Morphologie des nichtaktivierten Thrombozyten ist in Abb. 4.**3** dargestellt.

4.2.1 Thrombozytenmembran

Durch Einstülpung der äußeren Membran wird ein Kanalsystem gebildet, das die Oberfläche enorm vergrößert und über das der Inhalt der Granula ent-leert werden kann („surface connected canalicular system", „open canalicular system", OCS). Bei Ak-tivierung werden diese Kanäle ausgestülpt und bilden Pseudopodien („shape change").

Ein inneres Membransystem („dense tubular system") enthält Kalzium und Serotonin und kann Prostaglandine synthetisieren.

Die Thrombozytenoberfläche enthält eine Viel-zahl funktionell wichtiger Strukturen:
- Verschiedene agonistische und antagonistische Glykoprotein(GP)-Rezeptoren,
- Adhäsionsrezeptoren (Integrine), die für adhä-sive Interaktionen und Signaltransduktionen verantwortlich sind.

Funktion der Oberflächenstrukturen

Integrin $\alpha_{IIb}\beta_3$ oder *GPIIb/IIIa* bindet die Liganden Fibrinogen, Fibronektin, Vitronektin, vWF und Thrombospondin. Auf diese Weise vermittelt es die Adhäsion, die Ausbreitung sowie die Aggregation von Thrombozyten.

Weitere Adhäsionsrezeptoren und ihre Ligan-den sind der *GPIb-V-IX-Komplex* (vWF), *Integrin* $\alpha_2\beta_1$ (Kollagen) und *GPVI* (Kollagen).

Thrombin, ADP, Thromboxan A_2 und Epinephrin haben ebenfalls spezifische Bindungsstellen an der Thrombozytenoberfläche.

Beim Kontakt der Thrombozyten mit löslichen Agonisten (Thrombin, ADP, Epinephrin, Thrombo-xan A_2) oder Adhäsionsproteinen in der subendo-thelialen Matrix (Kollagen, vWF) erhöht sich die Affinität von GPIIb/IIIa zu seinen Liganden erheb-lich.

Bei der hereditären *Thrombasthenie Glanz-mann* fehlt der GPIIb/IIIa-Rezeptor. Dem angebore-nen *Bernard-Soulier-Syndrom* liegt Mangel an GPIb-V-IX zugrunde. Entsprechende angeborene Defekte der Bindungsstellen für Thrombin, ADP, Thromboxan A_2 oder auch Epinephrin führen zu Thrombozytopathien.

4.2.2 Zytoskelett

Die äußere Form der Plättchen wird durch Mikro-tubuli aufrecht erhalten. Nach Aktivierung kommt es zur Kontraktion, der Thrombozyt wird kugelig, bildet Pseudopodien und wird dadurch adhäsiv (*Formwandel, „shape change"*). Derart aktivierte Plättchen können an unphysiologische Oberflächen wie dem Subendothel binden (*Adhäsion*) und sich an ihnen ausbreiten (*Ausbreitungsreaktion*). Wei-terhin können aktivierte Plättchen untereinander verklumpen (*Aggregation*) und aus ihren Granula Inhaltsstoffe freisetzen (*Freisetzungsreaktion*).

4.2.3 Thrombozytengranula

Die α-*Granula* bilden mit 80% den Hauptanteil der zytoplasmatischen Granula. Elektronendichte Gra-nula („dense bodies"), die Ca^{++}, ATP, ADP und Sero-tonin enthalten, und lysosomenhaltige Granula (Unterstützung der Wundheilung) machen jeweils etwa 10% aus (Tab. 4.**1**).

4.2.4 Thrombozytenfunktionen

Die Thrombozyten sind für die initiale (primäre) Blutstillung zuständig. Erster Schritt hierbei ist die Thrombozytenadhäsion am subendothelialen Ge-webe. Diese Adhäsion an freiliegenden subendo-thelialen Bereichen erfolgt durch:
- *Kollagen*: Bindung an den Glykoproteinrezep-tor Ia-IIa-VI,
- *Von Willebrand-Faktor*: Bindung an den Glyko-proteinrezeptor Ib-V-IX,
- *Thrombin*: Ligand für das Glykoprotein Ib.

Strömungsbedingte Scherkräfte sind für die Ad-häsion mitverantwortlich.

In einem zweiten Schritt führt die Thrombozy-tenadhäsion zur Aktivierung der Phospholipasen C und A_2 und der Phosphokinasen mit Freisetzung von Inhaltsstoffen aus Granula (ADP, Kalzium, Sero-tonin, PF 4 und andere).

Der dritte Schritt besteht dann in Formwandel, Vasospasmus und Thrombozytenaggregation. Die Freisetzung und Expression *prokoagulatorischer Substanzen* fördert die Fibrinbildung.

Als vierter Schritt führen die kontraktilen Fähig-keiten aktivierter Thrombozyten zur *Gerinnsel-retraktion* und damit zur Verbesserung der Hämo-stase.

Tabelle 4.1 Die Inhaltsstoffe der α-Granula

Substanzen nach Funktionsgruppen	Inhaltstoff
Plättchenspezifische Proteine, heparin-neutralisierend	Plättchenfaktor 4, β-Thromboglobulin
Adhäsionsmoleküle	Fibrinogen, Willebrand-Faktor, Fibronektin, Thrombospondin, Vitronektin
Gerinnungsfaktoren	Fibrinogen, Faktor V, Faktor XI, Protein S, Faktor XIII
Mitogene Faktoren	"platelet derived growth factor" (PDGF), transformierender Wachstumsfaktor (TGF), Endothelzellenwachstumsfaktor (ECGF), epidermaler Wachstumsfaktor (EGF)
Fibrinolytische Inhibitoren	α_2-Antiplasmin, Plasminogenaktivatorinhibitor 1 (PAI–1)

Die Plättchenaktivierung wird physiologisch durch verschiedene Faktoren begrenzt:
- intaktes Endothel,
- thrombozytenfunktionshemmende Substanzen, die teilweise von Thrombozyten selbst gebildet oder gespeichert werden (Prostacyclin, PGG_2, NO) – verstärkte intrazelluläre Ca^{++}-Aufnahme in der Umgebung.

4.3 Plasmatische Gerinnung

4.3.1 Einteilung

Das prokoagulatorische System der plasmatischen Gerinnung besteht aus einer Serie von Serinproteasen und ihren Kofaktoren, die an einer Phospholipidoberfläche (PL) aktivierter Thrombozyten oder geschädigter Endothelzellen unter Mitwirkung von Kalzium (Ca^{++}) ein stabiles Fibringerinnsel erzeugen.

Historisch ist das System in einen *extrinsischen* (Tissue-Factor [TF] – FVII) und einen *intrinsischen* (Oberfläche – Kontaktfaktoren) Aktivierungsweg unterteilt worden. Nach heutigem Verständnis wird der Prozess eher in *Phasen* unterteilt. Die Phase der Gefäßverletzung und TF-Freisetzung wird zur Einleitung der Fibrinbildung benötigt, während die XIa-IXa-VIIIa-Phase der protrahierten und dauerhaften Fibrinbildung dient.

- **TF-VII-Phase**: TF wird an geschädigten Gefäßwandzellen oder stimulierten Monozyten exprimiert und bildet mit zirkulierendem FVIIa einen TF-VIIa-Komplex. FVIIa entsteht permanent durch Minimalproteolyse. TF-VIIa wandelt IX in IXa und X in Xa um.
- **Tenasekomplex**: IXa bildet mit VIIIa, der durch Thrombinspuren aktiviert wurde, Ca^{++} und PL einen Tenasekomplex, der X in Xa umwandelt.
- **Prothrombinase-Komplex**: Xa bildet mit Va (ebenfalls durch Thrombin aktiviert), Ca^{++} und PL einen Prothrombinasekomplex, der Prothrombin (FII) zu Thrombin aktiviert.
- **Fibrinbildung**: Thrombin bildet aus Fibrinogen Fibrin, das bei ausreichender Konzentration spontan polymerisiert.
- **Fibrinstabilisierung**: Thrombin aktiviert auch FXIII zu FXIIIa, der zusammen mit Ca Fibrin quervernetzt und damit stabilisiert.

Das gebildete Thrombin aktiviert die Faktoren XI, VIII und V und optimiert damit den prokoagulatorischen Prozess. FXI kann auch durch FXIIa aktiviert werden, der wiederum an Endothelzellen durch den Hochmolekulargewichtkininogen-Prekallikreinkomplex (HK-PK) aktiviert wird. Diese Reaktion spielt physiologisch offenbar keine Rolle, da Mangelzustände an FXII, HK und PK nicht mit einer hämorrhagischen Diathese einhergehen.

Für den Kliniker sind folgende Kenntnisse über die prokoagulatorischen Faktoren wichtig:
- Alle Gerinnungsfaktoren mit Ausnahme des vWF und des TF werden überwiegend im Hepatozyten synthetisiert. vWF wird in Endothelzellen und Megakaryozyten gebildet, TF kommt in allen Zellen vor.
- Die Prothrombinkomplexfaktoren II, VII, IX und X werden Vitamin-K-abhängig synthetisiert. Bei Vitamin-K-Mangel oder -Antagonismus durch orale Antikoagulanzien oder β-Lactam-Antibiotika erfolgt eine Minder- und Fehlsynthese dieser Gerinnungsfaktoren. Die fehlsynthetisierten Faktoren werden als **PIVKA** („proteins induced by vitamin K absence or antagonism") bezeichnet und wirken inhibitorisch.
- Fibrinogen und FVIII sind Akutphasenproteine. Bei Enzündungsreaktionen jeglicher Genese steigen ihre Spiegel als Folge Interleukin-6-induzierter Neusynthese stark an.

Merke: Vitamin-K-Antagonisten (Phenprocoumon, Warfarin) führen zur Bildung von inaktiven Vorstufen (PIVKA) der Faktoren des Prothrombinkomplexes.

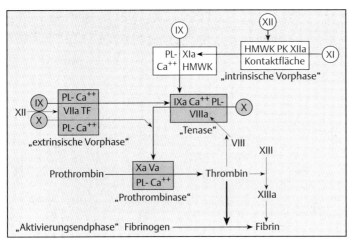

Abb. 4.4 Faktoren und Mechanismen der plasmatischen Gerinnungsaktivierung. *TF* = Tissue factor, „Gewebefaktor", *HMWK* = hochmolekulares Kininogen, *PK* = Präkallikrein, *PL* = Phospholipid.

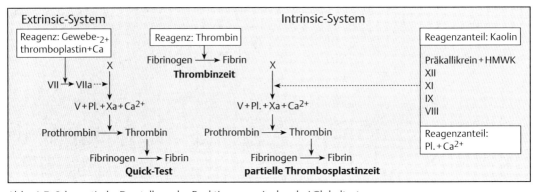

Abb. 4.5 Schematische Darstellung des Reaktionswegs in den drei Globaltests

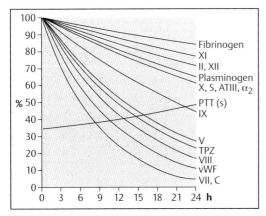

Abb. 4.6 Zeitlauf der Aktivität der Gerinnungsfaktoren bei erloschener Synthese.

Merke: Unter Ristocetinkofaktor versteht man diejenige Aktivität, die sich am großmolekularen Anteil des Faktor VIII/von Willebrand-Komplexes befindet und die die Plättchen untereinander und an das Subendothel aggregiert (Abb. 4.4 und 4.5).

4.3.2 Gerinnungsfaktoren

Siehe Tabellen 4.2 bis 4.5 und Abb. 4.6.

Die meisten Gerinnungsfaktoren werden in der Leber gebildet, nur Faktor V und vWF können auch im Endothel und in den Megakaryozyten synthetisiert werden.

Der TF ist ubiquitär und befindet sich vorwiegend in der Adventitia der Blutgefäße.

Während die meisten der Gerinnungsfaktoren **Serinproteasen** sind, die lediglich aktiviert werden, handelt es sich bei I, V und VIII um **Substratfaktoren**, die bei der Gerinnung verbraucht werden.

Kalzium (Ca^{++}) wird auch als Gerinnungsfaktor IV bezeichnet, da es für die Aktivierung und die Inhibition der meisten Faktoren erforderlich ist . Selbst bei ausgeprägter Hypokalzämie (Serum-

Tabelle 4.2 Kontaktfaktoren

Faktor (MW in Dalton)	Name	Plasma-HWZ (Plasmaspiegel)	Funktion	Angeborene Störungen
XII (80.000)	Hageman-Faktor	40–50 h (1–4 mg/dl)	Kontaktsensibles Proenzym aktiviert Faktor XI, VII, C1, HK	Hageman-Faktor-Mangel meist asymptomatisch
HK (110.000)	Hochmolekulargewichtkininogen (Fitzgerald-Faktor)	6–7 Tage (7–9 mg/dl)	Kofaktor für die Kontaktaktivierung von Faktor XII, XI, und PK	Fitzgerald-Faktor-Mangel (asymptomatisch)
PK (88.000)	Prekallikrein (Fletcher-Faktor)	1–2 Tage (3–5 mg/dl)	Mit Faktor XIIa und HK Aktivierung zu Kallikrein	Fletcher-Faktor-Mangel (asymptomatisch)
XI (175.000)	Plasmathromboplastin-Antecedent (PTA)	60–80 h (0,4 mg/dl)	Aktiviert mit Ca^{++}, Faktor IX, Komplex mit HK	Faktor-XI-Mangel (Pseudohämophilie)

Tabelle 4.3 Vitamin-K-Gruppe (Prothrombingruppe, PPSB)

Faktor (MW in Dalton)	Name	Plasma-HWZ (Plasmaspiegel)	Funktion	Angeborene Störungen
II (70.000)	Prothrombin	2–5 Tage 14 s (IIa) 10 mg/dl	Proenzym von Thrombin (IIa)	Hypoprothrombinämie, Dysprothrombinämie
VII (50.000)	Prokonvertin	3–6 h (50–100 µg/dl)	Aktiviert F IX und X mit TF	Hypoprokonvertinämie
IX (55.000)	Christmas-Faktor (Antihämophiler Faktor B)	18–30 h (0,3–0,5 mg/dl)	Teil des Tenasekomplexes	Hämophilie B
X (55.000)	Stuart-Prower-Faktor	30–60 h 32 s (XIIa) (1 mg/dl)	Aktiviert Thrombin im Prothrombinasekomplex	Faktor-X-Mangel

Tabelle 4.4 Akzeleratoren

Faktor (MW in Dalton)	Name	Plasma-HWZ (Plasmaspiegel)	Funktion	Angeborene Störungen
V (350.000)	Proakzelerin	5–15 h (20 µg/dl)	Teil des Prothrombinasekomplexes	Parahämophilie, Faktor-V-Leiden, Faktor V HR 2
VIII (280.000)	Antihämophiles Globulin A	8–12 h (10 µg/dl)	Teil des Tenasekomplexes; Komplexbildung mit vWF	Hämophilie A

Tabelle 4.5 Sonstige Faktoren

Faktor (MW in Dalton)	Name	Plasma-HWZ (Plasmaspiegel)	Funktion	Angeborene Störungen
I (340.000)	Fibrinogen	4–5 Tage (150–400 mg/dl)	Vorstufe von Fibrin	Dysfibrinogenämie, Hypofibrinogenämie, Afibrinogenämie
TF (44.000)	Tissue-Faktor (früher: Gewebe-thromboplastin)		Bildung des TF-VIIa-Komplexes; Vorkommen in allen Zellen (Adventitia)	Nicht bekannt
VWF (500-20.000 × 10³)	Willebrand-Faktor	6–12 h (0,5–1 mg/dl)	Multimerenkomplex, Trägerprotein für Faktor VIII; aggregiert stimulierte Plättchen und bindet sie an das Subendothel	Willebrand-Syndrom (Klassifikation nach Ruggeri)
XIII (320.000)	Fibrinstabilisierender Faktor	3–8 Tage (0,2–2 mg/dl)	Kovalente Fibrinquervernetzung	Faktor-XIII-Mangel

Ca^{++} <0,6 mmol/l stehen aber kardiovaskuläre und neuromuskuläre Symptome im Vordergrund. Mit Gerinnungsstörungen ist wegen des großen Körperkalziumbestandes kaum zu rechnen.

Neben *angeborenen* Mangelzuständen an Gerinnungsfaktoren gibt es auch *erworbene* Störungen bei Synthesestörungen (Leberparenchymschäden, Vitamin-K-Mangel), bei Verlust, Verdünnung und Verbrauch von Faktoren (massive Hämorrhagie, Massivtransfusion, disseminierte intravasale Gerinnung) sowie bei dem Vorkommen von Hemmkörpern (Hemmkörperhämophilie; Abb. 4.**7** und 4.**8**).

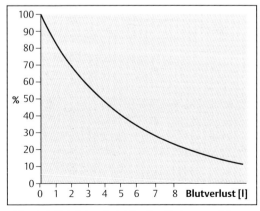

Abb. 4.7 Abfall der Aktivität aller Gerinnungsfaktoren bei akutem, isovolämisch ersetztem Blutverlust (zirkulierendes Blutvolumen 5 l).

Regulation der plasmatischen Gerinnung

Natürliche antikoagulatorische Mechanismen regulieren die Fibrinbildung und begrenzen die Gerinnselbildung auf den Ort der Gefäßverletzung. Die Inhibitoren der prokoagulatorischen Prozesse richten sich hauptsächlich gegen die Bildung und Wirkungen von Thrombin und umfassen **Antithrombine** und das **Protein-C-System**.

Antithrombin (AT; früher: Antithrombin III) inaktiviert Thrombin und andere Serinproteasen (VIIa, XIIa, XIa, Xa und IXa) durch irreversible 1:1-Komplexbildung. In Abwesenheit von Heparin verläuft dieser Prozess langsam. Die Reaktion wird jedoch durch Heparin oder Heparansulfat der Gefäßwand nach Bindung an AT dosisabhängig beschleunigt. Der Progressivinhibitor wird zum Sofortinhibitor.

Heparinkofaktor II, ein weiterer Thrombininhibitor, wird durch Heparin oder Dermatansulfat der Gefäßwand aktiviert.

Der **Thrombomodulin(TM)-Rezeptor** am Endothel oder an Thrombozyten kann ebenfalls Thrombin aus der Zirkulation entfernen.

Andere Serinproteinaseinhibitoren (**Serpine**) wie α_1-**Antitrypsin** und α_2-**Makroglobulin** inaktivieren Thrombin, wenn die Inhibitorkapazität von AT erschöpft ist.

Wenn Thrombin an das endothelständige **TM** bindet, wird **Protein C** (PC) aktiviert. Aktiviertes PC (APC) inaktiviert FVa und FVIIIa und fördert die

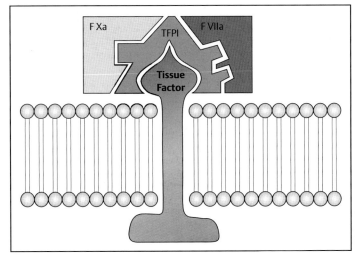

Abb. 4.8 Hemmung der Faktoren VIIa und Xa durch den am Gewebefaktor (Tissue Factor) gebundenen TFPI (Tissue Factor Pathway Inhibitor).

Fibrinolyse. Die Reaktion wird durch den **Endothel-zellen-PC-Rezeptor** (EPCR) und den Kofaktor **Protein S** (PS) beschleunigt. APC steht wiederum der **PC-Inhibitor** (PCI) gegenüber.

Protein Z (PZ), wie PC und PS ein Vitamin-K-ab-hängiges Protein, ist ein Kofaktor der FXa-Inaktivie-rung.

Tissue-Factor-Pathway-Inhibitor (TFPI) bindet FXa und inaktiviert den TF-VIIa-Komplex.

> **Merke:** Das ausreichende Vorhandensein der Faktoren XI, IX und VIII ist die grundlegende Voraussetzung für die Bildung eines Blutgerinnsels mit konsekutiver Wundheilung.

Dem Blut stehen noch weitere pro- und antikoagulatorische Mechanismen zur Verfügung (Tab. 4.6). Wird aber Thrombin nicht in ausreichendem Maß inhibiert und neutralisiert kommt es zur Entgleisung der Gerinnungshomöostase (Koagulopathie). Diese manifestiert sich durch eine unkontrollierte Aktivierung sowohl der Gerinnung als auch des Plasminsystems bis hin zur disseminierten intravasalen Gerinnung (DIC). Ein steuerndes Eingreifen durch Pharmakotherapie und Faktorensubstitution ist dann in der Regel schwierig.

4.3.3 Die Wundheilung

Störungen des Gerinnungssystems manifestieren sich nicht etwa nur in protrahierten Blutungen und Thrombosen sondern auch in einer gestörten Wund-

Tabelle 4.6 Regulatoren und Inhibitoren der Gerinnung

Inhibitor	Funktion und Angriffspunkt
"tissue factor pathway inhibitor" (TFPI)	Inaktivierung von TF/F VIIa nach Bindung von Faktor Xa
Thrombomodulin (TM)	Bindung und Inhibition von Thrombin, Aktivierung von Protein C
Protein C	Aktiviertes Protein C (APC) inaktiviert Faktor V und VIII, negatives Feedback für Thrombingeneration
Protein S	Kofaktor von Protein C
Antithrombin (früher: Antithrombin III)	Bindet und inhibiert Thrombin, IXa, Xa, XIa, XIIa und VIIa
Heparin-Kofaktor II	Thrombininhibitor, Verstärkung durch Heparin und Dermatansulfat
Protein Z	Kofaktor der FXa-Inaktivierung
Prostazyklin (PGI2)	Gefäßrelaxation und Hemmung der Thrombozytenaggregation
α_2-Makroglobulin	Hemmt Thrombin, Kallikrein und Plasmin durch Komplexbildung
Protein-C-Inhibitor (PAI-3)	Hemmt Protein C und Kallikrein
C1-Esteraseinhibitor (C1-INH)	Inhibitor von C1, XII, XI, Kallikrein und Plasmin
α_1-Proteinase-inhibitor (α_1-PI) (α_1-Antitrypsin)	Thrombininhibitor, hemmt außerdem die Leukozytenelastase, Faktor XIa; Akutphasenprotein

heilung. Aktivierte Blutplättchen fördern durch die mitogenen Faktoren ihrer α-Granula die Angiogenese und die Migration von Neutrophilen und Monozyten die Wundheilungsprozesse. Thrombin wirkt mitogen auf Fibroblasten, Makrophagen und glatte Muskelzellen, Faktor XIII fördert die Fibrinquervernetzung.

4.3.4 Besonderheiten bei chirurgischen Patienten nach Operation und Trauma

Herzchirurgie

In keinem Bereich der Medizin sind die Veränderungen der Hämostase so ausgeprägt wie in der Herzchirurgie bei Operationen am offenen Thorax mit Herz-Lungen-Maschine (HLM). Präoperativ werden Plättchenaggregationshemmer zur Prophylaxe von Ischämie und Herzinfarkt appliziert, bei akutem Infarkt wird lysiert und bei Einsatz der HLM ist die Verwendung von Antikoagulanzien wie Heparin oder Hirudin unerlässlich. Die perioperative, therapeutische Koagulopathie und Hämorrhagie muss mit Blutprodukten, Heparinantagonisten und Antifibrinolytika beherrscht werden. Am aufwendigsten in der Versorgung sind Patienten mit vorbestehenden angeborenen oder erworbenen Gerinnungsstörungen.

Die präoperative Vorbereitung muss aus einer *Stufendiagnostik* bestehen (Abb. 4.**9**). Neben einer sorgfältigen Anamnese und klinischen Untersuchung kann eine erweiterte Gerinnungsdiagnostik notwendig sein. Es gibt keinen Globaltest, der mit hinreichender Sensitivität alle bekannten klinisch relevanten hämorrhagischen Diathesen erfasst. Ein sicherer präoperativer Ausschluss aller relevanten Hämostasestörungen wäre aber mit einem unvertretbar hohen Zeit- und Kostenaufwand verbunden. Die Auswahl der Labortests richtet sich nach den Kriterien von Tab. 4.**7**.

Das *Basisprogramm* (Screening) besteht aus Quickwert, APTT, Thrombozytenzahl und Fibrinogenbestimmung (Fib). Auf die Bestimmung der Thrombinzeit (TZ) kann verzichtet werden, da sie keine zusätzlichen Informationen liefert.

Zur *erweiterten Diagnostik* können die Blutungszeit, ein PFA-Test, eine Faktorenanalyse sowie weitere immunologische und gerinnungsphysiologische Bestimmungen erforderlich sein.

Intraoperativ wird die Heparintherapie mittels ACT oder Heparin-ACT-Titrationskurve (Hepcon-HMS) gesteuert, wobei die Protamintitration sehr genau gesteuert werden kann, unabhängig von den Globaltests. Weitere Tests sind in Erprobung (Sonoclot, optischer Heparinmanagementtest, HMT).

Heparinresistenz: Besondere Probleme treten bei Heparinresistenz auf, was bei ausgeprägtem AT-III-Mangel, bei Thrombozytose, bei schweren

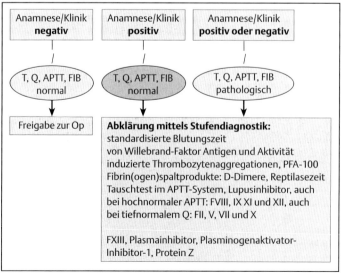

Abb. 4.**9** Schema zur Stufendiagnostik (*T* = Thrombozyten)

Tabelle 4.7 Eignungskriterien von Laboranalysen zum routinemäßigen präoperativen Ausschluss hämorrhagischer Diathesen

Kriterium	Voraussetzungen
Vertretbare Kosten-Nutzen-Relation	Kosten pro Fall einer klinisch relevanten Hämostasestörung, ausreichend hohe Prävalenz der vermuteten Hämostasestörung
Verfügbarkeit der Analytik	Automatisierbarkeit, Notfallfähigkeit, geringe Personalbindung
Analytische Zuverlässigkeit	Unproblematische Präanalytik, Reproduzierbarkeit unter Routinebedingungen, auch von weniger geübtem Personal
Hohe Prädiktivität, Sensitivität, Spezifität	

Lebererkrankungen, bei Gravidität und bei septischen Zuständen und bei Hyperkoagulabilität anderer Genese vorkommen kann.

Heparininduzierte Thrombopenie (HIT II): Bei HIT II wird durch Abfall der Thrombozyten nach 4–10 Tagen und die HIPA (Heparininduzierte Plättchenaggregation) nachgewiesen. In diesen Fällen muss statt Heparin Hirudin oder Danaparoid (Organ) verwendet werden. Hirudin kann mit APTT und ACT gesteuert werden, neuerdings werden weitere Tests entwickelt („Ecarin-clotting time", ECT und der Hirudin-single-step-Test).

Hirudin wird derzeit weit seltener benutzt als Heparin, da es nicht antagonisierbar ist und es wegen der höheren Fibrinopeptid-A-Spiegel öfter zu Filterverlegungen kommt (Body u. Morse 2000; Mertzlufft u. Hansen 2001).

Herz-Lungen-Maschine: Bei Anwendung der HLM kommt es zu tiefgreifenden Veränderungen der Gerinnung durch die Fremdoberfläche (Aktivierung von Komplement, Gerinnung und Kallikrein), die Heparinisierung, den hypothermen nonpulsatilen Flow, die Hämodilution sowie die Protamingabe.

Leber-, Nieren-, Pankreas- und Lungenchirurgie

Obwohl schon über ***Lebertransplantationen*** ohne homologe Transfusion berichtet wurde, werden durchschnittlich 10–15 Erythrozytenkonzentrate gebraucht, bei Komplikationen sind schon mehr als 50 EK benötigt worden (Kang u. Aggarwal 1987; Kang u. Gasior 2000). Blutungen sind entweder „chirurgisch" oder „plasmatisch-thrombozytär", die Grenze ist nicht immer eindeutig festlegbar. Die chirurgische Blutung entsteht durch die portale Hypertension, durch zahllose Kollateralen, durch die Fragilität des Gewebes und durch bei Voroperationen entstandene Adhäsionen.

Die chirurgische Blutung wird kompliziert durch die hepatische Dysfunktion und die ausgeprägte Hämodilution mit Dilutionskoagulopathie bei dem hohen Flüssigkeitsumsatz.

Obwohl die Hepatopathie als Ursache der Störung der vaskulären Blutstillung pathophysiologisch nicht sicher ist, liegt bei schweren Lebererkrankungen regelhaft eine schwere qualitative und quantitative Thrombozytenfunktionsstörung vor, bis zu 70% der Patienten haben eine Thrombopenie (Kang u. Aggarwal 1987; Kang u. Gasior 2000).

Die Ursache für schwere Gerinnungsstörungen bei der Lebertransplantation sind vielfältig:

- vorbestehende Koagulopathie,
- Hämodilution,
- Fibrinolyse,
- Hypokalzämie,
- Azidose,
- Hypothermie,
- Heparin,
- Hyperkoagulabilität,
- Thrombopenie,
- Thrombopathie.

Es kommt regelhaft zu ausgeprägten Veränderungen vieler Gerinnungsparameter (APTT, Quick, TZ, Fibrinogen, Faktor V, Faktor VII, Thrombozyten, FDP, D-Dimere). Die intraoperative Transfusionstherapie ist sehr komplex und soll hier nicht ausführlich erörtert werden.

Bei der ***Pankreastransplantation*** liegt häufig eine diabetische Nephropathie mit erhöhter Kapillarpermeabilität vor, bei ***Nierentransplantationen*** bei terminaler Niereninsuffizienz sind zerebrale, gastrointestinale und muköse Blutungen häufig, obwohl die Thrombozytenzahlen und die Werte der plasmatischen Gerinnung meist unauffällig sind. Die verlängerte Blutungszeit kann durch Dialyse gebessert werden, Ursache ist eine renal bedingte Thrombopathie, die durch dialysierbare Plasmafaktoren und Veränderungen bei der Freisetzung von Plättchenfaktor 3 verursacht ist.

Eine präoperative Dialyse verbessert die klinische Ausgangssituation entscheidend, die Applikation von DDAVP (Desmopressin) kann die Thrombozytenfunktion durch Mobilisierung von vWF weiter verbessern. Postoperativ ist im Rahmen einer Abstoßungsreaktion mit einer Thrombopenie und einer mikrovaskulären Thrombose zu rechnen, was neben Immunsuppression u.U. die Entfernung der transplantierten Niere erfordert.

Bei der Lungen- und Herz-/Lungentransplantation ist die perioperative Blutung die Hauptursache für die postoperative Morbidität und Mortalität. Durch eine laborchemische Gerinnungsanalyse kann der perioperative Blutverlust nur sehr eingeschränkt prognostiziert werden (Gravlee). Die Ursache liegt in den Vorerkrankungen (pulmonale Hypertonie, Polyglobulie, Cor pulmonale, Stauungsleber etc.) und in den gerinnungsaktiven Pharmaka, mit denen die Patienten versorgt werden (Kumarine, Acetylsalicylsäure etc.). Durch die chronische Hypoxämie gibt es viele mediastinale Kollateralblutgefäße, die bei der Blutstillung u.U. schwer zu erreichen sind. Durch Einsatz der HLM und die erforderliche Heparinisierung (vgl. S. 35) entwickelt sich noch zusätzlich eine Koagulopathie.

Das perioperative Vorgehen entspricht anderen invasiven Eingriffen, es sollten aber CMV-negative Blutkonserven verwendet werden. Eine zurückhaltende Flüssigkeitstherapie ist bei Lungeneingriffen selbstverständlich.

Neben der kalkulierten und gezielten Transfusion mit Erythrozyten, Thrombozyten und Frischplasma können zur weiteren Verminderung der Blutung Antifibrinolytika (Aprotinin, Tranexamsäure) und das DDAVP eingesetzt werden.

Im *postoperativen Verlauf* finden sich typische Imbalancen der Hämostase, die über 1–3 Wochen nachweisbar sind: Es sind oft doppelte Plasmaspiegel an Faktor VIII und Willebrand-Faktor zu finden, Fibrinogen kann erhöht oder erniedrigt sein (stimuliert oder verbraucht). Die fibrinolytische Aktivität ist im Allgemeinen erhöht („clot observation time", „clot lysis time"), was physiologischerweise das postoperative Thromboserisiko vermindern hilft. Wenn dieses zarte Gleichgewicht zwischen Koagulation und Fibrinolyse nachhaltig gestört wird, kann es zu schweren Komplikationen kommen, wie Nachblutung oder Thrombose; dies betrifft besonders ältere Patienten oder Patienten mit entsprechender Disposition.

4.4   Fibrinolyse

Das Fibrinolysesystem dient der Abräumung intravasalen Fibrins, um die Zirkulation aufrecht zu erhalten oder wieder herzustellen.

Unter physiologischen Bedingungen aktiviert hauptsächlich *Gewebsplasminogenaktivator* („tissue Plasminogen Activator", tPA) *Plasminogen* zu *Plasmin*, das Fibrin, aber auch Fibrinogen und die Faktoren V und VIII proteolysiert.

tPA wird in den Endothelzellen synthetisiert und nach Stimulation durch körperliche Anstrengung, Stase oder Desmopressin (DDAVP) freigesetzt. Die Bindung von tPA an Fibrin erleichtert die Umwandlung von fibringebundenem Plasminogen in Plasmin. Die Halbwertszeit von tPA ist mit 5 Minuten sehr kurz, da er rasch von *Plasminogenaktivatorinhibitor-1* (PAI-1) gebunden und in der Leber abgebaut wird.

Urokinaseplasminogenaktivator (uPA) ist ein weiterer Aktivator der Fibrinolyse, der in der Niere gebildet und überwiegend im Urin ausgeschieden wird. Er dient vorwiegend der Freihaltung der ableitenden Harnwege von Fibringerinnseln bei urogenitalen Blutungen, kommt aber auch in Spuren im zirkulierenden Blut vor. Dort kann er nach Kontaktaktivierung der plasmatischen Gerinnung durch Kallikrein aktiviert werden.

Der fibrinolytische Prozess wird durch spezifische Inhibitoren reguliert. Die Plasminogenaktivatoren werden durch *PAI-1* aus Endothelzellen und Thrombozyten und *PAI-2* aus Neutrophilen und Plazenta rasch inhibiert. PAI-1 ist ein Akutphasenprotein mit einer Halbwertszeit von ca. 2 Stunden, PAI-2 findet sich unter physiologischen Bedingungen nur während der Schwangerschaft im Plasma.

Plasmin wird durch *Plasmininhibitor* (früher: α_2-Antiplasmin) schnell gehemmt. Die Reaktion ist weniger effektiv, wenn Plasmin an Fibrin gebunden ist. Dadurch findet die plasminbedingte Proteolyse vornehmlich am Fibringerinnsel statt, wo sie nützlich ist. Wenn die Plasmininhibitoraktivität erschöpft ist, wird Plasmin durch α_2-*Makroglobulin* gehemmt.

Der thrombinaktivierbare *Fibrinolyseinhibitor* (*TAFI*) hemmt die Fibrinolyse, indem er die Bindung von Plasminogen und tPA an Fibrin erschwert.

Die Hauptsubstrate für Plasmin sind Fibrin und Fibrinogen, die in *Fibrin- und Fibrinogenspaltprodukte* (FgSP und FSP) zerlegt werden. *D-Dimere* sind spezifische Fibrinspaltprodukte. Erhöhte Spiegel sind somit ein Marker für eine Hyperfibrinolyse.

Unter unphysiologischen Bedingungen, bei disseminierter intravasaler Gerinnung, Lebererkrankungen und Fibrinolysetherapie, kann eine gesteigerte Fibrinogenolyse beobachtet werden.

Erhöhte FgSP- und FSP-Spiegel hemmen die Plättchenfunktion und die Fibrinpolymerisation und können dadurch zu einer erhöhten Blutungsbereitschaft führen. Die Hemmung der Fibrinpolymerisation kann zu verlängerter Thromboplastinzeit (verminderter Quickwert), aktivierter partieller Thromboplastinzeit (APTT) und Thrombinzeit (TZ) führen. Der empfindlichste gerinnungsphysiologische Test zum Nachweis einer Hyperfibrinolyse und Hyperfibrinogenolyse ist die **Reptilasezeit**.

Merke: D-Dimere sind molekulare Marker der Fibrinolyse.

Im Ruhezustand des Gerinnungssystems ist keine basale fibrinolytische Aktivität festzustellen. Plasmin entsteht aus Plasminogen, wenn Fibrinpolymere vorhanden sind, da Plasminogen erst aktiviert werden muss und die Aktivität von Plasminogenaktivatoren durch Fibrin beträchtlich gesteigert wird. Es gibt verschiedene Plasminogenaktivatoren:
- **Gewebeplasminogenaktivator (t-PA)**: in Endothelzellen regional verschieden, schwache Wirkung, Fibrin steigert die Wirksamkeit 100fach, HWZ 5 min,
- **Urokinase (scu-PA, tcu-PA):** in endothelialen Nierenzellen als einkettige Prourokinase (Singlechain-Urokinase) gebildet, nach Aktivierung durch Kallikrein oder Plasmin (Two-chain-Urokinase) kommt es zur erheblichen Wirkungssteigerung.

Wie bei der Gerinnung kann auch die Fibrinolyse in eine endogene und eine exogene Aktivierung unterteilt werden. Bei der endogenen Aktivierung sind die ersten Stufen des „intrinsic pathway" der Gerinnung beteiligt.

Merke: Präkallikrein $\rightarrow$ Kallikrein $\rightarrow$ Faktor XIIa $\rightarrow$ Umwandlung von Pro-Urokinase (scu) in Urokinase (tcu) $\rightarrow$ Spaltung von Plasminogen $\rightarrow$ Plasmin

Die **exogene Aktivierung** wird initiiert durch die Freisetzung von t-PA aus Endothelzellen.

Im Plasma ist die tPA-Aktivität meist vernachlässigbar, da es einen Überschuss an freiem PAI 1 („plasminogen activator inhibitor 1") gibt. Unter Belastung und Stress steigen die Spiegel von t-PA und auch von Pro-Urokinase (scu), sodass nach Überschreiten der Konzentration von PAI-1 vermehrt aktives Plasmin auftritt. Der dominierende **Plasmininhibitor** ist das spezifische α_2-Antiplasmin, aber auch das unspezifische α_2-Makroglobulin kann Plasmin binden. Durch die hohe Plasmakonzentration an α_2-Antiplasmin ist eine freie Plasminämie normalerweise ausgeschlossen (Abb. 4.**10**).

Merke: Freies Plasmin spaltet bevorzugt zirkulierendes Fibrinogen, so kommt es zu einer starken Blutungsneigung, zumal neben dem Fibrinogenmangel die Fibrin(ogen)abbauprodukte (FSP) die Fibrinmonomerpolymerisation und die Plättchenaggregation hemmen.

Bei der Quervernetzung von Fibrin durch Faktor XIII wird α_2-Antiplasmin als Schutz mit eingebaut, das Gerinnsel bleibt resistent gegen Plasmin.

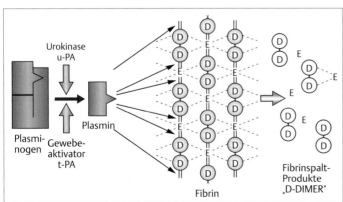

Abb. 4.**10** Schema des Fibrinolysesystems. Das Plasminogen wird durch den Gewebeaktivator (t-PA) und in geringem Ausmaß auch durch Urokinase (u-PA) zur Serinprotease Plasmin aktiviert. Plasmin spaltet im Fibrinnetzwerk spezielle Proteinbindungen, dadurch entstehen typische Fibrinspaltprodukte, die D-Dimere.

Tabelle 4.8 Inhibitoren der Fibrinolyse und des Kontaktsystems

Inhibitor	Angriffspunkt und Funktion
α_2-Antiplasmin	Plasmin spezifisch
α_2-Makroglobulin	Plasmin, XIIa, Kallikrein, Thrombin, Urokinase
Plasminogen-Aktivator-Inhibitor (PAI-1)	Regulation der Plasminogenaktivierung (anti-t-PA, anti-uPA)
Plasminogen-Aktivator-Inhibitor (PAI-2)	Inhibition der Urokinase (anti-uPA), Aktivität besonders in Schleimhäuten

Insgesamt ist die Steuerung der Plasminaktivierung und -inhibition sehr komplex, da sie intra- und extravasal stattfinden muss. Neben der schon genannten Plasminhemmung durch α_2-Anti-Plasmin und α_2-Makroglobulin gibt es eine Reihe von Plasminogenaktivatorinhibitoren, die nach der bevorzugten Lokalisation unterschieden werden (PAI-1 bis PAI-4). Das aktivierte Protein C (APC) kann wiederum PAI-1 inaktivieren, sodass eine funktionelle Verknüpfung zwischen der antithrombotischen Aktivität von APC und der Fibrinolyse entsteht (Tab. 4.8).

Aus der Vielzahl der Inhibitoren sowohl für die Gerinnung als auch für die Fibrinolyse wird deutlich, wie überaus fein die physiologische Steuerung ist. Therapeutisch kann man bisher mit nur wenigen Substanzen eingreifen. Die Indikation sollte sehr streng gestellt werden, da immer nur einige wenige Faktoren beeinflusst werden können und das komplexe Gesamtsystem von Aktivierung und Inhibition leicht aus dem Gleichgewicht geraten kann, was dann wiederum deletäre Folgen hat.

4.5   Therapeutischer Ausblick

Indikation für eine fibrinolytische Therapie ist die Auflösung frischer Thromben bei Herzinfarkt, Lungenembolie und Venenthrombosen (vgl. Kap. 16 und 17).

Therapeutische **Urokinase** (54.000 D) wird gentechnisch oder aus humanen Nierenzellen gewonnen. Die therapeutische Breite ist gering, da die fibrinolytische Aktivität im gesamten Organismus und nicht lokal einsetzt.

Gewebeplasminogenaktivator (tPA) wird ebenfalls gentechnisch hergestellt; wie schon erläutert, ist die Aktivität an das Vorhandensein von Fibrin gebunden, sodass eine lokale Wirkung gesichert ist. Mit rekombinanten Präparaten (rt-PA) konnte die Fibrinspezifität erhöht werden.

Das therapeutisch verwendete **Fibrinolytikum** Streptokinase ist ein proteolytisches Enzym aus β-hämolysierenden Streptokokken (50.000 D) und hat selbst keine fibrinolytische Aktivität. Es bindet aber hochspezifisch und äquimolar an Plasminogen; aus diesem Plasminogen-Streptokinase-Komplex wird dann aktives Plasmin abgespalten. Es entstehen Plasmin-Streptokinase-Komplexe, die resistent gegen α_2-Antiplasmin sind und somit systemische Wirkungen haben. Bei Streptokinase sind allergische Reaktionen möglich, außerdem kann es zu einer paradoxen Wirkung kommen, wenn durch Überdosierung das gesamte Plasminogen gebunden ist und nicht mehr wirken kann.

Indikationsgebiete für **Antifibrinolytika** liegen vorwiegend in der Gynäkologie, Urologie, HNO, Kieferchirurgie und Neurochirurgie mit dem Ziel, postoperative Blutungen zu mindern. Auch bei angeborenen Koagulopathien (Hämophilie, von Willebrand-Syndrom oder sonstigen Koagulopathien) kann die Anwendung von Antifibrinolytika sinnvoll sein.

Zur Behandlung einer Hyperfibrinogenolyse und Hyperfibrinolyse bei komplexen Hämostasestörungen, insbesondere bei disseminierter intravasaler Gerinnung, sollte Aprotinin wegen der besseren Steuerbarkeit und der geringeren Hemmung physiologischer Plasminogenaktivatoren bevorzugt werden.

4.6   Labordiagnostik und Klinik

Eine ausführliche Anamnese ist oft aussagekräftiger für den Gerinnungsstatus als eine ausgedehnte Labordiagnostik. Patienten mit seltenen, angeborenen Gerinnungsdefekten können so durch das Vorkommen früherer Blutungsepisoden erkannt werden (Hämophilie A, Hämophilie B, von Willebrand-Syndrom, M. Werlhof etc.). Bei Kleinkindern und Säuglingen kann diese Anamnese aber auch genau wie die Familienanamnese *leer* sein, wenn es sich um rezessive Defekte oder um Störungen mit unvollständiger Penetranz handelt. In diesen Fällen muss eine u.U. umfassende laborchemische Analyse des plasmatischen und thrombozytären Gerinnungsstatus erfolgen, um das Risiko einer verstärkten perioperativen Blutung abschätzen zu können.

Thrombozyten. Der normale Thrombozytengehalt beträgt 150.000/µl–250.000/µl. Über 400.000/µl liegt eine Thrombozythämie, unter 150.000/µl eine Thrombopenie vor. Bei ansonsten intakten Plättchen muss nach exzessiver Hämorrhagie, nach Chemotherapie oder bei vorhandenen Antikörpern (80% Klasse-I-HLA-Antikörper, 20% HPA-Antikörper) erst unterhalb von 5000–10.000/µl mit Gerinnungsstörungen gerechnet werden. Eine prophylaktische Transfusion von Thrombozyten ist daher bei solch niedrigen Werten nur zu rechtfertigen, wenn Petechien oder eine Blutungsneigung vorhanden sind.

Die (subaquale) **Blutungszeit** ist eine relativ grobe klinische Methode, die schlecht standardisierbar ist, nur eine geringe Sensitivität, Spezifität und auch Prädiktivität hat (Rodgers u. Levin 1990). Dennoch ist es möglich, einen Hinweis auf erworbene oder angeborene Thrombozytopathien (Medikamenteneffekte, Willebrand-Syndrom, Throm-

bastenie Glanzmann, PF-3-Freisetzungsstörungen, Faktor-V-Mangel, „storage pool disease" o.a.) zu bekommen.

In letzter Zeit bekommt der **PFA-Test** (Plättchenfunktionsanalyse) eine zunehmende Bedeutung als Screeningtest für die Funktion der Thrombozyten. Die verlängerte Verschlusszeit einer 150-µm-Öffnung in einer biologisch aktiven Membran gibt nach Stimulation mit ADP/Kollagen einen Hinweis auf eine Thrombopathie, mit Epinephrin/Kollagen-Stimulation können Medikamenteneffekte erfasst werden (ASS, Clopidogrel, GP-IIb/IIIa-Antagonisten). Wesentliche Nachteile sind die hohen Kosten und die derzeit noch fehlende Automatisierbarkeit.

Bei Verdacht auf Thrombopathie müssen noch weitere Untersuchungen in Speziallaboratorien angefordert werden: induzierte Thrombozytenaggregation, Durchflusszytometrie, Thrombozyten-Glykoprotein-Bestimmung, Quantifizierung des vWF, vWF-Multimeren-Analyse.

Globale Tests. Die gesamte Gerinnungskaskade kann mit der APPT (intrinsischer Weg), dem Quickwert in % oder als INR (extrinsischer Weg) und der

Tabelle 4.9 Die Globaltests der Gerinnung

Test	Prinzip	Bewertung	Indikationen
Quick (Thromboplastinzeit, TPZ, Prothrombinzeit)	Zugabe von Gewebethromboplastin und Ca^{++} zum Plasma führt über das "extrinsic system" zur Thrombin- und anschließend zur Fibrinbildung. Das Thromboplastin ist von der WHO standardisiert: PR^{ISI} = INR. Der WHO-ISI ("international sensitivity index") ist 1,0	Erfasst in erster Linie drei Faktoren des Prothrombinkomplexes: II, VII und X; in zweiter Linie Faktor I und V. Messung in s, Quickwert ist %-Wert (Prothrombinratio, Quotient des Patientenplasmas/Gerinnungszeit eines Normalplasmapools) Normal: 70–120% INR 1	a. Überwachung der oralen Antikoagulanzientherapie (Kumarine) b. Suchtest bei hämorrhagischen Diathesen c. Verlaufskontrolle bei Vitamin-K-Mangel und Hepatopathie d. Verlaufskontrolle bei komplexen Gerinnungsstörungen
aPTT, aktivierte partielle Thromboplastinzeit, "partial thromboplastin time"	Zugabe von partiellen Thromboplastinen plus Ca^{++} plus oberflächenaktive Substanzen führt zur Thrombinbildung. Die Zeit bis zur Fibrinbildung wird gemessen.	Gerinnungszeit hängt primär von der Aktivierung der Faktoren V und VIII durch Thrombin ab. Weiterhin werden die Faktoren IX, XI, XII, PK und HK sowie X, I und II erfasst. Faktor VII wird nicht erfasst. Normal: 35–40 s	a. Suchtest für hämorrhagische Diathesen b. Überwachung der Heparin- und Hirudintherapie c. Suchtest nach Lupusantikoagulans d. Hyperkoagulabilität e. Suchtest für Faktor-XII-Mangel

Fortsetzung   Tabelle 4.9

Test	Prinzip	Bewertung	Indikationen
TZ, Thrombinzeit, "thrombin time"	Zugabe von Thrombin führt zur Fibrinbildung ("final common pathway"), die plasmaeigene Thrombinbildung wird umgangen	Gerinnungszeitverlängerung hängt primär von Hemmfaktoren ab: Heparin, Heparin-AT-III-Komplexe, Hirudin, FSP, Protamin. Ebenfalls zur Verlängerung führt eine Hypo-, Dys- und Afibrinogenämie. Normal: 18–22 s	a. Überwachung der Heparin- und Fibrinolysetherapie b. Suchtest bei Fibrinbildungsstörungen c. Suchtest auf Fibrinogenmangel d. Suchtest für Inhibitoren von Thrombin oder der Fibrinpolymerisation
Reptilasezeit	Zugabe von thrombin-ähnlichen Enzymen (Schlangengift Batroxobin oder Reptilase) zum Plasma führt zur Fibrinbildung	Wie TZ, jedoch keine Beeinflussung durch Heparin, normal: 18–22 s	a. Hyperfibrinolyse mit FSP >5 mg/dl b. Suchtest für Dys-, Hypo- und Afibrinogenämien c. Suchtest bei inhibitor-bedingten Fibrinpolymerisationsstörungen
ACT ("activated coagulation time")	Bedside-Test: Gerinnungszeit nach Zugabe von Oberflächenaktivator zu Nativblut	Verlängerung bei Heparin- und Aprotinintherapie. normal: 95–125 s, therapeut.: 180–200 s (Hämofiltration), >400 s beim extrakorporalen Kreislauf	Überwachung der Heparintherapie bei extrakorporalem Kreislauf oder venovenöser Hämofiltration
TEG, Thrombelastogramm	Eine sich drehende Küvette mit Nativblut enthält einen Kolben mit Lichtzeiger, dessen Licht auf einen Film fällt. Mit Einsetzen der Fibrinbildung werden Scherkräfte wirksam, sodass der Kolben die Küvettenrotation mitmacht. Parameter: r = Reaktionszeit bis zur Gerinnung (2 mm), k = Fibrinbildungszeit (bis Amplitude 2 cm ist) m_E = Maximalamplitude/ Maximalelastizität	Objektivierbares Bild der gesamten Gerinnung ist möglich: a. Beginn der Gerinnung b. Geschwindigkeit des Gerinnselwachstums c. Gerinnselfestigkeit d. endgültige Gerinnselfestigkeit oder vorzeitige Lyse Bei Störungen kann der Bereich, nicht jedoch der einzelne Faktor ermittelt werden. Normal: r = 7–15 min, k = 2,5–5 min, m_E = 90–120 mm	a. prä- und intraoperative Gerinnungskontrolle bei Lebertransplantation und kardiopulmonalemBypass (HLM) b. Gerinnungskontrolle bei terminalem Nierenversagen c. Suchtest bei Thrombozytenfunktionsstörungen (Thrombasthenia Glanzmann) d. Suchtest bei Hyperkoagulabilität e. Sicherheitstest bei Blutungen trotz sonst normaler Tests Das TEG ist immer ein Zusatztest

Thrombinzeit (TZ, „common final pathway") erfasst werden. Diese Screeningtests simulieren nicht die in-vivo-Gerinnung, lassen aber erworbene oder kongenitale Gerinnungsstörungen erkennbar werden. Der klinisch tätige Arzt sollte das jeweilige Testprinzip kennen, damit bei der Bewertung des Testergebnisses die vielfältigen Störmöglichkeiten mit einfließen können (Tab. 4.9).

Zunächst schwer interpretierbare oder falsche Befunde können bedingt sein durch:

- **Blutabnahmetechnik**: Zu langer venöser Stau führt zur Freisetzung von Aktivatoren der Fibrinolyse aus dem Endothel (t-PA), verzögerte Abnahme und kleine Kanülen führen über eine Faktor-V- und -VIII-Aktivierung zur Thrombinbildung und Fibrinbildung (Vortäuschung einer Hyperkoagulabilität).
- **Hämatokrit**: Werte über 60% verlängern die Gerinnungszeiten.
- **Unterfüllung der Probe**: Verlängerung der Gerinnungszeit wird vorgetäuscht.
- **Heparineffekt**: Verlängerung der Gerinnungszeit wird vorgetäuscht (z.B. bei Abnahme aus arteriellen Systemen mit Heparinspülung oder bei Heparintherapie).

- **Pseudothrombozytopenie**: Im EDTA-Blut können sensibilisierte Plättchen aggregieren, ebenso bei myeloproliferativen Erkrankungen.
- **Qualitätskontrolle**: Interne und externe Kontrollen sind keine alleinige vollständige Garantie für die Richtigkeit von Messergebnissen.

Zur weiterführenden Diagnostik gehören Einzelfaktorenbestimmungen und molekulare Marker wie PF 1+2 (Prothrombinfragmente), die bei AT-III-Mangel, Protein-C-Mangel, Verbrauchskoagulopathie oder DIC erhöht sind. Es ist aber zu beachten, dass nach operativem Trauma und bei frischen Wundflächen ebenfalls PF-1+2-Erhöhungen vorliegen, ohne dass die Gerinnung pathologisch aktiviert sein muss. Eine Interpretation ist dann nur möglich nach sorgfältiger Einschätzung der gesamten klinischen Situation.

In der Tabelle 4.**10** sind einige Ursachen für APTT- und/oder Quick-Veränderungen erfasst.

Die vollständige, umfassende Beurteilung der Gerinnungstests ist sehr komplex und würde den Rahmen dieses Buches sprengen. Es sollen daher nur die klinisch bedeutsamsten Veränderungen erläutert werden. Wichtig ist, dass die Bestimmungen

Tabelle 4.**10** Ursachen einer verlängerten APTT und/oder eines pathologischen Quick

APTT	Quickwert
Wird ausschließlich durch APTT erfasst:	*Wird ausschließlich durch Quick erfasst:*
leichter/mittelstarker Heparineffekt Mangel an Faktor VIII, IX, XI oder XII **Prekallikreinmangel (PK)** Hochmolekulargewicht-Kininogenmangel (HK) spezifischer Inhibitor gegen F VIII, IX, XI oder XII	Faktor-VII-Mangel Spezifischer Inhibitor gegen Faktor VII
Wird durch APTT in der Regel sensitiver erfasst als durch Quick:	*Wird durch Quick in der Regel sensitiver als durch APTT erfasst:*
starker/übermäßiger Heparineffekt Lupusinhibitor Thrombininhibitoren (z.B. Hirudine)	**Vitamin-K-Mangel oder Vitamin-K-Antagonismus** Fibrinpolymerisationsstörung durch Fibrin(ogen)-Spaltprodukte, Dysproteinämie, monoklonale Gammopathien, Penicilline, Protaminchlorid, Inhibitoren der Fibrinpolymerisation leichter Mangel an Faktor II, V oder X
Wird durch verlängerte APTT und verminderten Quickwert erfasst:	
schwerer Vitamin-K-Mangel oder Vitamin-K-Antagonismus schwerer Mangelzustand bei Faktor II, V oder X spezifischer Inhibitor gegen Faktor II, V oder X Afibrinogenämie, ausgeprägte Hypofibrinogenämie (Fibrinogen <80 mg/dl) Polyglobulie (durch Verschiebung der Zitrat-Blut-Relation)	

mehrfach wiederholt werden. Aus einer Einzelbestimmung allein kann noch keine therapeutische Entscheidung hervorgehen, wichtig ist immer der Verlauf.

Normale Werte. Leichte Faktorenverminderungen können verborgen sein (Hämophilie A oder B), ein weitgehend normales Hämostasepotential kann aber unterstellt werden, weitere Faktorenbestimmungen erübrigen sich, wenn dies nicht eine besondere klinische Situation erfordert (anamnestische Koagulopathie, Verlaufskontrolle einer Hepatopathie etc.)

Erhöhte, verlängerte Werte (Quick ↓, aPTT ↑). Medikamenteneffekt (Heparin, Hirudin, Kumarine, Aprotinin etc.), Hepatopathie, Koagulopathie (Hyperfibrinolyse, Dilution, Verbrauch, FSP, Fibrinpolymerisationsstörung), Inhibitoren (Lupusantikoagulans, Cardiolipin-Antikörper), angeborene Defekte.

Erniedrigte, verkürzte Werte (Quick ↑, aPTT ↓). Gesteigerte Gerinnungsaktivität, Hyperkoagulabilität bei erhöhten Konzentrationen der Faktoren V und VIII o.a., postoperativ, im akuten Stadium einer Thromboembolie, bei Entzündungen, in der Gravidität, nach Herzinfarkt, bei technisch nicht korrekter Abnahme, bei Beginn einer therapeutischen Fibrinolyse.

Außerhalb definierter Bereiche sind die Gerinnungsanalysen nicht mehr zuverlässig (TZ >60 s, PTT >120 s, Quick <5%) und erfordern eine unmittelbare therapeutische Konsequenz, wenn klinisch eine Blutungsneigung vorliegt.

Merke: Grundsätzlich gibt es keinen linearen Zusammenhang zwischen Veränderungen von Gerinnungsanalysen und klinischer Blutung.

Die aPTT ist nicht zu Verlaufskontrolle bei der Therapie mit niedermolekularen, fraktionierten Heparinen geeignet, hier ist die Bestimmung des Anti-Xa-Effektes erforderlich.

Literatur

Goodnough LT, Saito H, Ratnoff OD. Thrombosis or myocardial infarction in congenital clotting factor abnormalities an chronic thrombocytopenias: a report of 21 patients and a review of previously reported cases. Medicine 1983; 62: 248.

Gürten EV. Untersuchungen zur Blutungsneigung bei heterozygoten Anlageträgern eines congenitalen partiellen Faktor XIII-Mangels. Marburg: Inaugural-Dissertation 1986.

Colman RW, Clowes AW, George JN. Overview of Hemostasis. In: Colman RW, Hirsh J, Marder VJ, Clowes AW, George JN, eds. Hemostasis and Thrombosis Philadelphia: Lippincott Williams & Wilkins, 2001.

Barthels M, Poliwoda H. Gerinnungsanalysen. Stuttgart New York: Thieme, 1998.

Nowak G. Biochemie und Physiologie der Blutgerinnung. In: van Aken H, Reinhart K, Zimpfer M, Hrsg. Intensivmedizin, AINS Band 2. Stuttgart New York: Thieme, 2001.

Counts RB. Physiology of Hemostasis. In: Spiess BD, Counts RB, Gould SA, eds. Perioperative Transfusion Medicine. Philadelphia: Williams & Wilkins, 2000.

Klinger MHF, Klüter H. Blood Platelets Are Circulating Stores for Adhesive Proteins, Inflammatory mediators, and Immunoglobulins – Role in Nonhemolytic Transfusion reactions. Infus Ther Transfus Med 1999; 26: 20–25.

Kretschmer V, Hrsg. Current trends in Platelet Transfusion. Infus Ther Transfus Med 1996; 23 [Suppl] 1: 1–36.

Royston D. Blood sparing drugs: aprotinine, tranexamic acid and epsilon-aminocaproic acid. Int Anesth Clin. 1995; 33:155–179.

Ruggeri ZM. Structure and Function of von Willebrand factor relationship to von Willebrand's disease. Mayo Clinic proc 1991; 66: 847.

Rodgers RPC u. Levin J. A critical reappraisal of the bleeding time. Seminars in Thrombosis and Hemostasis 1990; 16: 1– 20.

Mertzlufft F, Hansen R. Laborchemisches Monitoring. In: van Aken H, Reinhart K, Zimpfer M, Hrsg. Intensivmedizin, AINS Band 2. Stuttgart New York: Thieme, 2001.

Body SC, Morse DS. Coagulation, Transfusion and Cardiac Surgery. In: Spiess BD, Counts RB, eds. Perioperative Transfusion Medicine. Philadelphia: Williams & Wilkins, 2000.

Barthels M, Poliwoda H. Gerinnungsanalysen. Stuttgart New York: Thieme, 1998.

Kang Y, Aggarwal S. Update on anesthesia for adult liver transplantation. Transplant Proc 1987; 19 [Suppl] 3: 7–12.

Kang Y, Gasior T. Blood Coagulation During Liver, Kidney, Pancreas and Lung Transplantation. In: Spiess BD, Counts RB, Gould SA, eds. Perioperative Transfusion Medicine. Philadelphia: Williams & Wilkins, 2000.

5 Blutgruppen

5.1 Grundlagen

Seit der ersten erfolgreichen Blutübertragung von Hund zu Hund 1666 durch Lower dauerte es noch über 200 Jahre, bis Karl Landsteiner 1901 die Agglutination von Erythrozyten durch „Serum gesunder Menschen" aufgefallen war. Nachdem antigene Unterschiede zwischen verschiedenen Spezies schon länger bekannt waren, versuchte er, solche Differenzen auch innerhalb einer Spezies nachzuweisen. Mit der Entdeckung der antigenen Blutgruppeneigenschaften A, B, AB und 0 war der Weg zu einer gefahrlosen Anwendung von Bluttransfusionen von Mensch zu Mensch frei geworden. Es sollte noch über 10 Jahre dauern, bis sich diese Theorie in die Praxis umzusetzen begann. In den USA wurde 1919 die erste Blutbank im Rockefeller-Institut eingerichtet und 1925 waren die ersten kommerziellen Testseren zur AB0-Blutgruppenbestimmung verfügbar. 1927 gelang dann Landsteiner und Witt der Nachweis von drei neuen Antikörpern, die nicht identisch mit Anti-A oder Anti-B waren: MN- und P-System waren entdeckt. Im Jahre 1930 wurde Karl Landsteiner der Nobelpreis für seine fundamentalen Erkenntnisse zuerkannt. 1940 beschrieb er zusammen mit Wiener das Rhesussystem (Rh). Durch die Immunisierung von Nichtprimaten wie Kaninchen und Meerschweinchen mit Erythrozyten von Rhesusaffen oder Menschen sowie durch die Nachuntersuchung von Transfusionszwischenfällen und Hämolysen bei Neugeborenen gelang bis heute der Nachweis von über 600 Blutgruppenantigenen.

Die Erythrozytenmembran besteht wie andere Zellmembranen aus einem Lipiddoppellager mit transmembranösen Proteinen, an die Kohlehydratreste angeheftet sind. Die Blutgruppenantigene bestehen aus Proteinen, Kohlehydraten oder Kombinationen von beiden. Der antikörperbindende Anteil der antigenen Determinante wird als **Epitop** bezeichnet. Jede Zelle hat mehrere Hundert bis mehrere Tausend solcher Epitope.

Die Nomenklatur der Blutgruppenantigene ist nicht einheitlich. Entweder werden willkürlich festgelegte große und kleine Buchstaben benutzt (A, B, H, D, d, P, M, N, S, s, K, k) oder zwei Buchstaben aus dem Eigennamen des erstmals beschriebenen antikörperproduzierenden oder antigenpositiven Individuums (z.B. Duffy: Fy; Kidd: Jk; Lewis: Le; Lutheran: Lu). Seit 1985 wird von der Nomenklaturkommission der International Society of Blood Transfusion (ISBT) eine allgemeine numerische Nomenklatur entwickelt, die bislang jedoch ohne Bedeutung geblieben ist.

Für die meisten Blutgruppensysteme ist die genaue chromosomale Lokalisation der für ihre Kodierung verantwortlichen Gene bekannt. Neben den klinisch bedeutsamsten Blutgruppenantigenen gibt es „high-frequency antigens", die bei über 99% der Bevölkerung vorkommen und „low-frequency antigens" mit einer Prävalenz von weniger als 1%. Mit serologischen Methoden kann nicht zwischen homozygot (z.B. AA, DD) und heterozygot (z.B. A0, Dd) unterschieden werden. Hierfür sind molekularbiologische Methoden erforderlich z.B. Nukleinsäureamplifikationstechniken (NAT). Aus der Genfrequenz oder Allelfrequenz einer Population kann auf die Phänotyphäufigkeit geschlossen werden.

Tabelle 5.1 Verteilung der Blutgruppen in Prozent (nach Mourant et al. 1976)

Population	0	A_1	A_2	B	A_1B	A_2B
Deutsche	42,8	32,5	9,4	11,0	3,1	1,1
Schweizer	40,7	36,0	10,1	9,2	2,9	0,8
Mittel- europäer	39	38	10	9	3	1
Lappen	18,2	36,1	18,5	4,8	6,2	6,2
Aborigines	44,4	55,6	0	0	0	0
Vietnamesen	45	21,4	0	29,1	4,5	0

Tabelle 5.2 Absolute Häufigkeit irregulärer AK vor Transfusion (nach Walker 1989)

Rh-Antikörper (ohne Anti-D)	0,22%
Anti-K	0,19%
Anti-Fy^a (Duffy a)	0,05%
Anti-Jk^a (Kidd a)	0,035%
Anti-D	0,27%
Gesamt	0,76%

In unterschiedlichen ethnischen Populationen ergeben sich teilweise erhebliche Unterschiede der Allelfrequenzen (Tab. 5.1).

Die Bedeutung der Blutgruppenantigene und der Blutgruppensysteme hängt von der Häufigkeit des Vorkommens (Allelfrequenz) und der Immunogenität ab, ihrer Fähigkeit, in einem „fremden Individuum" die Bildung von Alloantikörpern und eine Destruktion von Erythrozyten auszulösen.

Die bedeutendsten Antikörper (Ak) sind Anti-A und Anti-B, da diese als so genannte **natürliche Ak** in praktisch allen Individuen vorkommen, die das korrespondierende Antigen (Ag) nicht besitzen. Sie werden auch als **Isoagglutinine** bezeichnet und können bei der AB0-inkompatiblen Erythrozytentransfusion eine lebensbedrohliche intravaskuläre Hämolyse bewirken!

Nach dem AB0-System ist das Rhesussystem das bedeutendste Blutgruppensystem, da Rh-negative Individuen (D negativ oder dd; Prävalenz in Mitteleuropa etwa 15%) bei Transfusion von Rh-positivem Blut in etwa 80% der Fälle Anti-D bilden. Das Anti-D ist ein **irregulärer** oder **immuner Antikörper**, der sich im Gegensatz zu den natürlichen Antikörpern erst nach der Exposition mit dem korrespondierenden Alloantigen bildet. Zu dieser Exposition kommt es bei inkompatiblen Transfusionen und Schwangerschaften. Anti-D ist der weitaus häufigste irreguläre Antikörper und kann schwere hämolytische Transfusionsreaktionen hervorrufen. Nach der AB0-Inkompatibilität ist er am häufigsten für den Morbus haemolyticus neonatorum (MHN) verantwortlich.

Neben Anti-D können auch andere irreguläre Antikörper hämolytische Transfusionsreaktionen und den MHN verursachen. Weitere Blutgruppensysteme haben wie das AB0-System natürliche Ak, lösen aber keine Hämolyse aus.

Die Häufigkeit von irregulären Ak ist durch die folgenden Maßnahmen rückläufig:
- Anti-D-Prophylaxe mit Rhesushyperimmunglobulin bei jeder Schwangerschaft einer Rh-negativen Frau,
- Screening auf irreguläre Antikörper bei jeder Blutgruppenbestimmung,
- serologische Verträglichkeitsprobe (Kreuzprobe) vor jeder Erythrozytentransfusion.

Irreguläre Antikörper können heute etwa bei 0,76% der Blutspender gefunden werden. Bei bis zu 3,3% der **transfundierten Patienten** werden irreguläre Ak gefunden (Anti-D bis zu 0,5%, Tab. 5.2).

Eine Immunisierung gegen das Merkmal D erfolgt mit mindestens 0,5 ml inkompatiblem Blut bei 85% der Individuen. Durch die bereits genannten Maßnahmen ist diese Immunisierung rückläufig. Wegen vieler Transfusionen ohne Berücksichtigung anderer Antigene als D steigt die Inzidenz anderer Antikörper, überwiegend Anti-K, Anti-$Jk^{a,b}$ und Anti-Fy^a sowie Nicht-D-Rh-Ak.

Tabelle 5.3 Relative Häufigkeit irregulärer AK ohne AK gegen ABO, Lewis, MNS und P (nach Walker 1989)

	anti-E, anti-c	Anti-K	Anti-Fy	Anti-Jk	Andere
vor Transfusion	51,8%	28,6%	10,2%	4,2%	5,2%
nach Transfusion	61,4%	24,7%	10,2%	2,4%	1,3%
mit HTR sofort	42,2%	30,3%	18,3%	8,5%	0,7%
mit HTR verzögert	34,2%	14,6%	15,9%	32,9%	2,4%

Bei der Genese von Antikörpern gibt es Besonderheiten: So neigen Anti-D-bildende Menschen z.B. zur Ausbildung weiterer irregulärer Antikörper. Auch können sich andere Blutgruppenantigene in ihrer Immunogenität gegenseitig verstärken oder abschwächen („antigenic competition", „non-specific antigen-induced suppression"), wodurch nach häufigen Transfusionen zunehmend Probleme bei der Bereitstellung von kompatiblen Erythrozytenkonzentraten auftreten.

5.2 AB0-System

Das AB0-Blutgruppensystem ist u.a. charakterisiert durch nahezu obligat vorkommende natürliche Antikörper (Isoagglutinine) gegen A- und B-Eigenschaften, die dem Individuum fehlen (Landsteiner-Regel):
- Blutgruppe 0: Anti-A und Anti-B,
- Blutgruppe A: Anti-B,
- Blutgruppe B: Anti-A,
- Blutgruppe AB: keine Isoagglutinine.

Bei Transfusionen ohne AB0-Blutgruppenbestimmung wären etwa 30% der Transfusionen inkompatibel.

Das regelhafte Vorkommen von Anti-A und Anti-B wird zur Absicherung der routinemäßigen AB0-Blutgruppenbestimmung genutzt, indem mit Testerythrozyten die so genannten Serumeigenschaften bestimmt werden.

Das H-Antigen (H-Substanz) ist der Precursor der Antigene A und B und kommt auf allen Erythrozyten vor. H-Substanz fehlt bei Erythrozyten des „Bombay-blood".

5.2.1 A-Antigene

In Europa haben ca. 80% der Individuen mit Blutgruppe A die Untergruppe A_1 und etwa 20% die Untergruppe A_2. Die Differenzierung erfolgt mit geeigneten Testseren. In der Klinik hat die Bestimmung der A_1- und A_2-Untergruppe praktisch keine Relevanz. Der Unterschied zwischen A_1 und A_2 ist überwiegend quantitativ und weniger qualitativ. Die Erythrozyten von A_1-Individuen tragen mehr A-Antigene und weniger H-Substanz. A_2-Individuen können in sehr seltenen Fällen ein irreguläres Anti-A_1 bilden, das wiederum äußerst selten bei Temperaturen in Nähe der Körpertemperatur hämolytisch

wirksam ist. Bei Transfusionsbedürftigkeit erhalten diese Patienten Erythrozyten der Blutgruppe A_2 oder 0. Es gibt noch mehrere schwächere A-Varianten (z.B. A_3, A_x, A_m), die Schwierigkeiten bei der sicheren AB0-Blutgruppenbestimmung bereiten können.

5.2.2 B-Antigene

Es gibt B-Untergruppen, die seltener sind als die A-Untergruppen und deren klinische Bedeutung geringer ist. Wegen geringerer Antigenbesetzung reagieren B-Erythrozyten entweder nur schwach oder gar nicht mit polyklonalen Anti-B-Seren. Die Immunogenität von B ist zudem schwächer als die des A-Antigens.

5.2.3 B-ähnliches Antigen

Das „aquired B-like antigen" reagiert mit einigen Anti-B-Seren, sodass bei Blutgruppe A irrtümlich AB diagnostiziert werden kann. Als Ursache ist eine Veränderung des A-Merkmals durch bakterielle Enzyme (Deazetylasen) bei Infektionen des Magen-Darm-Trakts anzunehmen. Diese Infektionen mit gramnegativen Bakterien sind wiederum häufig bei kolorektalen Tumoren zu finden. Es wurde eine tödliche hämolytische Transfusionsreaktion nach Transfusion von vier Erythrozytenkonzentraten AB bei einem A-Patienten beschrieben (Garraty et al. 1993).

5.2.4 Abschwächung von A- und B-Antigen

Bei Leukosen ist eine Abschwächung der A- und B-Merkmale beschrieben worden, sodass bei der Blutgruppenbestimmung irrtümlich 0 bestimmt wurde (Bird et al. 1976).

5.2.5 Antikörper im AB0-System

Es gilt heute als gesichert, dass das natürliche Vorkommen der Isoagglutinine und der seltenen anderen natürlichen Antikörper (z.B. Lewis und P) auf eine inapparente Immunisierung über den Magen-Darm-Trakt zurückzuführen ist, da diese Antigene in der Natur weit verbreitet sind (Redman u. Regan 1990).

Die natürlichen Antikörper sind überwiegend IgM-Kälteagglutinine mit einer maximalen Komplementaktivierung (Wärmeamplitude) bei 4 °C. Im Gegensatz zu anderen natürlichen Ak reagieren die Isoagglutinine jedoch auch bei 37 °C und können daher kräftige Hämolysen hervorrufen. Daneben gibt es auch Isoagglutinine und andere natürliche komplementfixierende Antikörper vom IgG-Typ, die bei 37 °C reagieren und hämolytisch wirken.

Verminderte Isoagglutininkonzentrationen finden sich bei Früh- und Neugeborenen sowie bei alten Menschen. Grundsätzlich sind Anti-A- und Anti-B-Titer bei 0-Individuen höher als bei A- und B-Individuen, sodass die Transfusion von A- oder B-Erythrozyten bei 0-Patienten die schwersten hämolytischen Transfusionszwischenfälle hervorruft. Der Morbus haemolyticus neonatorum als Folge einer häufigen, aber klinisch zumeist nicht bedeutsamen AB0-Inkompatibilität zeigt nahezu immer die Blutgruppenkonstellation 0 bei der Mutter und A_1 beim Kind. Außer bei AB-Individuen ist das völlige Fehlen von Anti-A und Anti-B sehr selten und kommt beispielsweise beim Wiskott-Aldrich-Syndrom vor. Niedrige Titer kommen vor bei:

- Hypogammaglobulinämien,
- Immunsuppression,
- nach Plasmapheresen,
- nach Plasmaaustausch als Folge der Verdünnung.

Sowohl IgG- als auch IgM-Antikörper können die Ursache von Hämolysen sein.

5.3 H-System und Sekretoreigenschaft

Das H-Gen ermöglicht den Aufbau der H-Substanz oder des H-Antigens, das von den A- und B-Transferasen als Akzeptor benutzt wird und durch das 0-Gen nicht verändert werden kann. Die H-Substanz findet sich auf allen menschlichen Erythrozyten, wobei die meisten Menschen HH-homozygot sind. Ausnahmen sind die extrem seltenen Individuen des Typs Bombay (Phänotyp 0_h) mit dem Genotyp hh. Neben einem Anti-A und einem Anti-B haben die Bombay-Individuen ein starkes *Anti-H*, sodass nicht nur A- und B-, sondern auch 0-Erythrozyten agglutiniert und hämolysiert werden. Als kompatible Erythrozytenkonzentrate kommen also nur Präparate mit der Blutgruppe Bombay infrage. Alle Erythrozyten enthalten H-Substanz mit folgenden Unterschieden in der Konzentration: $0 > A_2 > A_2B > B > A_1 > A_1B$.

Bereits 1926 war bekannt, dass menschliche Blutgruppen auch im Speichel nachweisbar sind. Vier Jahre später entdeckte von Lehrs, dass ca. 80% der Individuen Sekretoren sind. Die Sekretoreigenschaft (Se) wird dominant vererbt. Individuen ohne Sekretion werden mit *se* bezeichnet. Nichtsekretoren sind immer homozygot (sese), Sekretoren hingegen können heterozygot (Sese) oder homozygot (SeSe) sein. Neben der Lokalisation im Speichel finden sich die AB0-Merkmale auch im Blutplasma, in der Muttermilch, in der Tränenflüssigkeit, im Aszites und in Ovarialzysten. In unterschiedlicher Dichte finden sich Blutgruppenmerkmale in allen Geweben, außer dem ZNS.

5.4 Lewis-System

Das Lewis-System (Le) unterscheidet sich in mehrfacher Hinsicht von anderen Blutgruppen:

- Anti-Le^a ist ein relativ häufig vorkommender Antikörper, der zumeist natürlich vorkommt, d.h. nicht durch Transfusionen oder Schwangerschaften induziert wurde. Der Antikörper wird fast ausschließlich bei Le(a-b-)Phänotyp gebildet. Anti-Le^a und Anti-Le^b können beim gleichen Individuum vorkommen.

- Anti-Le^a ist zumeist ein reiner IgM-Antikörper, kann aber auch teilweise oder vollständig aus IgG bestehen. Anti-Le^a reagiert in der Regel am besten bei Raumtemperatur, kann jedoch auch bei 37 °C reaktiv sein, Komplement binden sowie gelegentlich transfundierte Erythrozyten hämolysieren. Da fetale Erythrozyten kein Le^a-Antigen enthalten, kann Anti-Le^a keinen MHN verursachen.

- Anti-Le^b ist zumeist ein IgM-Antikörper, der bei Raumtemperatur reaktiv ist und Komplement binden kann. Er kann weder einen MHN noch hämolytische Transfusionsreaktionen hervorrufen.

5.5 Rhesussystem

Wegen seiner hohen Immunogenität ist das Rhesussystem von erheblicher klinischer Bedeutung. Wird einem Rh-negativen Patienten Rh-positives Blut transfundiert, kommt es in etwa 80% der Fälle zu einer Anti-D-Bildung. Besonders bei Frauen im gebärfähigen Alter muss eine transfusionsinduzierte Bildung von Anti-D verhindert werden, um so das Risiko eines MHN zu mindern.

Neben fünf Hauptantigenen sind mittlerweile 47 weitere Rhesusantigene bekannt. Es existieren drei Nomenklaturen.

Für klinische Zwecke hat sich die CDE-Nomenklatur durchgesetzt. Neben den fünf Hauptantigenen D, C, c, E und e können einige wichtige Besonderheiten (C^w und D^{VI}) unterschieden werden. Das mit Abstand immunogenste Antigen ist D, es ist ca. 20-mal stärker als das c, das nächststärkste Rhesusantigen. Obwohl D als so bedeutend angesehen wird, dass es oft sogar synonym zu Rh-positiv gebraucht wird, hat die Häufigkeit des Vorkommens von Anti-D durch die Anti-D-Prophylaxe sowie eine zwingend vorgeschriebene prätransfusionelle immunhämatologische Diagnostik und Transfusionspraxis deutlich abgenommen. Der Antikörper kommt heute bei 0,1– 0,25% der gesunden Blutspender vor (Heddle u. Klama 1993). Bei transfundierten Patienten liegen die Prävalenzen mit maximal 0,3–0,5% höher.

Im Gegensatz zum Cc- und Ee-Allel gibt es in Ergänzung zu D kein d-Allel. Dennoch wird es aus praktischen Gründen bei der Nomenklatur verwendet: dd = D-negativ. Die Rh-Antigene lassen sich nach quantitativen und qualitativen Unterschieden unterteilen. Besonders bedeutend sind die quantitativen und qualitativen Varianten des D-Antigens.

5.5.1 D^{weak}

Merke: D-Antigene, die sehr schwach oder gar nicht im direkten Agglutinationstest reagieren und erst im nachfolgenden indirekten Antihumanglobulintest (AHG-Test) mit Anti-D-IgG nachweisbar sind, werden als D^{weak} bezeichnet. D^{weak} kommt hauptsächlich in der Haplotypkombination Ce und cE vor. Wichtigste Ursache ist eine Verminderung von Antigenbindungsstellen um den Faktor 10–20, woraus eine verminderte Agglutination mit Testseren resultiert.

Da D^{weak}-Träger keine Anti-D-Antikörper bilden, werden sie als D-positiv bezeichnet und bekommen als Empfänger auch D-positive Konserven. Unbedingte Voraussetzung für die Deklaration von D^{weak}-Trägern als D-positiv ist ein übereinstimmend positives Ergebnis oder unzweifelhaft schwach positives Ergebnis bei der Bestimmung des Merkmals D mit mindestens zwei verschiedenen Testreagenzien. Hierzu werden zwei geeignete monoklonale Antiseren empfohlen, die die Kategorie D^{VI} nicht erfassen. Wenn D^{weak}-Blut irrtümlich einem Rh-negativen Individuum transfundiert wird, ist nicht mit einer Reaktion zu rechnen, da die Immunogenität sehr gering ist. Mütter mit D^{weak} benötigen keine Anti-D-Prophylaxe.

5.5.2 Partielles D (Mosaik-D)

Neben den rein quantitativen Veränderungen der Antigenstruktur gibt es auch qualitative Alterationen – das D-Antigen besteht aus mindestens neun Epitopen (derzeit sind mindestens 37 Epitope in Diskussion; Liu et al. 1999). Das Fehlen eines oder mehrerer Epitope wird als **partielles D** bezeichnet. Diese Patienten können Anti-D bilden, obwohl sie mit herkömmlichen polyklonalen Antiseren als D-positiv diagnostiziert werden. Eine Klassifizierung mit monoklonalen Seren ist bei diesen Patienten möglich. Am bedeutsamsten ist die **Kategorie VI**, die in einer Häufigkeit von 1:3000 bis 1:5000 vorkommt und gleichzeitig auch schwach ausgeprägt sein kann. Die meisten Träger haben den Genotyp DCe/dce (Tippett u. Sanger 1977).

Merke: D^{VI}-Individuen müssen Rh-negative Bluttransfusionen erhalten und als Spender eindeutig als Rh-positiv erfasst werden (als Spender Rh-positiv, als Empfänger Rh-negativ).

5.5.3 C^w und Compound-Antigene

Von den vier Hauptantigenen neben D existieren ähnliche qualitative und quantitative Varianten (C^w, C^x, C^u, E^w, E^t). Die zugrunde liegenden genetischen Haplotypen (Komplex gekoppelter väterlicher oder mütterlicher Allele) verursachen entweder eine Verstärkung oder eine Abschwächung der antigenen Merkmale. Die Häufigkeit von C^w liegt bei <2% in der weißen Bevölkerung und wurde lange als

Variante des C/c-Lokus angesehen. Nach heutigem Kenntnisstand ist C^w als ein Satellitenantigen bei einem weiteren Rh-Sublokus anzusehen, da es zum einen in der Haplotypkombination C^w/c vorkommt und zum anderen die Ausprägung von C, c, E und e abschwächt. In seltenen Fällen kann ein Anti-C^w, hämolytische Transfusionsreaktionen oder einen MHN verursachen.

5.5.4 Sonstige Rh-Merkmale

Beim Rh_{null}-Phänotyp fehlen entweder nur alle Rh-Antigene oder noch zusätzlich andere Merkmale, wie S, LW, Fy u.a. Die Rh_{mod}-Form ist die abgeschwächte Version von Rh_{null}.

5.5.5 Rh-Antikörper

Die meisten Rh-Antikörper sind **inkomplett** und reagieren nur bei Anwendung von empfindlichen Methoden bei 37 °C (AHG-Test, Albumintest, Enzymtest).

Natürliche Antikörper vom IgG- oder IgM-Typ sind selten (<1%, meistens Anti-D, Anti-E sowie Anti-C^w).

Immunantikörper bilden sich bei Schwangeren und nach einer Transfusion. Obwohl Transfusionen heute D-kompatibel durchgeführt werden und obwohl es seit den 70er-Jahren die vorgeschriebene Anti-D-Prophylaxe gibt (300 µg Anti-D-Immunglobulin ante- und ggf. postpartal), ist Anti-D noch immer der häufigste, klinisch relevante irreguläre Antikörper.

> **Merke:** 20 µg Anti-D neutralisieren 1 ml D-positive Erythrozyten oder 2 ml Vollblut, 300 µg Anti-D eliminieren 30 ml fetales Blut.

Das Sensibilisierungsrisiko konnte bei Rh-negativen Frauen von 8% auf 0,08% gesenkt werden. Schon 1 ml Blut induziert bei 15% der Rh-negativen Individuen eine Anti-D-Bildung, 100 ml führen bei ca. 80% zur Sensibilisierung. Die restlichen Fälle sind sog. **Nonresponder**.

Die Immunigenität der vier anderen Hauptantigene ist weit geringer, wobei Anti-c und Anti-E die größte Bedeutung haben.

Eine Minderheit der Antikörper des Rh-Systems sind IgM-Ak und führen, wie bei der AB0-Inkompatibilität, zur sofortigen intravasalen hämolytischen Transfusionsreaktion (HTR) durch Komplementaktivierung. Es können aber innerhalb von Stunden schwere verzögerte extravasale Hämolysen durch IgG-Anti-D ausgelöst werden. Für die Zerstörung der IgG-beladenen Erythrozyten ist jedoch nicht das Komplementsystem, sondern eine antikörpervermittelte zelluläre Zytotoxizität (ADCC) intralienal verantwortlich, die wiederum über Killerzellen vermittelt wird.

Das D-Antigen ist für die Auslösung eines MHN (Morbus haemolyticus neonatorum) von größter Bedeutung. Die anderen Rh-Antigene sind weniger immunogen und sind wesentlich seltener Ursache eines MHN.

5.6 Kell-System

Das Kell-System besteht aus über 20 Antigenen. Es gibt zwei Nomenklaturen: K 1 bis K 24 und Buchstabenkürzel (K, k, Kp^a, Kp^b, Js^b etc.) beschreiben hoch- und niedrigfrequente Varianten. Aus klinischer Sicht ist K1 (Kell) das wichtigste Antigen, da das korrespondierende Anti-K der bedeutendste Immunantikörper außerhalb des ABO- und Rh-Systems ist. Natürlich vorkommende Anti-K sind selten und meistens mit Krankheiten und Infektionen assoziiert.

In Mitteleuropa sind 9–10% der Bevölkerung K-positiv (Kell, K1) und tragen den Genotyp Kk (99,8%) oder KK (0,2%). Die klinische Bedeutung dieser Häufigkeiten liegt in der möglichen Antikörperbildung bei Immunisierung durch Transfusion oder Gravidität:

Während Anti-k (Anti-Cellano) nur von 0,2% der Bevölkerung gebildet werden kann, muss bei etwa 10% mit Anti-K (Anti-Kell) gerechnet werden. Anti-K ist zwar 10fach weniger immunogen als Anti-D, kann aber bei jeder tausendsten Schwangeren nachgewiesen werden und eine, wenn auch zumeist mildere, Form des MHN verursachen. Sowohl Anti-Kell als auch Anti-Cellano können schwere hämolytische HTR hervorrufen. Patienten, die ein Anti-k besitzen, mit kompatiblen Erythrozytenkonzentraten zu versorgen, ist schwierig.

5.7   Duffy-System (Fy)

Zirka 49% der weißen Bevölkerung haben die Blutgruppenkonstellation Fy (a+b+), 34% Fy (a-b+) und 17% die Konstellation Fy (a+b-). Fy(a-b-) ist bei Weißen sehr selten, kommt aber bei Afroamerikanern in einer Häufigkeit von 68% vor.

Anti-Fy^a kommt praktisch nie natürlich vor und wird nahezu immer durch Transfusionen, seltener durch Schwangerschaften, induziert und ist etwa dreimal weniger häufig wie Anti-K. Fy^a gehört zu den mittelstarken Antigenen.

Anti-Fy^b ist wegen der deutlich schwächeren Immunogenität von Fy^b 20-mal seltener als Anti-Fy^a.

Beide Antikörper gehören der IgG-Klasse an und können mittels Komplementbindung akute und verzögerte Transfusionsreaktionen sowie in seltenen Fällen einen MHN auslösen.

5.8   Kidd-System (Jk)

Bei diesem Blutgruppensystem sind genetisch drei Allele, Jk^a (Frequenz 0,514), Jk^b (Frequenz 0,486) und das stumme Jk bekannt. Etwa 76% der Weißen tragen das Jk^a-Antigen, 72% das Jk^b-Antigen, auf jedem Erythrozyten befinden sich etwa 14.000 Epitope. Kidd-Antigene werden nicht auf Thrombozyten, Lymphozyten oder Monozyten gefunden.

Anti-Jk^b ist deutlich seltener als Jk^a. Beide kommen lediglich als Immunantikörper vor. Kidd-Antikörper sind für etwa ein Drittel der verzögerten hämolytischen Reaktionen verantwortlich. Da sie überwiegend dem IgG3-Subtyp der Immunglobuline angehören, sind sie in vitro nur schlecht oder manchmal auch gar nicht nachweisbar, wenn sie mit anderen Antikörpern zusammen vorkommen. Ihre Gefährlichkeit wird noch dadurch gesteigert, dass ihre Titer nach dem erstmaligem Auftreten unter die Nachweisgrenze fallen und erst nach einer Boosterung wieder ansteigen.

Anti-Jk^a wurde auch bei AIHA (autoimmunhämolytische Anämie) nachgewiesen.

Eine Besonderheit des Kidd-Glykoproteins ist die Tatsache, dass es in der Nähe eines Membrankanals lokalisiert ist, über den Harnstoff in die Zelle transportiert wird. Jk(a-b-)-Erythrozyten können daher bei Urämie durch Harnstoff wesentlich langsamer lysiert werden.

5.9   MNS-System

Es gibt insgesamt vier Hauptantigene (M, N, S, s), die durch eng benachbarte Allele determiniert werden. Die differenzierte serologische Bestimmung der verschiedenen Phänotypen ist mit monoklonalen und polyklonalen Antikörpern möglich.

Die meisten Antikörper des MNS-Systems sind bei 37 °C nicht aktiv, liegen zum Teil als natürliche Antikörper vor und haben *keine* klinische Bedeutung.

Gefährlich sind besonders die durch Transfusion oder Schwangerschaft induzierten Immun-Ak Anti-M, -N, -S oder -s vom IgG-Typ, die bei 37 °C aktiv sind, mit dem Antihumanglobulintest (AHG) nachgewiesen werden und schwere hämolytische Transfusionsreaktionen auslösen können.

Neben natürlichen und immunen Ak im MNS-System kommen auch Autoantikörper bei AIHA vor. Weiterhin kann ein Kälte-Anti-N an Dialysemembranen entstehen, das mit erythrozytären N-Antigenen kreuzreagiert.

> **Merke:** Nur MNS-Alloantikörper, die bei 37 °C aktiv sind, haben eine klinische Bedeutung.

5.10   Lutheran-System (Lu)

Lutheran-Glykoproteine sind im Organismus weit verbreitet. Der erste Antikörper bei Transfusionen wurde 1945 entdeckt. Mittlerweile sind zwei antithetische Hauptantigene bekannt: Lu^a (LU 1) und Lu^b (LU 2). Bei Europäern und Nordamerikanern findet sich der Phänotyp Lu(a+b+) bei 8% der Bevölkerung, 92% haben den Phänotyp Lu(a-b+). Antikörper gegen Lu^a rufen keine hämolytischen Transfusionsreaktionen hervor, während Anti-Lu^b auch eine milde, verzögerte HTR induzieren kann, was aber nur selten der Fall ist.

5.11   P₁-System

Schon 1927 entdeckten Landsteiner und Levine bei der Injektion von humanem Blut in Kaninchen ein Antigen, das heute P₁ genannt wird. Das einzige Antigen dieser Gruppe ist P₁, das bei etwa 75–80%

der Bevölkerung Europas vorkommt. Generell hat Anti-P_1 eine geringe klinische Bedeutung. Da es sich gewöhnlich um einen IgM-Antikörper handelt und P_1 auf fetalen Zellen schwach exprimiert ist, wurde kein MHN beobachtet. *Klinisch bedeutend* ist Anti-P_1, wenn er bei 37 °C reaktiv ist und dann eine HTR auslösen kann. Es besteht eine Beziehung zwischen Anti-P_1 und dem Auftreten von spontanen Aborten. Individuen mit verschiedenen parasitären Infektionen können hochtitrige Anti-P_1-Ak entwickeln, da insbesondere verschiedene Wurmspezies P-Substanz produzieren können (Petit u. Duong 1981).

5.12   I-Kollektion

Fast alle Individuen verfügen über das I-Merkmal, die wenigsten über die i-Substanz. Das Merkmal i ist die Vorstufe von I, ähnlich wie H beim AB0-System. Daher ist bei Nabelschnurerythrozyten noch eine starke Anti-i-Reaktion nachweisbar, die sich nach 18 Monaten verliert. Erythrozyten des Genotyps ii sind äußerst selten. Heterozygote können serologisch nicht erfasst werden, da das Antigen i nur bei weitgehendem Fehlen von I nachweisbar ist. Wiener u. Unger konnten 1956 erstmals ein Anti-I als potentes Kälteagglutinin bei erworbener hämolytischer Anämie nachweisen. 1960 zeigten Tippett u. Noades 1960, dass Anti-I, ein natürliches schwaches **Autoagglutinin** vom IgM-Typ, in praktisch allen Seren vorkommt. Diese Antikörper binden Komplement. Da sie normalerweise erst unterhalb von 10 °C wirksam werden, sind sie klinisch ohne Relevanz, solange sie nicht eine erweiterte Wärmeamplitude bei einem Titeranstieg (überwiegend Anti-I) entwickeln. Dies kann bei folgenden Erkrankungen vorkommen:

- Mycoplasma-pneumoniae-Infektion,
- Infektion mit dem Ebstein-Barr-Virus (infektiöse Mononukleose, „kissing disease" – hierbei stellte man ein Anti-i fest),
- chronische Kälteagglutininkrankheit (cCHAD),
- paroxysmale Kältehämoglobinurie (aCHAD),
- autoimmunhämolytische Anämie (AIHA).

Ein Kälte-Ak ist immer dann klinisch bedeutsam, wenn er in der Nähe der Körpertemperatur rote Blutkörperchen agglutiniert und Gefäße okkludiert werden. Anti-i wurde auch als benigner Ak in Assoziation mit chronisch lymphatischer Leukämie,

Hodgkin-Lymphom, Non-Hodgkin-Lymphomen sowie Morbus Waldenström beobachtet. Das Antigen i scheint eine Eigenschaft unreifer Erythrozyten zu sein und kommt daher bei diesen Erkrankungen sowie bei **starkem Blutverlust** als Ausdruck beschleunigter Erythropoese gehäuft vor.

5.13   Weitere hochfrequente Antigene

Antigene bezeichnet man dann als hochfrequent, wenn sie bei mehr als 99% der Bevölkerung vorkommen. Exemplarisch seien hier einige Antigene genannt:

- Diego (Di), Di[a] und Di[b.]
- Cartwright (YT), Yt[a] und Yt[b.]
- Scianna (Sc), Sc1 und Sc2,
- Dombrock (Do), Do[a] und Do[b.]
- Colton (Co), Co (a+) und Co (b+),
- Chido/Rodgers (Ch/Rg),
- Gerbrich (Ge), Ge2–Ge8,
- Lan,
- Vel (Ve),
- Sid (Sd), Sd (a+). Sd (a-).

Die meisten dieser Antikörper verursachen keine akute hämolytische Transfusionsreaktion oder MHN, jedoch eine verkürzte Erythrozytenüberlebenszeit. Wird bei der Verträglichkeitsprobe (Kreuzprobe) jedoch ein Antikörper gegen eines dieser hochfrequenten Antigene gefunden, müssen die Spezifität und die transfusionsmedizinische Bedeutung *in jedem Fall* geklärt werden, da einige dieser Antikörper gegen hochfrequente Antigene hämolytische Transfusionsreaktionen auslösen können: Anti-Vel, Anti-Lan, Anti-Co, Anti-Do[a], Anti-Di, Anti-Yt[a]. Diese Antikörper stellen den transfundierenden Arzt und den Transfusionsmediziner vor große Probleme, da kompatible Erythrozyten nur schwer bereitgestellt werden können. Zumeist muss auf tiefgefrorene Erythrozyten zurückgegriffen werden, die nur in spezialisierten Blutbanken verfügbar sind.

Merke: In unserer Bevölkerung sind maximal 0,06% Vel-neg. Anti-Vel-Ak sind Immunantikörper vom IgM-Typ und können schwere HTR auslösen. Antikörperträger müssen unbedingt mit Vel-negativem Blut versorgt werden.

5.14 Seltene Antigene

Antikörper gegen niedrigfrequente Antigene (Häufigkeit <1%) sind bei Transfusionen praktisch ohne Bedeutung, da kompatible Erythrozytenkonzentrate problemlos gefunden werden können. Diese können jedoch gelegentlich zu Fehlbestimmungen bei blutgruppenserologischen Untersuchungen führen, sofern keine monoklonalen Antiseren verwendet werden.

Testerythrozyten, die zum Antikörperscreening vorgesehen sind, dürfen die wichtigsten seltenen Antigene nicht enthalten: M^g, Mi^a, Wr^a und andere. Anti-Wr^a kommt relativ häufig vor, in einem von 100 Seren Gesunder ist es zu finden. Der Antikörper kann schwere Hämolysen und einen MHN verursachen.

5.15 Polyagglutinabilität

Von Polyagglutinabilität (PA) wird gesprochen, wenn rote Blutzellen durch nahezu alle normalen humanen Seren agglutiniert werden, nur nicht durch das eigene.

Die Bedeutung der PA liegt zum einen in der Störung bei der Blutgruppenbestimmung und zum anderen in der Beziehung zu bestimmten Erkrankungen.

5.15.1 Erworbene Polyagglutinabilität

Durch bakterielle (Pneumokokken, Streptokokken, E. coli, Vibrio cholerae, Clostridien) oder virale (Influenza) Enzyme wird das T-Antigen (T, Tk, Th, Tx) freigelegt, ein so genanntes Kryptantigen. Diese Freilegung ist aber oft ein transientes Phänomen und kann zu Unsicherheiten bei der Blutgruppenbestimmung führen (vgl. „B-like antigen"). Heute besteht durch Verwendung monoklonaler Antikörper wesentlich mehr Sicherheit, da sie keine Begleitantikörper enthalten.

T-aktivierte Erythrozyten reagieren am besten bei 37 °C mit frischem Serum, wenn es nur eine Spur Anti-T enthält.

Das immunreaktive T-Antigen kommt auch bei Karzinomen vor, besonders bei anaplastischen Karzinomen.

5.15.2 Angeborene Polyagglutinabilität

Es gibt im Wesentlichen drei kongenitale Leiden, die mit PA einhergehen:
- ◼ **HEMPAS** („hereditary erythroblastic multinuclearity with a positive acidified serum test") ist durch mehrfach geteilte Erythroblastenkerne und eine Erythrozytenmembranstörung im Knochenmark gekennzeichnet. Klinisch imponieren Anämie und Ikterus. Bezeichnung auch als „kongenitale dyserythropoetische Anämie Typ II".
- ◼ **NOR** ist eine dominant vererbte Veränderung der Erythrozytenmembran und kann mittels Spezialtests von anderen Formen abgegrenzt werden.
- ◼ **Cad** ist ein „low frequency antigen", das eng mit Sd^a verwandt ist. Anti-Cad ist ebenfalls in den meisten humanen Seren enthalten.

5.15.3 Tn-Syndrom

Das Tn-Antigen entsteht infolge eines erworbenen klonalen Enzymdefektes der hämatopoetischen Stammzellen (Galaktosyltransferase). Dadurch liegt ein Zuckerrest frei, der die antigene Wirkung hat. Anti-Tn ist wie Anti-T in allen Seren vorhanden. Die Besonderheiten und Unterschiede der Tn-Polyagglutinabilität im Vergleich zur T-PA sind:
- ◼ Tn-Agglutinabilität ist persistierend und nichttransient (Ausnahmen kommen vor),
- ◼ Assoziation mit hämatologischen Erkrankungen (hämolytische Anämie, Leukopenie, Thrombopenie, Leukämie),
- ◼ Patienten haben zwei Populationen von Erythrozyten (sog. „mixed field polyagglutination").

Die Erkrankung betrifft auch die Thrombozyten, Lymphozyten, Granulozyten und Megakaryozyten. In allen Zellreihen gibt es Tn-positive und Tn-negative Zellen. Wegen der Koinzidenz mit hämatologischen Erkrankungen müssen die Patienten sorgfältig überwacht werden.

Merke: Polyagglutinabilität kann ein Hinweis auf Infektionen und neoplastische Erkrankungen sein.

Literatur

Bird GWG, Wingham J. Erythrocyte membrane modification in malignant disease of myeloid and lymphoreticular tissues. II. Erythrocyte "mosaicism" in acute erythroleukaemia. Br J Haemat 1976; 33: 295.

Dahr W. Immunchemistry of sialoglycoproteins in human red blood cell membranes. In: Vengelen-Tyler V, Judd WJ, eds. Recent advances in blood group biochemistry. Am Assoc Blood Banks 1986; 23–65.

Dahr W. Blutgruppen von Erythrozyten. In: Mueller-Eckhardt C, Hrsg. Transfusionsmedizin, 2. Aufl. Berlin Heidelberg New York Tokyo: Springer, 1996.

Engelfriet CP, Beckers ThAP, van't VEER MB. Recent advances in immune haemolytic anaemia. In: Hollan SR, ed. Recent Advances in Haematology. Budapest: Akademia Kiado, 1982: 235-251.

Fukuda MN. Congenital dyserythropoetic aneamia type II (HEMPAS) and its molecular basis. Bailli Clin Haematol 1992; 6: 493–511.

Garraty G, Arndt P. Fatal ABO hemolytic transfusion reaction resulting from acquired B antigen only detectable by some monoclonal anti-B reagents. Transfusion 1993; 33 [Suppl]: 47 S.

Heddle NM, Klama L. A retrospective study to determine the risk of red cell alloimmunization and transfusion during pregnancy. Transfusion 1993; 33: 217–22.

Issitt PD, Wilkinson SL. Depression of Rh-Antigen expression in antibody-induced haemolytic anaemia (Letter). Br. J Haemat 1983; 53: 688.

Issitt PD, Anstee DJ. Applied Blood Group Serology, 4th edn. Montgomery Scientific Publications, 1988.

Landsteiner K, Levine P. Further observations on individual differences of human blood. Proc Soc Exp Biol (NY) 1927; 24: 941.

Mollison PL, Engelfriet CP, Contreras M, eds. Blood Transfusion in clinical medicine 10th edn. Oxford London Berlin: Blackwell Science Ltd, 1998.

Mourant AE, Kopec AC, Domaniewska-Soboczak. The Distribution of Human Blood Groups and other Biochemical Polymorphisms, 2nd edn. Oxford: University Press, 1976.

Petit A, Duong Th. Allo-anticorps irreguliers anti-P_1 et Clonorchiase a clonorchis sinensis. Rev Franc Transfus Immunohemat 1981; 24: 197–210.

Race RR, Sanger R. Blood Groups in Man, 6th edn. Oxford: Blackwell Scientific Publications, 1975.

Redman M, Regan F. Comparison of IgM and IgG anti-A and anti-B levels in Asian, Caucasian and Negro donors in the north-west Thames region. Vox Sang 1990; 59: 89–91.

Sonneborn H-H, Dahr W. Monoklonale Antikörper und Blutgruppenbestimmung sowie weiterführende Technologien. Infus Ther Transfus Med 1999; 26: 202–210.

Strobel E. Erworbene Veränderungen der erythrozytären AB0-Merkmale. Infus Ther Transfus Med 2000; 27: 80–89.

Tippett P, Noades J. Further studies of the I-antigen and antibody. Vox Sang 1960; 5: 107.

Tippett P, Sanger R. Further observations on subdivisions of the Rh antigen. D. Ärztl. Lab 1977; 23: 476–480.

Walker RH, Dong-Tsamn L, Hartrick MB. Alloimmunization following blood transfusion. Arch Path Lab Med 1989; 113: 254–261.

Wiener AS, Unger LJ. Type-specific cold auto-antibodies as a cause of acquired hemolytic anemia and hemolytic transfusion reactions. Ann Intern Med 1956; 44: 221.

6 Rechtliche und gesetzliche Grundlagen

▶ Transfusionsgesetz
▶ Arzneimittelgesetz
▶ Infektionsschutzgesetz
▶ Richtlinien zur Gewinnung von Blut und Blutbestandteilen und zur Anwendung von Blutprodukten (Hämotherapie)
▶ Leitlinien zur Therapie mit Blutkomponenten und Plasmaderivaten
▶ Arbeitskreis Blut
▶ Besonderheiten bei Zeugen Jehovas
▶ Organisation und Haftung

Nach der Rechtsprechung ist jeder ärztliche Eingriff – auch eine Blutspende oder Bluttransfusion – eine Verletzung der körperlichen Integrität, also eine tatbestandsmäßige vorsätzliche Körperverletzung (§§ 223 ff. Strafgesetzbuch). Es gibt somit kein vom Patienten unabhängiges ärztliches Behandlungsrecht; aus juristischer Sicht wird der Schutz von Würde, Selbstbestimmung sowie körperlicher Integrität (Art. 1.2 Grundgesetz) in den Vordergrund gestellt. Jeder diagnostische oder therapeutische Eingriff bedarf neben einer Indikation und einer fachgerechten Durchführung einer *Rechtfertigung*. Wichtigster Rechtfertigungsgrund ist die wirksame Einwilligung des Patienten, die sog. „Selbstbestimmungsaufklärung", der nach einem Aufklärungsgespräch ein entsprechendes Wissen über Wesen, Bedeutung und Tragweite der ärztlichen Maßnahmen zugrunde liegt. Da es sich bei der Blutspende nicht um einen Heileingriff handelt, müssen hier *andere Risiken* als bei einer geplanter Transfusion erwähnt werden. Während bei einer Spende z.B. eventuelle Fahruntüchtigkeit, Kreislaufprobleme etc. erwähnt werden, ist bei einer geplanten Transfusion besonders auf die Infektions- und Unverträglichkeitsrisiken sowie blutsparende Verfahren hinzuweisen. Für die Blutgruppenbestimmung, die Gewinnung von Blut und Blutbestandteilen sowie die Anwendung von Blutprodukten gilt eine Fülle von Gesetzen, Verordnungen, Leit- und Richtlinien, Durchführungsbestimmungen und Empfehlungen. Mit dem 1998 in Kraft getretenen Transfusionsgesetz legen die Richtlinien der Bundesärztekammer formal den allgemein anerkannten Stand der medizinischen Wissenschaft und Technik fest. Die Richtlinien werden regelmäßig überarbeitet und sollen ein sicheres Fundament für die Tätigkeit der Ärzte sein, die mit dem Gewinnen, Herstellen, Lagern, Abgeben und In-Verkehr-Bringen von Blut, Blutbestandteilen und -produkten sowie blutgruppenserologischen und anderen transfusionsrelevanten Untersuchungen befasst sind. Die Richtlinien werden in Zusammenarbeit mit Bundesoberbehörden (Paul-Ehrlich-Institut [PEI], Robert-Koch-Institut [RKI]), dem Bundesgesundheitsministerium, verschiedenen wissenschaftlich-medizinischen Fachgesellschaften und Arbeitsgemeinschaften sowie den Blutspendediensten erarbeitet und enthalten somit den medizinischen Standard. Empfehlungen der Weltgesundheitsorganisation (WHO), der Europäischen Union und des Europarates werden ebenfalls berücksichtigt.

An diesen Richtlinien orientiert sich auch die Rechtsprechung, wenn z.B. Organisationsmängel, Übernahme-, Delegations-, Auswahl-, Freigabe- oder Überwachungsverschulden vorliegen. Ärzte haften zivil- und strafrechtlich mit Freiheits- oder Geldstrafen, wenn sie gegen die Richtlinien vorsätzlich oder fahrlässig verstößt.

6.1 Transfusionsgesetz

Der Zweck des Transfusionsgesetzes (TFG) vom 07.07.1998 ist es, eine sichere und gesicherte Versorgung der Bevölkerung mit Blut und Blutbestandteilen zu gewährleisten. Eine Selbstversorgung mit Blut und Plasma wird ausdrücklich gefordert. Der erste Abschnitt (§§ 1, 2) befasst sich mit dem Zweck des Gesetzes:

1. Sichere und gesicherte Versorgung
2. Förderung der Selbstversorgung
3. Schutz der Spender
4. Begriffsbestimmungen (Spende, Spendeeinrichtung, Blutprodukte)

Der zweite Abschnitt des TFG (§§ 3–12) bezieht sich auf die Gewinnung von Blut und Blutbestandteilen.

Für den klinisch tätigen Arzt sind der dritte bis fünfte Abschnitt der insgesamt 39 Paragraphen (§§ 13–34) von besonderer Bedeutung, es geht um die Anwendung von Blutprodukten, um die Rückverfolgung und um das Meldewesen. Diese Paragraphen werden im Folgenden besonders erläutert.

§§ 12 und 18 Stand der medizinischen Wissenschaft und Technik

Der Begriff „Stand der medizinischen Wissenschaft und Technik" wird nahezu durchgängig im Gesetz verwendet, um herauszustellen, dass hier in erster Linie und überwiegend medizinische oder die Ärzteschaft betreffende Sachverhalte geregelt werden, die ausgefüllt und konkretisiert sind durch die Erkenntnisse der medizinischen Wissenschaft und Technik. Diese ergeben sich nach der Konzeption des Gesetzes als allgemein anerkannter Standard in der Regel aus den Richtlinien der Bundesärztekammer. Sie können auch aus „Empfehlungen des Arbeitskreises Blut" des Bundesministeriums für Gesundheit abgeleitet werden, bis entsprechende Richtlinien der Bundesärztekammer erstellt oder überarbeitet sind. Sie konkretisieren sich im Einzelfall durch Auflagen der Bundesoberbehörde nach dem Arzneimittelgesetz. Mit dem Begriff „medizinische Wissenschaft und Technik" wird aber auch klargestellt, dass sich die Richtlinien der Bundesärztekammer zu den verschiedenen Bereichen auf die ärztlichen und medizinischen Sachverhalte beschränken sollen. Wegen der Bedeutung, die den Richtlinien zukommt, werden diese im Einvernehmen mit der zuständigen Bundesoberbehörde (Paul-Ehrlich-Institut, PEI) veröffentlicht. Vorher werden Sachverständige von Fachgesellschaften, Spendediensten, Krankenkassen und der Industrie angehört. Diese Bestimmung soll die Wirkung der „Richtlinien" als Entscheidungshilfe im Hinblick auf die Verpflichtung eines Arztes zur gewissenhaften Berufsausübung verdeutlichen. Im Einzelfall gilt die widerlegbare Vermutung, dass bei Beachtung der „Richtlinien" der Stand der wissenschaftlichen Erkenntnisse eingehalten worden ist. Der Hinweis auf die „Richtlinien" entbindet den Arzt aber nicht von der Verpflichtung, die Weiterentwicklung wissenschaftlicher Erkenntnisse weiter zu verfolgen. Bei möglichen fachlichen Widersprüchen sind Vorschriften, Anordnungen und Verordnungen der zuständigen Landes- und Bundesbehörden vorrangig.

Merke: Fragen zur guten Herstellungspraxis (Good Manufacturing Practice, GMP), zur Haftung, zur Überwachung und zum Risiko fallen in der Regel in den Aufgabenbereich anderer Stellen des Bundes und der Länder.

§ 13 Anforderungen an die Durchführung

Es werden grundlegende Anforderungen an eine ordnungsgemäße Anwendung von Blutprodukten festgelegt. Die Konkretisierung der Anforderungen ist Aufgabe der Ärzteschaft und bezieht sich auf
- Identitätssicherung,
- Aufklärung und Einwilligung,
- Indikation,
- Technik der Bluttransfusion,
- Laboruntersuchungen,
- Qualitätskontrolle.

Für die eigenverantwortliche Anwendung (Transfusion) von Blutprodukten wird von den Beteiligten eine ausreichende Erfahrung in dieser Tätigkeit verlangt. Es kommt hierbei darauf an, dass diese Anwendung in der Praxis beherrscht wird. Eine konkrete Festlegung der Qualifikation ist wegen der verschiedenen Anwendungsmöglichkeiten von Blutprodukten aber nicht vorgesehen. Der klinische Alltag soll nicht unzumutbar behindert werden. Alle ärztlichen Personen (auch Ärzte im Praktikum!) dürfen Blutprodukte anwenden, sofern sie dafür in ihrer Ausbildung unter fachlicher Anleitung und Aufsicht ausreichende Erfahrung gesammelt haben.

§ 14 Dokumentation, Datenschutz

Hier wird die allgemeine, bereits nach ärztlichem Berufsrecht bestehende Pflicht zur Dokumentation der Anwendung von Blutprodukten und gentechnisch hergestellten Plasmaproteinen im Rahmen der Krankenbehandlung festgelegt. Die Dokumentation hat folgende Arbeitsschritte, Vorgänge und Ereignisse zu erfassen:
1. Patientenidentifikation (Name, Vorname, Geburtsdatum, Adresse)
2. Chargenbezeichnung oder Nummer eines Einzelproduktes
3. Pharmazentralnummer *oder*
   - Bezeichnung des Präparates
   - Name und Firma des pharmazeutischen Unternehmers
   - Menge und Stärke

4. Datum und Uhrzeit der Anwendung
5. Ergebnis der Blutgruppenbestimmung (nicht bei Immunglobulinen und Gerinnungspräparaten)
6. Wirkung der Transfusion
7. Unerwünschte Ereignisse (UE)/unerwünschte Arzneimittelwirkung (UAW)

Die Aufzeichnungen sind mindestens 15 Jahre aufzubewahren und Grundlage für Rückverfolgungsverfahren („look-back"). Auf diese Weise können Weg und Wirkung eines Blutprodukts vom Spender zum Empfänger lückenlos verfolgt werden.

Werden die Aufzeichnungen länger als 30 Jahre aufbewahrt, sind die Angaben zu anonymisieren, ansonsten müssen sie vernichtet werden. Einrichtungen der Krankenversorgung dürfen personenbezogene Daten erheben, verarbeiten und nutzen. Zur **Risikoerfassung** bei unerwünschten Arzneimittelwirkungen (UAW) werden lediglich Geburtsdatum und Geschlecht an den pharmazeutischen Unternehmer (z.B. Blutspendedienst) gemeldet. Unerwünschte Ereignisse (UE) und **Straftaten** sind an die zuständigen Behörden zu melden (vgl. § 16 TFG).

Für die **Qualitätssicherung** ist die Aufzeichnung der Wirkungen und der unerwünschten Arzneimittelwirkungen besonders wichtig.

§ 15 Qualitätssicherung

Es wird der Grundsatz geregelt, dass Einrichtungen der Krankenversorgung, die Blutprodukte anwenden, ein Qualitätssicherungssystem nach dem aktuellen Stand der medizinischen Wissenschaft und Technik zu errichten haben. Es ist für jede Einrichtung ein **Transfusionsverantwortlicher** zu bestellen. Zusätzlich muß für jede klinisch tätige Abteilung (in der Blutprodukte angewendet werden) ebenfalls ein Transfusionsbeauftragter bestellt werden. Beide müssen „approbierte ärztliche Personen" sein und eine den Aufgaben entsprechende Qualifikation und Kompetenz besitzen (vgl. Richtlinien 1.4.1.3).

Für Institutionen mit Spendeeinrichtung oder mit Akutversorgung ist außerdem noch eine **Transfusionskommission** zur Verfügung zu stellen.

Die Qualifikation und Aufgaben der Personen, die in engem Zusammenhang mit der Transfusion tätig sind, sind genau festgelegt (s.o.). Besonderer Wert wird hierbei auf einen fachübergreifenden **Informationsaustausch** und die patientenbezogene Qualitätssicherung gelegt.

Die Überwachung der Einführung und Durchführung der Qualitätssicherung ist Aufgabe der Ärzteschaft und wird durch die „Richtlinien" genauestens geregelt.

§ 16 Unterrichtungspflichten

Bei Auftreten unerwünschter Ereignisse (UE) oder bei unerwünschten Arzneimittelwirkungen (UAW), also Nebenwirkungen, ist unverzügliches Handeln erforderlich. Hierfür verantwortlich ist der behandelnde Arzt, der auch über die zu ergreifenden Maßnahmen entscheidet. Unerwünschte Ereignisse sind alle unerwarteten Komplikationen im Zusammenhang mit einer Transfusion. Grundsätzliche Dinge sind durch eine Dienstanweisung („standard operating procedure", SOP) zu regeln.

Im Sinne des Informationsaustausches (vgl. § 15 TFG) ist ggf. der Transfusionsbeauftragte oder der transfusionsverantwortliche Arzt zu informieren, damit diese hieraus Rückschlüsse für ihren Verantwortungsbereich ziehen können. Bei unerwünschten Arzneimittelwirkungen (UAW) ist unverzüglich der pharmazeutische Unternehmer (Blutspendedienst, Pharmaunternehmen), der das Blutprodukt in Verkehr gebracht hat, zu unterrichten, damit dieser seinerseits entsprechende Maßnahmen und weitere Meldungen veranlassen kann (bereits beim Verdacht einer Nebenwirkung eines Blutprodukts besteht die Pflicht zu informieren).

Bei schwerwiegenden Nebenwirkungen (UAW), also bei

- ▪ tödlichem Verlauf,
- ▪ lebensbedrohlichem Verlauf,
- ▪ Verlängerung des stationären Aufenthaltes sowie
- ▪ bleibender Behinderung (Arbeitsunfähigkeit)

ist zusätzlich die zuständige Bundesoberbehörde (Paul-Ehrlich-Institut, PEI) zu informieren. Nur so kann ein rasches Handeln der Behörde im Hinblick auf weitere im Verkehr befindliche Produkte sichergestellt werden. Bei HIV-Verdacht beispielsweise wäre jeder Meldeumweg unverantwortlich.

Die ebenfalls notwendige Meldung von schwerwiegenden UAW an die **Arzneimittelkommission der Deutschen Ärzteschaft** ist berufsrechtlicher Art.

Merke: Die Unterrichtungspflicht ist ein wichtiges Bindeglied der verbindlichen Meldungen bis hin zur Bundesoberbehörde (PEI). Auf diese Weise wird rasches Handeln möglich.

§ 17 Nicht angewendete Blutprodukte

Transport, Lagerung und Abgabe von zellulären Blutbestandteilen und Frischplasma dürfen nur nach einem im Rahmen des Qualitätssicherungssystems **schriftlich** festgelegten Verfahrens (SOP) erfolgen. Diese Regelungen sollen sicherstellen, dass mit den Blutprodukten sorgsam umgegangen wird. Besonders wenn zurückgegebene Blutprodukte noch weiter verwendet werden können (vorwiegend Erythrozytenkonzentrate vor Ablauf der Haltbarkeit), ist die Qualität des Produkts durch die Erhaltung der Kühlkette und die Vermeidung einer Kontamination zu sichern.

> **Merke:** Nicht angewendete Eigenblutpräparate dürfen nicht für andere Personen angewendet werden („cross-over").

Die **Entsorgung** nicht gebrauchter Blutprodukte muss geregelt und dokumentiert sein. Auf diese Weise kann jederzeit festgestellt werden, wo gelieferte Blutprodukte verblieben sind. Es soll erreicht werden, dass noch sparsamer mit diesen lebenswichtigen Produkten umgegangen wird. Die Angaben über den tatsächlichen Verbrauch werden durch diese Vorschriften ebenfalls genauer.

§ 19 Verfahren der Rückverfolgung

Bei **begründetem Verdacht**, dass eine spendende Person mit HIV, Hepatitis oder anderen Erregern, die zu schwerwiegenden Erkrankungen führen können, infiziert ist, ist die entnommene Spende auszusondern und dem Verbleib vorangegangener Spenden nachzugehen. Es reicht jedoch nicht der vage, auf bloße Vermutungen gestützte Verdacht, um die Handlungspflichten auszulösen. Das Verfahren zur Überprüfung des Verdachts und zur Rückverfolgung richtet sich nach dem Stand der wissenschaftlichen Erkenntnisse. Hierzu liegen Voten des Arbeitskreises Blut vor.

> **Merke:** Der begründete Verdacht einer *Infektion eines Spenders* besteht, wenn eine Probe mit reproduzierbar reaktivem Screeningtest in ergänzenden Tests bestätigt positiv oder unbestimmt reagiert.

> **Merke:** Der begründete Verdacht einer *Infektion beim Empfänger* durch Blut- und Blutprodukte ergibt sich durch serologischen Nachweis und klinisch ernst zu nehmende Anhaltspunkte.

Bei der 40. Sitzung des AK Blut (8. Nov. 2000) wurden die Verfahren der Rückverfolgung, die zu beachten sind, zusammengestellt:

- wenn bei einem Spender (Blut-, Plasma- oder Komponenten) ein begründeter Verdacht für HIV-, HBV- oder HCV-Infektion besteht;
- wenn bei einem Empfänger der begründete Verdacht besteht, dass durch das Spenderblut eine HIV-, HBV- oder HCV-Infektion verursacht wurde;
- wenn nachträglich festgestellt wird, dass die Virusmarkertestung nicht korrekt war.

Sinn des Verfahrens ist die Verhinderung von Infektionen durch noch nicht angewendete Blutprodukte sowie die Aufklärung stattgefundener Übertragungen.

Neben der Einleitung der Rückverfolgung („look back") sind bei vom Spender ausgehenden Infektionen folgende **Sofortmaßnahmen** zu ergreifen:

- Sperrung der zugehörigen Spende,
- Sperrung vorhergehender Spenden,
- Unterrichtung und Beratung des Spenders mit Nachuntersuchung,
- Benachrichtigung von Einrichtungen der Krankenversorgung und Nachuntersuchungen von Empfängern,
- Meldung an plasmaverarbeitende Unternehmen.

Ergibt sich bei einem Empfänger der Nachweis einer Infektion, ist die Rückverfolgung (Empfänger-lookback) vom behandelnden Arzt gemeinsam mit dem Transfusionsverantwortlichen oder -beauftragten einzuleiten. Die Ermittlung der spendenden Person erfolgt über den Blutspendedienst (pharmazeutischer Unternehmer), der wiederum an die Bundesoberbehörde melden muss (RKI).

Wird ein Spender identifiziert, folgt ein Spender-look-back.

Die Zusammenarbeit der Einrichtungen der Krankenversorgung, der Spendeeinrichtungen und der pharmazeutischen Unternehmen mit den Behörden ist unerlässlich, um eine Infektion einzugrenzen. Wichtig ist, dass bei Einschaltung von Behörden der „Fall" nur durch Angaben von Geburtsdatum und Geschlecht identifiziert wird, was verfassungsrechtlich unbedenklich ist.

Eine genaue **Dokumentation** aller Verfahrensschritte ist erforderlich, um die Rückverfolgung effektiv und nachvollziehbar zu machen. Die Aufzeichnungen sind auch für die Risikoerfassung nach dem Arzneimittelgesetz erforderlich.

§ 20 Verordnungsermächtigung

Das Bundesministerium für Gesundheit (BMG) wird ermächtigt, nach der Anhörung von Sachverständigen Einzelheiten der Rückverfolgung (§ 19 TFG) zusätzlich durch Erlass festzulegen. Dies soll aber nur aus Gründen der Gefahrenabwehr und Risikovorsorge geschehen, wenn die Praxis erkennen lässt, dass das Vorgehen der zuständigen Fachkreise (Ärzte) und Behörden Mängel erkennen lässt.

§ 21 Koordiniertes Meldewesen

Jährlich zum 1. März müssen Spendeeinrichtungen, pharmazeutische Unternehmen und Krankenhäuser Zahlen zum Umfang der Gewinnung von Blut und Blutbestandteilen, zum Verbrauch von Blutprodukten und Plasmaproteinen sowie zum Im- und Export an das Paul-Ehrlich-Institut (Bundesoberbehörde) melden. Dort werden die Daten dann anonymisiert zusammengefasst. Auf diese Weise kann jährlich der Grad der Selbstversorgung ermittelt werden, was ein vorrangiges Ziel in der Europäischen Union ist. Die interessierte Öffentlichkeit erhält somit einen Gesamtüberblick über den Bedarf und Verbrauch von Blutprodukten und kann die Entwicklung verfolgen.

Merke: Daten zur *Eigenblutspende* müssen ebenfalls an das Paul-Ehrlich-Institut gemeldet werden

§ 22 Epidemiologische Daten

Alle drei Monate muss von den Blutspendediensten die Gesamtzahl der auf Infektionsmarker getesteten Personen und der Anteil der serologisch positiv Getesteten an das Robert-Koch-Institut (RKI) gemeldet werden. Die Daten werden aufgeschlüsselt und ergeben eine genaue Übersicht über Prävalenz und Inzidenz der Infektionsmarker im Blut- und Plasmaspendewesen. Wichtige Erkenntnisse über die Sicherheit von Spenderkollektiven lassen sich so gewinnen. Die zeitnahe Übermittlung und Auswertung der Daten ermöglicht ein ggf. notwendiges rasches Handeln. Da die Daten in einen EU-Fragebogen eingehen, kann ein interessanter Vergleich der Mitgliedsstaaten erfolgen.

§ 24 Arbeitskreis Blut

Der Arbeitskreis Blut ist ein vom Bundesgesundheitsministerium berufenes beratendes Gremium von Sachverständigen. Bei der Zusammensetzung werden die wichtigsten Fachgesellschaften, Transfusionsdienste, Berufsorganisationen und Patientenverbände sowie Vertreter der Länder und des Verteidigungsministeriums berücksichtigt. Der Arbeitskreis ist unabhängig, hat beratende Funktion und ist vor dem Erlass von Verordnungen und Gesetzen anzuhören. In unregelmäßigen Abständen sowie bei besonderen Anlässen (BSE, Leukozytenfiltration, etc.) gibt der Arbeitskreis Empfehlungen heraus, die den Stellenwert von vorläufigen Richtlinien haben.

§ 27 Zuständige Bundesbehörden

Es wird klargestellt, welche Bundesoberbehörden von den Vorschriften des Gesetzes betroffen sind:
- Paul-Ehrlich-Institut (PEI)
- Robert Koch-Institut (RKI) für die Epidemiologie
- Bundeszentrale für gesundheitliche Aufklärung

§ 29 Verhältnis zu anderen Rechtsbereichen

Es wird klargestellt, das die Vorschriften des Arzneimittel-, Medizinprodukte- und Seuchenrechts unberührt bleiben. Nur einzelne Vorschriften des Arzneimittelgesetzes (AMG) haben Vorrang, so der § 5 (bedenkliche Arzneimittel), der § 28 (Testung von Blutspendern, Inaktivierung von Plasmaprodukten) und der § 69 (Rückruf von Arzneimitteln).

§ 30 Angleichung an Gemeinschaftsrecht

Hier ist geregelt, dass Rechtsverordnungen nach dem Transfusionsgesetz (TFG) nicht ausschießlich zur *Gefahrenabwehr* und *Risikovorsorge* erlassen werden können, sondern auch zur Angleichung an Rechtsvorschriften der Europäischen Union.

§ 31 Strafvorschriften

Mit Freiheitsstrafe bis zu einem Jahr oder mit Geldstrafe wird bestraft, wer eine spendende Person vor der Freigabe der Spende nicht auf die vorgeschriebenen *Infektionsmarker* untersucht. Allerdings können die Gerichte nur aktiv werden, wenn dieser Tatbestand *vorsätzlich* erfüllt ist. Die Strafwürdigkeit ergibt sich aus dem erheblichen Gefährdungspotenzial für andere Menschen. Sollte in Notfällen eine Testung nicht mehr möglich sein, kommt die Anerkennung des § 34 StGB in Betracht („Rechtfertigender Notstand").

§ 32 Bußgeldvorschriften

Wenn eine Straftat nach § 31 TFG *fahrlässig* begangen wird, liegt eine **Ordnungswidrigkeit** vor. Fahrlässig handelt der, dem mangelnde Sorgfalt nachweisbar ist. Bei Verstoß gegen die §§ 4, 8 und 9 TFG (Anforderung an Spendeeinrichtung, Spenderimmunisierung, Spenderkonditionierung) liegt ebenfalls eine Ordnungswidrigkeit vor, die mit einer Geldbuße von bis zu 25.000 Euro geahndet werden kann. Diese Art der Strafbewehrung (abstraktes Gefährdungsdelikt) ist auch im Arzneimittelgesetz zu finden.

§ 34 Änderung des Arzneimittelgesetzes

Aus Gründen der Harmonisierung der gesetzlichen Bestimmungen, der Anpassung an die Praxis sowie der Erhöhung der Patientenautonomie erfolgt eine Änderung des Arzneimittelgesetzes (AMG) durch diesen Paragraphen. Im Einzelnen sind die folgenden Gesetze betroffen:

- § 10 Kennzeichnung der Fertigarzneimittel
- § 11 Packungsbeilage
- § 13 Herstellungserlaubnis
- § 14 Entscheidung über die Herstellungserlaubnis
- § 15 Sachkenntnis
- § 47 Vertriebsweg
- § 134 Übergangsvorschriften aus Anlass des Transfusionsgesetzes

Für den klinisch tätigen Arzt sind die Änderungen der §§ 14, 15 und 134 AMG wichtig. Dadurch ist es möglich, dass bei der Herstellung von autologen Blutzubereitungen der **Herstellungsleiter** zugleich **Kontrollleiter** sein kann, wenn Herstellung, Prüfung und Anwendung im Verantwortungsbereich einer Krankenhausabteilung stattfinden („kleine Herstellungserlaubnis"). Diese kann z.B. aufgrund des Nachweises einer einjährigen Tätigkeit in der Herstellung autologer Blutzubereitungen oder auch einer sechsmonatigen transfusionsmedizinischen Erfahrung erteilt werden.

Der § 134 beinhaltet zugleich eine Besitzstandswahrung für diejenigen, die nach altem Recht (vor 1. Juli 1998) die Tätigkeit eines Herstellungs- oder Kontrollleiters wahrgenommen hatten. Es ist möglich, dies weiterhin zu tun, wenn die o.a. Sachkenntnis (§ 15, Abs. 3 AMG) vorhanden ist.

6.2   Arzneimittelgesetz

Das Arzneimittelgesetz vom 17. August 1996 wurde nach den Änderungen aufgrund des § 34 TFG noch mehrfach modifiziert, zuletzt am 01. Januar 2002. Auf diese Weise wurde es an das Seuchenrechts-Neuordnungsgesetz (SeuchR-NeuG), das Medizinproduktegesetz (MPG) und das Euro-Einführungsgesetz angepasst.

Der Gesetzestext ist sehr umfangreich und durch 18 Abschnitte und 135 Paragraphen untergliedert.

Für den Transfusionsmediziner und klinisch tätigen Arzt sind neben den unter 6.1 erläuterten §§ 14, 15, 47 und 134 noch weitere von Bedeutung und interessant, da deutlich wird, dass das AMG bei der Formulierung des TFG „Pate gestanden" hat:

§ 5 Verbot bedenklicher Arzneimittel

Arzneimittel sind als bedenklich einzustufen, wenn der begründete Verdacht besteht, dass sie bei bestimmungsgemäßem Gebrauch schädliche Wirkungen hervorrufen. Der Begriff **„begründeter Verdacht"** taucht auch im Transfusionsgesetz auf und bezieht sich auf Erkenntnisse der medizinischen Wissenschaft.

§ 25 Entscheidung über die Zulassung

Die zuständige Bundesoberbehörde darf die Zulassung u.a. dann versagen, wenn ein Arzneimittel nach wissenschaftlichen Erkenntnissen nicht ausreichend geprüft ist, keine ausreichende **Qualität** aufweist, keine ausreichende **therapeutische Wirksamkeit** hat oder wenn der begründete Verdacht von schädlichen Wirkungen besteht. Bei der Formulierung des Transfusionsgesetzes bestehen auch hier Ähnlichkeiten.

§ 28 Auflagenbefugnis

Die Bundesoberbehörde kann die Zulassung eines Arzneimittels mit Auflagen verbinden, z.B.:

- Kennzeichnung der Behältnisse
- Lagerhinweise
- Anwendungshinweise
- Prüfung des therapeutischen Wertes
- Dokumentationspflicht
- Gewährleistung der Qualität

§ 29 Anzeigepflicht

Hier wird die Dokumentations- und Meldepflicht des Verdachts von *schwerwiegenden Nebenwirkungen* und anderer Wechselwirkungen geregelt.

§ 62–69 Organisation, Stufenplan, Überwachung, Anzeigepflicht, Unterrichtspflichten, Maßnahmen der Behörden

Die Beobachtung, Sammlung und Auswertung von Arzneimittelrisiken ist sehr detailliert organisatorisch und zudem personell festgelegt. Die Eigenblutherstellung ist gemäß § 67 AMG der zuständigen Landesbehörde vor Aufnahme der Tätigkeit zu melden. Die Herstellung von Eigenblut ist nur dann nicht der zuständigen Behörde anzuzeigen, wenn entnehmender und transfundierender Arzt personenidentisch sind. Die Behörde ist je nach Bundesland den Regierungspräsidien oder dem jeweiligen Landesamt für Jugend, Gesundheit und Soziales zugeordnet.

Gemäß § 69 ist es Aufgabe der zuständigen Behörden, das Inverkehrbringen von Arzneimitteln zu untersagen und den Rückruf zu veranlassen, wenn der begründete Verdacht besteht, dass Qualitätsmängel oder eine mangelnde Wirksamkeit vorliegen. Auch die *Herstellungserlaubnis* kann entzogen werden.

6.3 Infektionsschutzgesetz

Seit dem 1. Januar 2001 hat das Infektionsschutzgesetz (IfSG) das frühere Bundesseuchengesetz (BSG) und die Laborberichtsverordnung (LabVO) abgelöst. Das IfSG ist Bestandteil des Gesetzes zur Neuordnung seuchenrechtlicher Vorschriften (SeuchRNeuG). Zweck des Gesetzes ist es, „übertragbaren Krankheiten beim Menschen vorzubeugen, Infektionen frühzeitig zu erkennen und ihre Weiterverbreitung zu verhindern (§ 1)".

Es werden nur *akute Fälle* erfasst und es gibt nun zwei Kategorien von Meldepflichten: Krankheitsbilder (§ 6) und Krankheitserregernachweis (§ 7) werden getrennt erfasst. Da alle Erreger, auf die Blutspender routinemäßig getestet werden, in § 7 gelistet sind und auch einige Krankheiten in § 6 genannt sind, die bei Blutspendern oder -empfän-

gern auftreten können, ist das IfSG auch für die Transfusionsmedizin von Bedeutung.

Die Umsetzung von Bundesgesetzen und damit auch dieses Gesetzes liegt in der Zuständigkeit der Bundesländer. Informationen und Äußerungen des RKI zu spezifischen Fragestellungen haben somit nur empfehlenden Charakter, bis zu 16 verschiedene amtliche Meinungen sind also bis zu einer bundesweit einheitlichen Regelung möglich. Ansprechpartner ist im Zweifelsfall immer das zuständige Gesundheitsamt, dessen Adresse auch über das RKI in Berlin zu erfahren ist.

§ 6 Meldung von Krankheitsbildern

Die Meldung von Krankheitsbildern ist grundsätzlich bei *Verdacht, Erkrankung oder Tod* unverzüglich (<24 h) an das zuständige Gesundheitsamt zu melden. Die vom BSG bekannte Differenzierung der Meldepflicht nach Tod, Erkrankung oder Verdacht wurde aufgegeben.

Für die Transfusionsmedizin können vorwiegend folgende der insgesamt 15 im Gesetzestext erwähnten Erkrankungen relevant werden:
- akute Virushepatitis
- Masern,
- Poliomyelitis (schlaffe Lähmung),
- Tuberkulose,
- Milzbrand,
- TSE („transmissible" spongiforme Enzephalopathie).

Die Verantwortlichkeiten und Meldewege müssen in einer Standardarbeitsanweisung (SOP), die teil des Qualitätssicherungshandbuches ist, festgelegt werden. In Krankenhäusern ist neben dem feststellenden Arzt auch der leitende Arzt bzw. der leitende Abteilungsarzt für die Meldung verantwortlich (§ 8). Die zu meldenden Angaben ergeben sich aus § 9 IfSG:
- Name, Vorname des Patienten
- Geschlecht
- Geburtsdatum
- Anschrift
- Diagnose/Verdachtsdiagnose
- Tag der Erkrankung
- Infektionsquelle
- Name, Anschrift des Krankenhauses
- Name, Anschrift der Untersuchungsstelle (z.B. des Labors)
- Name, Anschrift des Meldenden

§ 7 Nachweis von Krankheitserregern

Bei *akuter Infektion* ist der direkte oder indirekte Nachweis von Krankheitserregern meldepflichtig. Im Bereich des Blutspendewesens betrifft dies alle Erreger, die nach den Richtlinien getestet werden. Es wird unterschieden nach einer *unverzüglichen namentlichen Meldung* an das zuständige Gesundheitsamt:

- Hepatitis-B-Virus (HBV)
- Hepatitis-C-Virus

und einer *nichtnamentlichen Meldung innerhalb von 2 Wochen* an das RKI in Berlin:

- HIV
- Treponema pallidum

Die Meldung an das RKI hat auf dem in § 10 vorgegebenen Formblatt (Abb. 6.1) zu erfolgen.

Es ist noch nicht einheitlich geregelt und geklärt, was jeweils als Nachweis des Erregers zu betrachten ist. Es wird vorgeschlagen, dass der Nachweis des Infektionserregers erst dann erbracht ist, wenn zusätzliche *Bestätigungs- und Ergänzungstests* eindeutig positiv sind.

> **Merke:** Bei HBV ist zusätzlich zum HBs-AG-Test in verschiedenen Systemen der Neutralisationstest (NT), der Anti-HBc-Test oder der Nukleinsäuretest (HBV-NAT) durchzuführen.
>
> Bei HCV ist zusätzlich zum Anti-HCV (ELISA) ein Immunoassay für Einzelantigene (Anti-HCV-EIA) oder ein Nukleinsäurenachweis zu führen (HCV-NAT).
>
> Bei HIV ist zusätzlich zum Anti-HIV 1/2 (EIA, ELISA) der Immunoblot (Western-Blot) oder der Nukleinsäuretest (NAT) erforderlich.
>
> Bei Treponema pallidum ist zusätzlich zum TPHA-Test der FTA-Abs durchzuführen.

Dieses Vorgehen dient dem Ausschluss von Probenverwechslungen und der sachgerechten Verständigung eines Patienten bzw. Spenders. Ansonsten würde die Information primär durch das Gesundheitsamt erfolgen und nicht nur bei begründetem Verdacht durch den behandelnden/betreuenden Arzt.

Da es keinen Labortest für akute HCV-Infektionen gibt, sind speziell für *HCV* alle Erregernachweise zu melden, wenn keine chronische Infektion bekannt ist.

Da durch völlig anonyme Meldungen, wie sie bei HIV bisher üblich waren, nicht entdeckbare Mehrfachmeldungen in bis zu 50% aufgetreten sind, ist jetzt eine *fallbezogene Verschlüsselung* für HIV-

Neudiagnosen eingeführt, wie sie schon bei der Aids-Fallerfassung existiert. Diese Meldung ist mit einem neuen *RKI-Durchschlagbogen* durchzuführen, der sowohl Angaben des Laborarztes als auch des behandelnden Arztes enthält.

Die Art der Verschlüsselung ist durch § 10 IfSG genau geregelt.

In Zukunft sollen diese Daten nun dazu beitragen, über eine bessere Einschätzung der aktuellen Situation eine effektivere Prävention und Intervention zu betreiben.

6.4 Richtlinien zur Gewinnung von Blut und Blutbestandteilen und zur Anwendung von Blutprodukten (Hämotherapie)

Seit mehr als 25 Jahren wird durch kontinuierliche Fortschreibung der Richtlinien dem schnellen Fortschritt in der Hämotherapie Rechnung getragen. Diese Richtlinien werden von einem Expertengremium erarbeitet und vom Wissenschaftlichen Beirat der Bundesärztekammer in Zusammenarbeit mit dem Paul-Ehrlich-Institut herausgegeben. Nach Inkrafttreten des neuen Transfusionsgesetzes im Juli 1998 wurden die Richtlinien von 1996 intensiv überarbeitet und zum Juli 2000 erlassen (Neufassung und Kommentare, 2001).

Die Richtlinien stellen zusammen mit den „Leitlinien zur Therapie mit Blutkomponenten und Plasmaderivaten" ein Regelwerk dar, das der Ärzteschaft als Richtschnur dienen kann und soll, damit Blutprodukte effektiv und sicher eingesetzt und Blutspender vor Schäden geschützt werden. Sie sollen allen Ärzten ein sicheres Fundament vermitteln, die mit dem Gewinnen, Herstellen, Lagern, Abgeben, In-Verkehr-Bringen von Blut, Blutbestandteilen oder Blutprodukten, mit blutgruppenserologischen und sonstigen transfusionsrelevanten Untersuchungen und mit der eigentlichen Transfusion befasst sind.

Es werden Mindestvoraussetzungen definiert, an die sich die Ärzte gemäß Standesrecht zu halten haben. Das Transfusionsgesetz (TFG) macht rechtliche Vorgaben, die diesen Richtlinien einen wesentlich höheren Stellenwert einräumen. Durch die

Abb. 6.1 Formblatt des Robert-Koch-Instituts   ▶

45753

ROBERT KOCH INSTITUT

ERHEBUNGSBOGEN FÜR POSITIVE HIV-BESTÄTIGUNGSTESTE

Erfassung der in der Bundesrepublik Deutschland diagnostizierten HIV-Infektionen
nach § 7 Abs. 3 IfSG

☎ 030/ 4547-3421, -3424
01888/ 754-3421, -3424
Fax 030/ 4547-3566
01888/ 754-3566

Angaben zur untersuchten Person

○ ☐ ○ ☐

Familienname   Vorname

Um Mehrfachmeldungen erkennen zu können, wird eine **fallbezogene Verschlüsse-lung** aus Elementen des Vor- und Familiennamens des Patienten benutzt. Bitte vom Vor- und Familiennamen nur den **dritten Buchstaben** in den Kreis und die **Anzahl der Buchstaben** in das Kästchen eintragen. Bei mehr als 9 Buchstaben bitte eine Null in das Kästchen eintragen. **Umlaute** werden als **zwei Buchstaben** gezählt. Bei zusammen-gesetzten Vor- bzw. Familiennamen nur den ersten Namensteil berücksichtigen. Namens-zusätze (z. B.: Dr., von) entfallen.
Beispiele:
Dr. Schultz, Sabine Ⓗ 7 Ⓑ 6 , zur Mühle-Ambach, Karl-Heinz Ⓔ 6 Ⓡ 4 .

Stempel des Berichtenden

Nummer des berichtenden Labors ☐☐☐☐

Geburtsdatum

Monat ☐☐ Jahr ☐☐☐☐

Geschlecht

Männlich ○
Weiblich ○
Unbekannt ○

Erste drei Ziffern der Postleitzahl (Deutschland)

– der Hauptwohnung des Untersuchten ☐☐☐
– ersatzweise des einsendenden Arztes ☐☐☐
– ersatzweise des einsendenden Labors ☐☐☐
– bei Wohnort im Ausland ☐
　　　　　　　　　　　　　　　Land

Diagnose

Datum des HIV-Testes Monat ☐☐ Jahr ☐☐☐☐

Nachweis von Antikörpern gegen
HIV-1 ○
HIV-2 ○

Bestätigung im eigenen Labor
Ja ○
Nein ○

Welcher Bestätigungstest wurde durchgeführt
Western Blot ○
Immun-Fluoreszenz ○
Immun-Präzipitation ○

Ist dies der erste in Deutschland durchgeführte positive Bestätigungstest?
Ja ○   Nein ○   Keine Angabe möglich ○

Nur bei Neugeborenen ≤ 18 Monate
Positiver AK-Nachweis (HIV-exponiertes Kind) ○
Positiver Virusnachweis (HIV-infiziertes Kind) ○

Letzter negativer HIV-Test ☐☐ ☐☐☐☐
　　　　　　　　　　　　　Monat　Jahr

CD4-T-Zellzahl bei aktueller HIV-Diagnose ☐☐☐☐ /µl

Viruslast bei aktueller HIV-Diagnose ☐ /ml

Klinisches Stadium der HIV-Erkrankung (CDC)
Asymptomatisch (A) ○
Symptome, kein AIDS (B) ○
Symptome, AIDS (C) ○
Keine Angabe ○

Angaben zum wahrscheinlichen Infektionsweg/Infektionsrisiko

Sexuelle Kontakte unter Männern ○

i.v. Drogengebrauch ○

Hämophilie ○

Bluttransfusion/Blutprodukte ○ ☐☐ ☐☐☐☐
(außer Hämophilie) 　　　 Monat　Jahr

Berufliche Exposition ○
(Medizinalberufe)*

Heterosexuelle Kontakte ○ ⟶

Patient aus Endemiegebiet ○

Prä-/perinatale Infektion ○ ⟶

Andere Risiken* ○

Infektionsrisiko ist nicht zu ermitteln ○

Informationen zum Risiko der vermuteten Infektionsquelle bei
– heterosexueller Transmission (Risiko des Partners)
– prä-/perinataler Infektion (Risiko der Mutter)

Sexuelle Kontakte unter Männern ○
i.v. Drogengebrauch ○
Hämophilie ○
Bluttransfusion/Blutprodukte ○
(außer Hämophilie)
Heterosexuelle Kontakte ○
Endemiegebiet* ○
Andere Risiken* ○

HIV-Infektion der Infektionsquelle gesichert
Ja ○ Nein ○

Land, in dem die HIV-Infektion wahrscheinlich erworben wurde
Deutschland ○ anderes Land ☐

Herkunftsland des Patienten
Deutschland ○ anderes Land ☐

Bemerkungen (Ergänzende Angaben zu Diagnostik, Befund, Infektionsrisiken usw.)

* Bitte näher erläutern

vom Labor auszufüllen

RKI/AZ 01/2001

§§ 12, 18 TFG wurde der Bundesärztekammer (BÄK) und dem Paul-Ehrlich-Institut (PEI) ausdrücklich die Aufgabe zugeteilt, nach Anhörung von Sachverständigen unter Empfehlungen der WHO, des Europarates und der EU den allgemeinen Stand der Wissenschaft und Technik festzustellen.

> **Merke:** Der allgemein anerkannte Stand der medizinischen Wissenschaft und Technik wird gemäß §§ 12, 18 TFG von der Bundesärztekammer im Einvernehmen mit dem Paul-Ehrlich-Institut nach Anhörung von Sachverständigen nach Berücksichtigung internationaler Empfehlungen festgestellt.

In den neuen Richtlinien nimmt die Qualitätssicherung gemäß § 15 TFG einen breiten Raum ein. Sehr viele Bedingungen und Abläufe werden detailliert festgelegt und engen den individuellen Handlungsspielraum ein. Dies führt zwar zur Etablierung von Qualitätsstandards und fördert die Transparenz gegenüber den Aufsichtsbehörden sowie Landesärztekammern im Sinne der Hämovigilanz, ist aber mit einem erheblichen bürokratischen Aufwand verbunden. Bei der Anwendung von Blutprodukten bleibt wenig Raum für individuelles Handeln und für Kreativität.

Insgesamt gesehen weichen die neuen Richtlinien 2000 deutlich von denen aus dem Jahr 1996 ab. Die Gliederung erfolgte nach den Vorgaben des TFG:
1. Allgemeines (Herstellung und Anwendung)
2. Gewinnung von Blut und Blutbestandteilen
3. Herstellung, Lagerung, Transport
4. Anwendung

Für den klinisch tätigen Arzt sind naturgemäß die Kap. 1 und 4 von besonderer Bedeutung. Diese sollen nachfolgend hinsichtlich der Änderungen zu den früheren Richtlinien erläutert werden. Für jeden blutherstellenden oder transfundierenden Arzt ist die gründliche Lektüre der Richtlinien natürlich eine *„conditio sine qua non"*. Trotz der aktuellen Gültigkeit und der rechtlichen Bedeutung sind diese aber einer andauernden fachlichen Überprüfung und Diskussion unterworfen und werden in absehbarer Zeit wieder überarbeitet werden. Aus diesem Grunde werden exemplarisch auch Anregungen, Interpretationen und Kritiken namhafter Autoren (Kretschmer et al. 2001) erwähnt.

Zu 1. Die Ärzte sind verpflichtet, den *allgemeinen Stand des Wissens* zu beachten. Gemäß TFG ist dies der Fall, wenn die Richtlinien der BÄK eingehalten

worden sind. Im offiziellen Kommentar der Bundesregierung zum TFG wird aber eingeschränkt, dass dies im Einzelfall widerlegbar ist. Es sind also auch neue Erkenntnisse, Erfahrungen und Stellungnahmen von anerkannten Fachexperten und Fachgesellschaften zu beachten. Daraus ergibt sich eine gewisse Unsicherheit der Bewertung aktueller Erkenntnisse.

Zu 1.1. Die Richtlinien gelten für *Ärzte und alle anderen Personen*, die Leistungen durchführen. Nicht gültig sind die Richtlinien für forensische Untersuchungen, für homöopathische oder immuntherapeutische Eigenblutprodukte.

Zu 1.2. Es werden keine Mindeststandards, sondern eine *optimale Versorgung* mit Blutprodukten gefordert.

Zu 1.3. Besondere Betonung liegt auf einer umfassenden Qualitätssicherung (QS) einschließlich Dokumentation und Datenschutz.

Zu 1.4. Die Leitung einer Einrichtung, eines Krankenhauses muss im Rahmen einer Dienstanweisung das erarbeitet Qualitätssicherungssystem durchsetzen. Ein Qualitätsmanagementhandbuch (*QMHB*) ist zu erstellen, regelmäßig zu aktualisieren und muss zudem allen Mitarbeitern zugänglich sein. Zentraler Teil der QS ist eine funktionsfähige Selbstinspektion. Zukünftig kann erhöhte Qualität auch durch eine verbesserte Aus-, Fort- und Weiterbildung erreicht werden.

Zu 1.4.1. Qualitätssicherungssysteme sollen *größtmögliche* Sicherheit und Nutzen bringen. Es ist nicht von einer wissenschaftlich und technisch möglichen und finanzierbaren Sicherheit die Rede. Externer Sachverstand sollte herangezogen und genutzt werden, bis Transfusionsverantwortliche und -beauftragte ausreichend qualifiziert sind. Hinsichtlich der Besitzstandwahrung muss beachtet werden, dass im Einzelfall nicht ein *Übernahmeverschulden* vorliegt.

Transfusionsverantwortliche (TV) und Transfusionsbeauftragte (TB) sollen über *hämostaseologische Grundkenntnisse* verfügen.

Die Krankenhausleitung ist in die Transfusionskommission einzubeziehen, da die Entscheidungen kostenrelevant sein können.

Fortbildungen für alle beteiligten Mitarbeiter und die Aushändigung von Dienstanweisungen für neue Mitarbeiter sind zu ermöglichen.

An den *transfundierenden Arzt* werden außer der Kenntnis der „Leitlinien" und der richtigen Indikationsstellung zur Transfusion keine formalen Anforderungen gestellt, er muss aber die dafür nötigen Kenntnisse und ausreichende Erfahrung besitzen.

Zu 1.5. Das geforderte theoretische Seminar über 16 h ist für TV und TB dringend angezeigt, um nicht dem Vorwurf des Übernahmeverschuldens ausgesetzt zu sein. Sobald an einer zentralen Stelle Blutkonserven verschiedener Blutgruppen zwischengelagert werden, handelt es sich um ein Depot. Unerheblich ist die Durchführung einer Kreuzprobe für die Definition des Depots.

Die Qualifikation für die *Eigenblutspende* ist unter 2.7.5 geregelt.

Zu 1.6. Es wird gemäß § 18 TFG („Überwachung der QS durch die Ärzteschaft") festgelegt, dass ein *Qualitätsbeauftragter* (*QB*) eingesetzt wird, der zwar transfusionsmedizinisch *nicht* fachkompetent sein muss, aber z.B. einen Kurs nach den Vorgaben des Curriculums „Qualitätssicherung/Ärztliches Qualitätsmanagement" absolviert haben sollte. Der QB muss eine approbierte ärztliche Person sein und ist in der Funktion weisungsunabhängig, er darf in der stationären Krankenversorgung allerdings nicht gleichzeitig TV oder TB sein.

Die Aufgaben des QB sind abhängig von der Komplexität des Qualitätsmanagementsystems einer Einrichtung und sollten in dieses integriert sein.

Jedes Jahr zum 31.12. hat der QB durch Vorlage des Qualitätssicherungshandbuches (QSHB) bei der zuständigen Landesärztekammer nachzuweisen, dass das Qualitätssicherungssystem bei der Anwendung von Blutprodukten den Vorgaben der Hämotherapierichtlinien entspricht. Nach Auffassung der BÄK hat der QB ein hohes haftungsrechtliches Risiko, da er für die *formale* Durchführung des Qualitätssicherungsmaßnahmen verantwortlich ist und die Instrumente der QS kennen muss.

Zu 1.7. Gemäß § 16 TFG müssen unerwünschte Ereignisse (UE) und Nebenwirkungen (UAW) sowie schwerwiegende Nebenwirkungen gemeldet werden. Einzelheiten sind bei 4.5.8 geregelt.

Zu 2.7. Für die Organisation, Herstellung, Lagerung und Transfusion von *Eigenblutkomponenten* gelten grundsätzlich die in diesen Richtlinien niedergelegten Vorschriften. Abweichungen ergeben sich durch patientenspezifische Besonderheiten und

aus den daraus folgenden Eigenheiten der Blutprodukte. Jede autologe Hämotherapie ist eine ärztliche Handlung und bedarf der Indikation.

Die behandelnde Person ist über die Möglichkeit der Anwendung von Eigenblut aufzuklären, wenn nach der hauseigenen Statistik eine Transfusionswahrscheinlichkeit von >10% vorliegt.

Es macht keinen Sinn, von anämischen Patienten Blut abzunehmen. Feste Altergrenzen sind nicht vorgegeben. Nach individueller Risikoabwägung wird ein Spendeplan erstellt.

Als *Kontraindikation* gelten Infektionen, akute Erkrankungen und schwere pulmonale und kardiale Infektionen.

Die Richtlinien legen *nicht* fest, welche **Laborparameter** zu untersuchen sind; gefordert werden mindestens Anti-HIV 1/2, HBs-Ag und Anti-HCV sowie der Hämatokrit. Bei Ablehnung durch den Patienten muss erneut entschieden werden. Nicht erforderlich sind HCV-NAT, TPHA und GOT. Die *Temperatur* ist bei jeder Entnahme zu ermitteln.

Obwohl nicht vorgeschrieben, sollte ein breites Spektrum von Voruntersuchungen (Anamnese, Blutdruck, Puls, EKG, Sauerstoffsättigung, Allgemeinzustand, Körpergewicht, Leukozyten etc.) stattfinden, um das Spenderisiko des Patienten gering zu halten. Bis auf das EKG und die Sauerstoffsättigung werden alle diese Punkte auch bei der homologen Spende überprüft!

Das *Etikett* der Konservenbeutel muss Namen und Anschrift des Herstellers, Entnahme- und Verfallsdatum, genaue Bezeichnung der Komponente, Name, Vorname und Geburtsdatum des Patienten sowie die Bezeichnung „Eigenblut" aufweisen. Die Blutgruppe muss *nicht* erwähnt sein. Die **Unterschrift** des Patienten kann zur Vermeidung von Verwechslungen beitragen.

Eigenblut *darf* als leukozytendepletiertes Vollblut oder in Blutkomponenten aufgetrennt gelagert werden, ist aber getrennt von homologen Blutprodukten zu lagern.

Zu 4. Die Inhalte des *Qualitätssicherungssystems* (QS) sind ausführlich dargelegt. Der zuständige Arzt muss die organisatorischen Abläufe in Form von Organigrammen beschreiben (Lagerung, Transport, Anwendung, Labor, Hygiene). Regelmäßige Kontrollen sind zu dokumentieren und Geräte sowie Räumlichkeiten zu beschreiben. Das Medizin-Produkte-Gesetz (MPG), Arbeitsschutzbestimmungen, Empfehlungen zur Qualitätskontrolle sowie die BÄK-Leitlinien zur Therapie mit Blutkomponenten müssen beachtet werden.

Die Richtlinien enthalten an dieser Stelle erhebliche regulative und bürokratische Vorgaben für Anwender von Blutprodukten, die es für kaum einen anderen medizinischen Bereich gibt. In den meisten klinischen Einrichtungen ist diese Tätigkeit nicht „nebenher" zu erledigen und die Verantwortung dafür kaum zu übernehmen. Die Einrichtung/das Krankenhaus sieht sich ggf. dem Vorwurf des *„Organisationsverschuldens"* und die betreffende Person dem Vorwurf des *„Übernahmeverschuldens"* und der *„Verletzung der Sorgfaltspflicht"* ausgesetzt.

Zu 4.1. *Lagerung* und *Transport* werden geregelt. Die Belieferung des Blutdepots muss unter Bedingungen erfolgen, die auch für den Hersteller gelten (z.B. Erythrozyten + 4 ± 2 °C; Transport +1 bis +10 °C). In der klinischen Einrichtung entscheiden dann die Bedingungen des Transports und der Zwischenlagerung beim Anwender (Operateur, Ambulanz, Station) über die eventuelle Rücknahme der Blutprodukte ins Depot. Sie sollen nur zur *unmittelbaren Anwendung* aus dem Depot abgerufen werden. Vor Ort muss ein geeigneter Konservenkühlschrank vorhanden sein, wenn, wie z.B. im OP, mit relativ großer Wahrscheinlichkeit nicht sofort transfundiert wird. Lagerung und Transport sind durch eine Dienstanweisung (SOP) zu regeln und zu dokumentieren.

Bei kurzen Transportwegen (<10 min) sind keine besonderen Transportbehältnisse mit Temperaturschreiber erforderlich. Bei Raumtemperatur erwärmen sich die Konserven um 4–5 °C/15 min.

Der Anwender muss sicherstellen, dass ein unbefugter Zugriff auf die Konserven nicht möglich ist. *Nicht verwendete Blutprodukte* sollten aus Gründen der patientenbezogenen Dokumentation an die ausgebende Stelle zurück gegeben und dort zentral entsorgt werden.

Zu 4.2 (bis 4.2.4). Der zuständige Arzt ist für die Festlegung des Untersuchungsganges, die Auswertung und für die *blutgruppenserologischen Untersuchungen* verantwortlich. Diese Regelung steht im Widerspruch zum MTA-Gesetz. Externe (Referenz-) Labors können, z.B. bei unklaren Befunden, beauftragt werden.

Ein gültiger Befund der Blutgruppenbestimmung und ein Antikörpersuchtest sollten immer vorliegen, wenn vor einer Operation ein transfusionsbedürftiger Blutverlust mit >0,1% nach der hauseigenen Statistik oder nach der Literatur zu erwarten ist (Kretschmer, 2001).

Es muss nicht nur der Regelbedarf nach der Hausstatistik gekreuzt bereitgestellt sein, sondern auch ein Anteil ungekreuzter, kompatibler Konserven für den Fall von Komplikationen.

Jedes Probengefäß ist eindeutig zu kennzeichnen (Identifikation).

Zur Blutgruppenbestimmung sind in der Regel Serumröhrchen erforderlich, bei neueren Testverfahren (Festphasentechnik, Säulenzentrifugation) kann auch Zitrat- oder EDTA-Blut verwendet werden.

Zu 4.2.5 (bis 4.2.5.6). Bei der Wahl der *Untersuchungsmethoden* müssen auch Erfahrungen und Stellungnahmen von anerkannten Experten und Fachgesellschaften beachtet werden. Da diese jedoch im Einzelfall im Widerspruch zu den Richtlinien stehen können, ist erhebliche Unsicherheit möglich.

Zur Bestimmung des *Rh-Merkmals D* wird die Verwendung zweier monoklonaler IgM-Antikörper unterschiedlicher Klone, die Kategorie D^{VI} *nicht* erfassen, empfohlen. Ein positiver Befund sollte die Agglutinationsstärke 2 (0–4) haben.

Eine Kontrolle der Autoagglutination muss bei jeder Rh-D-Bestimmung mitgeführt werden und eindeutig negativ sein. Ist dies nicht der Fall, so ist der Patient als Rh-positiv (D-positiv) einzustufen. Es darf nicht passieren, dass z.B. eine Rh-negative Mutter irrtümlich als Rh-positiv eingestuft und ihr eine Anti-D-Prophylaxe vorenthalten wird.

Die Bestimmung weiterer Rh- oder sonstiger Blutgruppenmerkmale muss mit zwei verschiedenen Reagenzien und Kontrollen durchgeführt werden.

Zu 4.2.5.7. Der *Antikörpersuchtest* (AST) ist Bestandteil der Blutgruppenbestimmung. Er muss bei jeder Kreuzprobe wiederholt werden, wenn die Blutprobe der letzten Bestimmung länger als drei Tage zurückliegt.

Merke: Nach den gültigen Richtlinien ist der AST nach drei Tagen zu wiederholen, auch wenn zwischenzeitlich *keine* Transfusion stattgefunden hat.

Diese Regelung wird von manchen Experten als übertrieben angesehen, da eine Primärimmunisierung 2–4 Wochen dauert und eine Sekundärimmunisierung (Boosterung) mit der einfachen Kreuzprobe zu entdecken ist. Bei aktuell transfundierten Patienten wird demnach ein erneuter AST nach 2–4 Wochen als ausreichend angesehen.

Der genaue Aufbau der Testzellen für den AST unterliegt einer ständigen wissenschaftlichen Diskussion, ist aber derzeit in den Richtlinien genau vorgeschrieben.

Zu 4.2.5.7.1. Der indirekte Antihumanglobulintest mit zwei Testerythrozytenpräparationen *(indirekter AHG-Test)* ist nach den Richtlinien im Rahmen des Antikörpersuchtestes vorgeschrieben. Es können mit diesem Eigenansatz Autoantikörper und verzögerte hämolytische Transfusionsreaktionen erkannt werden.

Zu 4.2.5.7.2. Der direkte Antihumanglobulintest *(direkter AHG)* dient dem Nachweis von Antikörpern und Komplementfaktoren, die in vivo an Probandenerythrozyten gebunden sind (Autoantikörper, Antikörper bei MHN, Alloantikörper bei Transfusionsreaktionen). Er muss mit mindestens zwei verschiedenen polyspezifischen AHG-Reagenzien durchgeführt werden.

Zu 4.2.5.8. Wenn *irreguläre Antikörper* oder Autoantikörper festgestellt werden, soll man versuchen, die Spezifität und klinische Bedeutung zu klären. Dem Patienten ist bei klinisch relevanten Antikörpern (nicht alle entdeckten AK sind klinisch relevant) ein Notfallpass auszustellen.

Zu 4.2.5.9. Wenn *Transfusionen und Schwangerschaften* innerhalb der letzten sechs Monate bekannt sind, muss nach den aktuellen Richtlinien das *3-Tage-Intervall* für Kreuzproben eingehalten werden. Diese Regelung ist analog zu der für vorausgegangene oder aktuelle Transfusionen.

Auch diese neue Regelung unterliegt wissenschaftlicher Diskussion, da es innerhalb von drei Tagen nach längeren Transfusionsintervallen nicht zu einem sprunghaften AK-Anstieg kommen kann.

Zu 4.2.5.10. In *Notfällen* kann von den Richtlinien abgewichen werden. Transfusionen aus vitaler Indikation können ohne regelhaft abgeschlossene Voruntersuchung erfolgen, was transfundierenden Arzt sorgfältig dokumentiert werden muss. Das *Transfusionsrisiko* ist durch Verwechslungen und Fehlbestimmungen deutlich erhöht.

Wenn *Schnelltests* zur Verträglichkeitsuntersuchung gemacht werden, sind diese durch das *Regelverfahren* zu bestätigen (AB0-Bestimmung mit Serumgegenprobe, Rh-Faktor mit zwei Testreagenzien und Eigenkontrolle).

Das Ergebnis der serologischen Verträglichkeitsprobe und des AST ist dem transfundierenden Arzt unverzüglich mitzuteilen.

Die *Dokumentation* umfasst Hersteller und Chargenbezeichnung von Testreagenzien ebenso wie das Ergebnis blutgruppenserologischer Untersuchungen. Die Verantwortung liegt bei einem transfusionsmedizinisch fort- oder weitergebildeten Arzt, also dem Laborleiter oder dem Transfusionsverantwortlichen.

Blutgruppenbefunde aus Pässen etc. dürfen *nicht* allein einer Transfusion zugrunde gelegt werden, es sei denn, sie stammen aus dem zuständigen Labor und sind dort dokumentiert.

Zu 4.2.5.11 und 4.2.5.12. Für mindestens 15 Jahre müssen Unterlagen zur Transfusion gem. § 14 TFG aufbewahrt werden.

Bei der Schreibweise von Eryzhrozytenmerkmalen, AB0-Untergruppen und Antikörpern gibt es Vorgaben:
- AB0-System: A, B, 0, AB
- AB0-Untergruppen: A(1), A(2), A(1)B, A(2)B
- Rh-System:
  - Rh positiv (D positiv), Rh negativ (D negativ)
  - Schwach ausgeprägtes Antigen D („weak D")
  - qualitativ verändertes D-Antigen („partial D")
  - schwaches partial D (z.B. D-Kategorie VI = D^{VI})

Bei sonstigen Blutgruppenmerkmalen wird auf die internationale Nomenklatur verwiesen.

Bei vollständigen Befunden von irregulären Antikörpern müssen das Verfahren (z.B. ind. AHG), der Titer und die klinische Beurteilung enthalten sein.

Zu 4.3. Es wird deutlich geregelt, dass Blutprodukte nur auf ärztliche Anordnung abgegeben werden dürfen. Die Aufklärung über das Transfusionsrisiko muss bei einer Transfusionswahrscheinlichkeit >10% erfolgen, wobei auf die autologe Transfusion hinzuweisen ist.

Alle Organisationsabläufe sind in einer schriftlichen Dienstanweisung von der Leitung der Einrichtung anzuordnen.

Zu 4.3.1. Die *Anforderung* von Blutprodukten und Plasmaderivaten muss schriftlich erfolgen. Angaben über Schwangerschaft, Medikamente, Vortransfusionen, zeitliche Dringlichkeit, Antikörper und die Blutgruppe sind vom anfordernden Arzt zu machen. *Eigenblutpräparate* müssen vorrangig zur Anwendung kommen.

Zu 4.3.2.1. Der *AB0-Identitätstest* (Bedside-Test) ist zur Bestätigung der Patientenblutgruppe vor der *Transfusion von EK* unmittelbar am Patienten durchzuführen (Empfehlung: vor Transfusion von *zellulären Präparaten*, also auch bei Thrombo- und Granulozyten). Der Test kann delegiert werden, ist dann aber unter **direkter Aufsicht** des transfundierenden Arztes durchzuführen) und ist ein **Identitätstest des Patienten**, *nicht* des Produkts. Es ist keine letzte Kreuzprobe.

Bei geringer Transfusionserfahrung kann ein Bedside-Test des EK und ein Abgleich mit dem Befund des Empfängers sinnvoll sein. Das Weglassen ist aber keine Unterlassung.

> **Merke:** Die Richtigkeit der auf dem Beutel deklarierten Blutgruppe einer Blutkonserve wird vom Hersteller garantiert und muss vom Anwender nicht überprüft werden.

Zu 4.3.3. Die *Transfusion* aller Blutkomponenten erfolgt in der Regel über einen Standardfilter (DIN 58360, Porengröße 170–230 µm). Zertifizierte Anwärmgeräte dürfen nicht höher als +37 °C heizen, die Funktionsfähigkeit muss überprüft werden.

Die Einleitung der Transfusion erfolgt nach schriftlicher Aufklärung und Einwilligung durch den zuständigen Arzt. Die Anwesenheit des transfundierenden Arztes ist zur Überprüfung der Identität aller unmittelbar nacheinander zu applizierenden Blutkomponenten und zu Beginn (5–10 min) der Transfusion der ersten Blutkomponente erforderlich. Unter der Voraussetzung, dass die übrigen, bereits überprüften Blutkomponenten unmittelbar und unverwechselbar am Patienten verbleiben (z.B. 3-Wege-Hahn), können diese auch von entsprechend qualifizierten Pflegekräften appliziert werden. Die näheren Einzelheiten (Dokumentation, Einweisung, Personenkreis) sind im Qualitätssicherungshandbuch festzulegen.

Die Richtlinien erlauben eine sehr sinnvolle und praxisgerechte Arbeitsweise.

> **Merke:** Eine generelle Testung der Empfänger auf Infektionsmarker (HBV, HCV, HIV) vor der Transfusion wird nicht gefordert.

Nach den Richtlinien ist nach Beendigung der Transfusion das Behältnis mit dem Restblut und dem Transfusionsbesteck kontaminationssicher abzuklemmen und für 24 h bei +4 ± 2 °C aufzubewahren.

Aus Expertenkreisen gibt es den Hinweis, dass aus praktischen Gründen das Behältnis nicht unbedingt verschlossen sein muss und dass eine Temperatur von <10 °C ausreichend sei (Begründung: Normale Stationskühlschränke gewährleisten häufig nicht solch ein enges Temperaturspektrum. Bei einer bakteriell verursachten relevanten Transfusionsreaktion ist der Nachweis einer entsprechend starken Kontamination mit meist einem Bakterienstamm notwendig, der u.U. aber auch im Empfängerblut angezüchtet werden kann. Wenn mehrere Komponenten über einen Filter transfundiert wurden, ist eine Zuordnung schwierig).

Dennoch sollte versucht werden, die (fast) leeren Behältnisse möglichst sicher zu verschließen, schon um ein Auslaufen zu verhindern, was die weitere Bearbeitung wesentlich erschwert und die Umgebung kontaminiert.

Zu 4.3.5. Erythrozytenkonzentrate sind in der Regel *AB0-gleich* zu transfundieren. Die Möglichkeit der AB0-ungleichen, also AB0-kompatiblen Transfusion, wurde mit den Richtlinien 2000 deutlich eingeschränkt. Da die Erythrozytenkonserven plasmaarm (~ 10 ml/EK) hergestellt werden, ist aber eine kompatible Transfusion risikolos möglich. Es hat sich jedoch gezeigt, dass bei großzügiger Indikation für kompatible 0-Konserven für die Patienten mit der Blutgruppe 0 Rh-negativ und 0 Rh-positiv *Versorgungsengpässe* entstehen.

> **Merke:** Mädchen und Frauen im gebärfähigen Alter sollten *keine* Erythrozytenkonzentrate erhalten, die zu einer Immunisierung gegen Antigene des Rhesus- oder Kell-Systems führen können.

Die Umsetzung dieser Forderung führt zu einem erheblichen Mehraufwand, sie macht die Bestimmung von Rhesusformeln und des Kell-Faktors bei o.a. Personenkreis nötig und erschwert die Blutversorgung.

Hingewiesen sei darauf, dass das Rh-System neben 5 Hauptantigenen noch über 40 weitere hoch- oder niedrigfrequente Antigene beinhaltet. Bei der Transfusion von „Universalblut" (0 Rh neg.) können durchaus Antikörper gebildet werden, so z.B. *Anti-c* bei den 18,5% DCCee-Individuen (Daniels). Anti-c ist nach Anti-D der klinisch bedeutsamste Rh-Antikörper und relativ häufig Ursache verzögerter hämolytischer Transfusionsreaktionen (DHTR) und dem Morbus haemolyticus neonatorum (MHN). Bei Frauen und Mädchen im gebärfähigen Alter muss daher die komplette Rh-Formel bestimmt und bei der Transfusion beachtet werden.

Zu 4.3.6. Die Transfusion von **Thrombozytenkonzentraten** hat zügig zu erfolgen. In der Regel soll AB0- und Rh-kompatibel transfundiert werden, womit AB0-major-Kompatibilität gemeint ist. Eine Kreuzprobe ist nicht erforderlich.

Bei kurzfristiger Zwischenlagerung beim Patienten (<30 min) ist wegen des Stoffwechsels der Zellen ein Rost als Unterlage zu bevorzugen. Auf die ansonsten vorgeschriebene Agitation kann verzichtet werden.

Die Transfusion erfolgt über Standardfilter.

Zu 4.3.7. **Granulozyten** müssen AB0-major-kompatibel transfundiert werden, da die Präparate sowohl Erythrozyten als auch Plasma enthalten. Die Indikation ist streng zu stellen, die Spender werden nach HLA-Merkmalen und ggf. Granulozytenmerkmalen ausgesucht.

Zu 4.3.8. **Frischplasmen** (FFP) werden AB0-gleich transfundiert, in Ausnahmen auch ABO-minorkompatibel.

Zu 4.4. Die **perinatale Transfusionsmedizin** umfasst die Diagnostik fetomaternaler Inkompatibilitäten (FMI) einschließlich deren Prophylaxe und Therapie. Vorbedingung für eine FMI ist eine auf ein bestimmtes Blutzellenerbmerkmal negative Mutter mit konsekutiver Bildung von IgG-Antikörpern. Diese AK werden diaplazentar zum Kind transportiert und können einen Morbus haemolyticus neonatorum (MHN) auslösen. Bei jeder Schwangeren sind die AB0-Blutgruppe und das Rh-Merkmal D zu bestimmen. Bei positivem Antikörpersuchtest (AST) ist weiter zu spezifizieren. Die Ergebnisse sind in den Mutterpass einzutragen.

Antikörper, die für die Auslösung eines MHN irrelevant sind (z.B. IgM-Kälte-Ak), sollten nicht unkommentiert eingetragen werden.

Merke: Für die peri- und postnatale Transfusion müssen CMV-Ak-negative, leukozytendepletierte und bestrahlte Ek verwendet werden, die nicht älter als 7 Tage sind (7 Tage gilt für intrauterine Transfusionen, bei Früh- und Neugeborenen sollten in der Regel die EK nicht älter als 7 Tage sein, höchstens aber 14–28 Tage!).

In manchen Zentren wird in den ersten 100 Tagen ausschließlich 0-Erythrozytenkonzentrat und AB-Plasma transfundiert, da die Ausprägung der Blutgruppenmerkmale sich erst langsam entwickelt und die Bildung von Isoagglutininen erst nach dem 4. Lebensmonat möglich ist.

Nach den Richtlinien ist bei jedem Neugeborenen ein **direkter AHG (Antihumanglobulin-Test)** aus dem Nabelschnurblut durchzuführen. Diese Maßnahme ist in der Diskussion und wohl entbehrlich, wenn die MHN-Anamnese leer ist, keine irregulären AK der Mutter bekannt sind und das Kind nicht unter Anämie oder starkem Ikterus leidet.

Der heute verwendete Säulenzentrifugationstest ergibt viele falsch-positive Ergebnisse, die dann eine umfangreiche Nachuntersuchung auslösen.

Wird bei Rhesus D-negativen Frauen in der 24– 27. Schwangerschaftswoche kein beweisendes Anti-D nachgewiesen, sollte in der 28.-30. SSW **300 µg Anti-D-Immunglobulin** subkutan injiziert werden. Diese Anti-D-Prophylaxe ist bei Rhesus-D-negativen Frauen innerhalb 72 h nach der Geburt eines Rhesus-D-positiven Kindes, Aborten, Amniozentese oder Chorionzottenbiopsie erforderlich.

Neugeborene, besonders Frühgeborene, sind blutungs- und infektionsgefährdet. Folgende Besonderheiten sind zu beachten:

- Bei Blutentnahmen spezielle kleine Monovetten verwenden.
- Blutgruppenserologische Untersuchungen können mit mütterlichem Serum durchgeführt werden (Antikörpersuchtest, Kreuzprobe). Die Blutgruppenbestimmung wird natürlich mit mütterlichem *und* kindlichem Blut durchgeführt!
- Früh- und Neugeborene, die wiederholt transfundiert werden, sollten Erythrozytenkonzentrate von möglichst wenig Spendern erhalten, die durch Aufteilung in mehrere kleine Einheiten von z.B. 100 ml aufgeteilt werden („Baby-Konserven")

Zu 4.5. **Unerwünschte Wirkungen** lassen sich in akute und chronische Wirkungen einteilen (s. Kap. 14 und „Leitlinien").

Da die Symptome bei Transfusionsreaktionen durch bakteriell kontaminierte Blutprodukte kaum von Reaktionen anderer Ursache zu unterscheiden sind, ist bei Auftreten von transfusionsassoziierter Unverträglichkeit eine Blutkultur sowohl von der Konserve als auch vom Empfänger anzulegen.

Die **Symptome** der unerwünschten Wirkungen sind einzeln aufgeführt (Kreuzschmerzen, Unruhe, Übelkeit, Exanthem, Kreislaufinstabilität etc.). Während einer Narkose sind die Blutungsneigung und der instabile Kreislauf am auffallendsten.

Jede unerwünschte Transfusionsreaktion muss geklärt werden, Einzelheiten sind in einer Dienstanweisung (SOP) zu regeln.

Zur Vermeidung einer **Graft-versus-host-Reaktion** bei gefährdeten Empfängern (Stammzell-/Knochenmarktransplantation, Immundefekt, Frühgeborene, Neugeborene, M. Hodgkin, gerichtete Spenden von Blutsverwandten etc.) sind alle Blutkomponenten mit 30 Gy zu behandeln.

Bei Empfängern, die an **Zytomegalie** erkranken können (CMV-negative Schwangere, Frühgeborene, CMV-negative HIV-Patienten, Organtransplantierte etc.), sollten CMV-AK-negative oder leukozytendepletierte Blutpräparate bekommen.

Zu 4.5.8. Alle unerwünschten Wirkungen **(UAW)** durch Transfusion sind mit Datum und Uhrzeit im Krankenblatt zu dokumentieren. Wenn sie einem Blutprodukt zugeordnet werden können und klinisch relevant sind, ist der Hersteller (pharmazeutischer Unternehmer) unverzüglich zu informieren, bei schwerwiegenden Nebenwirkungen auch die Bundesoberbehörde (PEI) und die Arzneimittelkommission der deutschen Ärzteschaft.

Die internen Abläufe müssen in einer Dienstanweisung (SOP) geregelt sein.

Fehltransfusionen **(UE)** sind arzneimittelrechtlich keine unerwünschten Wirkungen, da sie durch nicht bestimmungsgemäßen Gebrauch zustande kommen.

Besteht der begründete Verdacht, dass Empfänger durch **HI-, HC- oder HB-Viren** infiziert wurden, ist eine Rückverfolgung gemäß § 18 TFG zu veranlassen. Dieses Rückverfolgungsverfahren ist entsprechend den Empfehlungen des AK Blut (8. November 2000) durchzuführen.

Zu 4.6. Die Transfusion von **Eigenblut** bedarf einer ärztlichen Indikation. Bei der Eigenbluttransfusion ist der AB0-Identitätstest sowohl mit dem Blut des Empfängers als auch mit dem Konservenblut vorzunehmen. Eine zusätzliche Kreuzprobe ist *nicht* erforderlich.

Unerwünschte Wirkungen können außer der hämolytischen Reaktion (HTR) und der viralen Infektion wie bei homologen Konserven auftreten (Verwechslung, bakterielle Kontamination, Lagerungsschaden).

Nicht verwendete Eigenblutprodukte dürfen aus Gründen der Sicherheit weder zur homologen Bluttransfusion noch als Ausgangsmaterial für andere Blutprodukte weiter verwendet werden. Eine Abgabe an Ärzte für wissenschaftliche Zwecke ist möglich. Der Verbleib ist zu dokumentieren.

Bei der Ausgabe von Eigenblutpräparaten mit **positiven Infektionsmarkern** ist der transfundierende Arzt schriftlich über den Infektionsstatus zu informieren. Die Transfusion und alle vorbereitenden Maßnahmen sind vom Arzt persönlich durchzuführen. Die Etikettierung mit einem Aufkleber „infektiös" wird nicht mehr vorgeschrieben. Nicht verwendete infektiöse Eigenblutpräparate sind speziell zu entsorgen.

Zu 4.7. Die **autologe Stammzelltransfusion** wird im Rahmen klinischer Studien an speziell qualifizierten Zentren zur Behandlung von onkologischen und hämatologischen Erkrankungen eingesetzt. Neben Kap. 2 und 3 dieser Richtlinien (Gewinnung, Herstellung, Lagerung und Transport) sind die „Richtlinien zur Transplantation peripherer Blutstammzellen" der Bundesärztekammer (1997) und die „Empfehlungen zur Blutstammzellapherese" der Deutschen Gesellschaft für Transfusionsmedizin und Immunhämatologie (DGTI) von 1998 zu entnehmen.

Zu 4.9. Die **therapeutische Plasmapherese** (TPE) ist ein Plasmaaustauschverfahren. Mithilfe von Zentrifugation, Präzipitation, Adsorption oder Filtration können größere Mengen von Immunkomplexen oder Toxinen eliminiert werden. Die TPE ist bei immunologischen (z.B. Myasthenie, Guillain-Barré-Syndrom, hämolytisch-urämisches Syndrom), bei hämatologischen (z.B. Morbus Werlhof), bei endokrinologischen (z.B. Thyreotoxikose) oder bei toxikologischen (z.B. akute Leberinsuffizienz) Krankheitsbildern und bei Hyperviskositätssyndromen anwendbar. Für Organisation, Dokumentation und Ausstattung gelten sinngemäß Kap. 1 und 2 dieser Richtlinien.

6.5 Leitlinien zur Therapie mit Blutkomponenten und Plasmaderivaten

Zusammen mit den „Richtlinien zur Gewinnung von Blut und Blutbestandteilen und zur Anwendung von Blutprodukten" verfolgt die Bundesärztekammer das Ziel, dem transfundierenden Arzt konkrete Handlungsanleitungen für einen kritisch reflektierten Umgang mit Blut und Blutprodukten zu geben. Die Aufgabe jedes einzelnen Arztes, verantwortungsbewusste und überlegte *Transfusionen nach Maß* durchzuführen, soll durch die Leitlinien, die jetzt in der 2. Auflage erschienen sind, erleichtert werden. Für schwierige Fälle sollte der weniger erfahrene Kollege vorbehaltlos Rat bei einem transfusionsmedizinischen oder gerinnungsphysiologischen Spezialisten einholen. Die richtige Indikation mit ausreichendem Schutz vor vermeidbaren Risiken ist die entscheidende Voraussetzung für eine effektive und sichere Transfusion.

Der Arbeitskreis des wissenschaftlichen Beirats der Bundesärztekammer hat sich verpflichtet gesehen, aus tradiertem klinischem Wissen abgeleitete Behandlungsgrundsätze und Dosierungen zu prüfen und zu revidieren. Der ausdrücklichen gesetzlichen Forderung nach Sicherstellung eines aktuellen, allgemein anerkannten Standes der medizinischen Wissenschaft und Technik (§ 12 TFG) wird durch diese Leitlinien somit zusätzlich entsprochen (Tab. 6.**1**).

Tabelle 6.1 Inhaltsverzeichnis der „Leitlinien zur Therapie mit Blutkomponenten und Plasmaderivaten"

Kap.	Blutprodukt/ Wirkung	Besonderheiten
1	Erythrozyten- konzentrate	Dokumentation gem. § 14 TFG
		Herstellung
		Präparate
		Qualitätskriterien
		Wirksame Bestandteile
		Physiologie
		Lagerung und Haltbarkeit
		Indikationen der verschiedenen Präparate
		Dosierung/Art der Anwendung
		Kompatibilität
		Relative Kontraindikationen
2	Thrombozyten- konzentrate	Herstellung/Bestrahlung
		Präparate (Einzel-, Pool-, Apherese)
		Bestandteile
		Physiologie und "recovery"
		Lagerung/Haltbarkeit
		Indikationen
		Auswahl/Dosierung
		Refraktärzustand
		Relative Kontraindikationen
		Dokumentation gem. § 14 TFG

Forsetzung Tabelle 6.1

Kap.	Blutprodukt/ Wirkung	Besonderheiten
3	Granulozyten- konzentrate	Herstellung
		Qualitätskriterien
		Wirksame Bestandteile
		Physiologie ("pooling", "recovery")
		Haltbarkeit/Lagerung
		Indikationen
		Dosierung ($1,5–3,5\times10^{8}$ /kg)
		Anwendung (AB0-kompatibel, CMV-neg.)
		Refraktärzustand (immunol./ nicht mmunol.)
4	Gefrorenes Frisch-plasma (FFP)	Herstellung
		Qualitätskriterien
		Wirksame Bestandteile
		Physiologische Hämostase- komponenten
		Lagerung/Haltbarkeit/ Volumen
		Indikationen/Dosierung
		Kontraindikationen (z.B. IgA-Defekt, DIC)

Forsetzung Tabelle 6.1

Kap.	Blutprodukt/ Wirkung	Besonderheiten
5	Humanalbumin	Herstellung
		Qualitätskriterien
		Wirksame Bestandteile
		Physiologie (KOD, Transport, Verteilung)
		Lagerung/Packungsgrößen
		Indikationen
		Kontraindikationen
6	PPSB	Herstellung
		Qualitätskriterien
		Wirksame Bestandteile
		Physiologie (GF II, VII, IX, X, Protein C, S, Z)
		Lagerung/Haltbarkeit/ Packungen
		Anwendungsgebiete/ Dosierung
		Unterbrechung der Cumarin- wirkung
		Kontraindikationen
7	F VIII, vWF, F IX, FEIBA	Herstellung
		Qualitätskriterien
		Wirksame Bestandteile
		Physiologische Funktionen
		Lagerung/Haltbarkeit/ Packungen
		Anwendungsgebiete/ Dosierungen
		Substitution im Kindesalter
		Substitution im Erwachsenen- alter
		Vorgehen bei Hemmkörper- hämophilie
		Hemmkörperelimination durch Erzeugung einer Immun- toleranz
		Kontraindikationen
		Qualitätskriterien
8	Fibrinogen F XIII Fibrinkleber	Wirksame Bestandteile
		Physiologische Wirkungen
		Lagerung/Haltbarkeit/ Packungen
		Anwendungsgebiete (Substitutionstherapie, Operationen)
		Kontraindikationen
		Physiologische Wirkungen

Forsetzung Tabelle 6.1

Kap.	Blutprodukt/ Wirkung	Besonderheiten
9	Antithrombin (AT)	Herstellung
		Qualitätskriterien
		Physiologische Funktion (SERPIN)
		Mangelzustände
		Lagerung/Haltbarkeit/ Packungen
		Anwendungsgebiete
		Art der Anwendung (Gerin- nungsanalyse, Dosierung)
		Kontraindikationen (z.B. HIT, Allergie)
		Qualitätskriterien
10	C1-Esterase- inhibitor C1-INH	Herstellung (Kryopräzipitat)
		Qualitätskriterien
		Physiologie (Hemmung des Komplementsystems, Blockade der F-XIIa-Kontakt- aktivierung, Hemmung von Kallikrein und der Fibrinolyse)
		Lagerung/Haltbarkeit
		Hereditäres Angioödem (HAE I und II)
		Hereditäres Angioödem (HAE III)
		Erworbenes Angioödem (AAE I und II)
		Nicht gesicherte Indikationen (Polytrauma, Sepsis, ARDS, Capillary-Leak-Syndrom)
		Dosierung
11	Humane Immun- globuline	Herstellung (imIg, ivIg)
		Qualitätskriterien
		Wirksame Bestandteile (normale, spezifische Immun- globuline)
		Physiologie (IgG_{1-4}, IgA_{1-2}, IgM, IgD, IgE)
		Lagerung, Haltbarkeit, Packungen
		Indikationen für normale Immunglobuline zur intra- muskulären Injektion (imIg)
		Indikationen für normale Immunglobuline zur intra- venösen Injektion (ivIg)
		Primäre Immundefekt- krankheiten (z.B. CVID, Agammaglobulinämie)

Forsetzung Tabelle 6.1

Kap.	Blutprodukt/ Wirkung	Besonderheiten
12	Autologe Hämotherapie	Autologe Erythrozyten-präparationen: Herstellung, präoperative Eigenblut-spende, Qualitätskriterien
		Hämodilution (HD)
		Maschinelle Autotransfusion (MAT)
		Autologe Thrombozyten-konzentrate (ATK)
		Autologes Frischplasma (AFFP)
		Autologer Fibrinkleber
		Autologe Stammzell-präparationen
13	Unerwünschte Wirkungen	Hämolytische Reaktionen
		Nichthämolytische Reaktionen
		Febrile Reaktionen
		Bakterielle Kontaminationen
		Virusinfektionen
		Allergische Reaktionen
		Pseudoallergische Reaktionen
		Hemmkörperbildungen
		Refraktärzustände
		Heparininduzierte Thrombo-zytopenie: HIT I, HIT II
		Thrombosen
		Purpura
		Aseptische Meningitis
		Transfusionsassoziierte Lungeninsuffizienz (TRALI)
		Akutes Nierenversagen
		Hypervolämie
		Verwechslungen

6.6 Arbeitskreis Blut

Der Arbeitskreis Blut ist ein nationales Experten-gremium nach § 24 TFG, das die Bundesregierung in Fragen der Sicherheit bei der Gewinnung und An-wendung von Blut und Blutprodukten berät. Er er-arbeitet sachverständig und unabhängig fachliche Grundlagen zum Blutspende- und Transfusions-wesen. Die Leitung und Geschäftsführung ist am Robert-Koch-Institut (RKI) in Berlin angesiedelt.

Dem Arbeitskreis Blut gehören Vertreter der Bundesärztekammer, des Deutschen Roten Kreuzes (DRK), der Arbeitsgemeinschaft der Ärzte staat-licher und kommunaler Bluttransfusionsdienste (StKB), des Bundesministeriums der Verteidigung, des Bundesministeriums für Gesundheit, der ein-schlägigen Fachgesellschaften, der pharmazeuti-schen Industrie, der Aufsichtsbehörden der Länder und von Patientenverbänden an (Hämophilie). Zu-sätzlich sind das Bundesinstitut für Arzneimittel und Medizinprodukte (BfArM) sowie das Paul-Ehr-lich-Institut (PEI) als ständige Gäste im Arbeitskreis Blut vertreten.

Die Bildung dieses Arbeitskreises geht zurück auf den Bericht des Bundesgesundheitsministers an den Deutschen Bundestag zur Lage der HIV-In-fektionsgefährdung. Die Etablierung des Gremiums seitens des Bundesgesundheitsministers war eine der Maßnahmen, um die Sicherheit im Bereich von Blut und Blutprodukten zu verbessern. Die Mit-glieder werden vom Bundesgesundheitsminister berufen, die Mitgliedschaft ist ein persönliches Ehrenamt.

Andere Maßnahmen betrafen z.B. die Intensivie-rung der Überwachung von Herstellungsbetrieben und deren Inspektionen durch Einrichtungen der Länder.

Obwohl der Arbeitskreis Blut aus Mitgliedern praktisch aller größerer Organisationen und Insti-tutionen besteht, die sich mit der Gewinnung und Anwendung von Blutprodukten befassen, werden häufiger *externe Sachverständige* zu Beratungen geladen, um deren spezielle Expertise für die jewei-lige Fragestellung und die Erarbeitung von Empfeh-lungen zusätzlich einzubeziehen.

Merke: Die Empfehlungen des Arbeitskreises Blut werden in der Regel in Form von „Voten" des Gre-miums veröffentlicht.

Bei diesen Voten handelt es sich jeweils um eine Empfehlung zu einer bestimmten Fragestellung oder einem Problem. Sie werden innerhalb von 6–8 Wochen nach der Sitzung und Beschlussfas-sung im Bundesgesundheitsblatt publiziert.

Häufig betreffen die Erörterungen des Arbeits-kreises Blut Empfehlungen, bei denen keine Ver-öffentlichung als „Votum" erforderlich oder vor-gesehen ist.

Die als „Voten" verabschiedeten und veröffent-lichten Empfehlungen haben nicht den Charakter einer Verordnung oder eines Gesetzes. Sie ähneln eher den „Richtlinien" der Fachgesellschaften oder Standesorganisationen, z.B. den „Richtlinien" der

Tabelle 6.2 Auswahl der bisher im Bundesgesundheitsblatt veröffentlichten Voten des Arbeitskreises Blut (Stand: Dezember 2001)

Veröffentlichung	Thema
September 1993	Aufwandsentschädigung für Blut- und Plasmaspender, Ausschluss von Drogenabhängigen
März 1994	Effiziente behördliche Kontrolle von Blutspende- und Plasmaspendeinstitutionen
April 1994	Quarantänelagerung, Chargendokumentation, Empfehlungen zur Eigenblutspende, Stellungnahme zur gerichteten Blutspende und Verwandtenspende
Oktober 1994	Nutzung von PPSB
Dezember 1995	Hyperimmunplasma
Dezember 1997	Nukleinsäurenachweistechniken in der Transfusionsmedizin
September 1998	Testung von Blutspenden auf Hepatitis-C-Virus mit Nukleinsäurenachweistechniken (NNT), Filtration von zellulären Blutpräparaten
November 1999	Empfehlung zum Meldewesen nach Transfusionsgesetz § 22 (epidemiologische Daten)
November 2000	Verfahren zur Rückverfolgung ("look back") gemäß § 19 TFG
März 2001	Empfehlung zur Einführung eines neuen Querschnittsbereiches mit Pflichtveranstaltung "Transfusionsmedizin und Hämostaseologie" Im Rahmen der Novellierung der Approbationsordnung
August 2001	Bericht der Arbeitsgruppe: "Gesamtstrategie Blutversorgung angesichts vCJK"
Oktober 2001	Zur europäischen Diskussion über die Aufwandsentschädigung für Blut- u. Plasmaspender

Bundesärztekammer. Die Voten gelten als Stand des Wissens und ergänzen andere Regularien. Da der Arbeitskreis als Beratergremium relativ kurzfristig auf aktuelle Entwicklungen reagieren kann, haben die Voten in der Fachöffentlichkeit eine hohe Akzeptanz.

Obwohl die Empfehlungen nicht rechtsverbindlich wie Verordnungen sind, können bei Nichtbeachtung im Falle eines Schadens Regressansprüche abgeleitet werden, da sie als **Ausdruck des Standes des Wissens** gelten. Die Voten des Arbeitskreises Blut gelten als allgemein annerkannter Stand der Wissenschaft und Technik gemäß § 12 TFG (Tab. 6.2).

Merke: Die Voten, Stellungnahmen und Berichte werden im Bundesgesetzblatt veröffentlicht. Seit einiger Zeit sind die Informationen über das Robert-Koch-Institut (RKI) im Internet abrufbar.

6.7 Besonderheiten bei den Zeugen Jehovas

Das von der Rechtsprechung betonte Selbstbestimmungsrecht gibt dem Patienten die Befugnis, auch eine vital indizierte Behandlung insgesamt oder einzelne Behandlungsmaßnahmen abzulehnen. Es gibt nach der Rechtsprechung kein vom Willen des Patienten unabhängiges ärztliches Behandlungsrecht. Somit darf sich der Arzt auch *nicht* über eine ernsthaft, im Bewusstsein der Konsequenzen erklärte Behandlungsablehnung hinwegsetzen, sonst ist der Straftatbestand der *„vorsätzlichen Körperverletzung"* oder der *„vorsätzlichen gefährlichen Körperverletzung"* erfüllt. Es ist juristisch unstrittig, dass der Patient den ärztlichen Heilauftrag bindend limitieren kann. Es ist nicht ärztliche Aufgabe, Menschen einer besonderen Glaubensrichtung von ihrer religiösen Überzeugung abzubringen, auch wenn sich daraus aus säkular-naturwissenschaftlicher Sicht lebensbedrohliche Konsequenzen ergeben können.

Diese Problematik stellt sich v.a. im Falle der Bluttransfusion bei den Zeugen Jehovas. Diese lehnen aus Glaubengründen die homologe, teilweise auch die autologe Transfusion kompromisslos ab. Nur bei der maschinellen Autotransfusion (MAT) und der präoperativen Hämodilution (ANH) sind Zugeständnisse zu erreichen, wenn das Blut in einem geschlossenen System Teil ihres Kreislaufs bleibt.

Merke: Eine Bluttransfusion gegen die ausdrückliche Weigerung des willenfähigen, voll informierten Patienten ist nicht zulässig.

Die Zeugen Jehovas können sich in ihrer Ablehnung auf mehrere Grundgesetzartikel berufen:

- *Art. 1 GG:* Die Würde des Menschen ist unantastbar.
- *Art. 2 GG:* Recht auf Leben und körperliche Unversehrtheit (Selbstbestimmungsrecht)
- *Art. 4 GG:* Glaubensfreiheit
- *Art. 6 GG:* Schutz von Ehe und Familie

Eine Glaubensüberzeugung bedarf keiner rationalen Begründung. Die Zeugen Jehovas beziehen sich auf verschiedene Bibelstellen:

- *Apostelgeschichte 15, 20:* ... sondern ihnen vorschreibe, dass sie sich enthalten sollen von Befleckung durch Götzen und vom Erstickten und vom *Blut.*
- *Erstes Buch Mose (Genesis) 9, 4:* Allein esset das Fleisch nicht mit seinem *Blut*, in dem sein Leben ist!
- *Drittes Buch Mose (Levitikus) 17, 10–16:* ... denn das Blut ist die Entsühnung, weil das Leben in ihm ist. ... und ich habe den Israeliten gesagt: Ihr sollt keines Leibes *Blut* essen, denn des Leibes Leben ist in seinem Blut.
- *Fünftes Buch Mose (Deuteronomium) 12, 16:* Nur das *Blut* sollst du nicht essen, sondern auf die Erde gießen wie Wasser.

Zeugen Jehovas sind der Überzeugung, dass eine Transfusion zu „ewiger Verdammnis" führt.

Der (transfundierende) Arzt ist durch verschiedene rechtliche und ethische **Normen** gebunden:

- Bundesärzteordnung: Der Arzt dient der Gesundheit ...
- § 323 c StGB: Unterlassene Hilfeleistung
- § 229 StGB: Fahrlässige Körperverletzung
- § 222 StGB: Fahrlässige Tötung
- §34 StGB: Rechtfertigender Notstand
- Berufsethos

Im äußersten Fall ist es denkbar, dass ein Arzt zwischen Skylla und Charybdis steht und durch eine Gewissensentscheidung entscheiden muss, entweder Blut zu verabreichen und damit dem Selbstbestimmungsrecht des Patienten zuwiderzuhandeln oder auf eine Transfusion zu verzichten und so den Tod des Patienten zu riskieren. Stellt man jedoch ein Weiterleben auf der Erde der einer ewigen Verdammnis gegenüber, dann kann die Beurteilung aus einem anderen Blickwinkel erfolgen. Wenn

ein Patient durch Transfusionen in einer Weise behandelt wurde, die den Glaubenssätzen der Zeugen Jehovas widerspricht, muss er mit den harschen und einschneidenden Reaktionen seiner Glaubensbrüder rechnen. Kinder, bei denen vorübergehend das Sorgerecht entzogen wurde, sind schon als „verlorene Seelen" abgelehnt worden.

Diese Konfliktsituation ist höchstrichterlich bislang nicht geklärt und entschieden. Man wird einem Arzt keinen Vorwurf machen dürfen, wenn er nach sorgfältiger Abwägung aller Umstände transfundiert. Beispiele aus der Rechtsprechung gibt es aber nicht, ein „forensisches Restrisiko" bleibt somit bestehen.

Im klinischen Alltag muss bei den Zeugen Jehovas nach Fallgruppen differenziert werden. Dabei gilt der Grundsatz, dass die Verweigerung der Bluttransfusion die Hilfeleistungspflicht des Arztes unberührt lässt, die Hilfeleistungsmöglichkeiten aber limitiert werden:

- *Vitale Indikation:* Bietet nur eine sofortige Transfusion/Operation die Chance der Lebensrettung, ist sie durchzuführen.
- *Elektiver Eingriff:* Der Arzt muss eine Operation nicht durchführen, wenn er dafür Blut benötigt, der Patient dieses aber verweigert. Es empfiehlt sich u.U. die Einschaltung eines Krankenhausinformationsdienstes, um eine Abteilung zu finden, die den Eingriff durchführt.
- *Eingriffe bei Kindern:* Versagen Eltern zulasten ihrer Kinder eine Transfusion, so missbrauchen sie ihr Sorgerecht. Ein Vormundschaftsgericht überträgt dann das Personensorgerecht vorübergehend auf einen Dritten.

Abgesehen von Unfällen und medizinischen Notfällen, bei denen entweder der Patient gar nicht bekannt oder wegen einer vitalen Bedrohung ein ausführliches Gespräch sowie eine sorgfältige Befunderhebung nicht möglich sind (§ 34 StGB, rechtfertigender Notstand) ist bei allen planbaren Eingriffen, die mit einer Wahrscheinlichkeit >10% transfusionspflichtig werden, ein äußerst differenziertes Aufklärungsgespräch zu führen. Durch immer differenziertere Möglichkeiten der Behandlung mit einzelnen Blutfraktionen einerseits und dem zunehmenden Druck behandlungsbedürftiger Zeugen Jehovas, ist die Watch Tower Society als religiöses Leitorgan zu modifizierten Positionen gekommen. Das „Gesamtblut" wird neuerdings anders betrachtet, sodass eine Transfusion mit zellfreien Fraktionen (Gerinnungsfaktoren) möglich erscheint. Bei den „Gemeindeältesten" gibt es jedoch noch keine einheitliche Meinung. Wo immer es möglich ist, sollte daher Kontakt zu Mitgliedern der Reformbewegung innerhalb der Zeugen Jehovas aufgenommen werden (Association of Jehova's Witnesses for Reform on Blood, AJWRB). So dokumentiert die AJWRB umfassend die innergemeinschaftliche Auseinandersetzungen und Positionsveränderungen der Watch Tower Society, die an der Basis oft nicht hinreichend bekannt sind. In Deutschland nennt sich die Initiative „Vereinigung der Zeugen Jehovas für eine Reform in der Blutfrage".

In der überwiegenden Zahl der Fälle sollte es möglich sein, einen Weg zu finden, der sowohl für den Arzt als auch für den Patienten gangbar ist.

6.8   Organisation und Haftung

Es gilt für Blutspender und für Blutempfänger:

Merke: Jeder ärztliche Eingriff in die körperliche Integrität ist als Körperverletzung rechtswidrig, wenn nicht ein Rechtfertigungsgrund vorliegt. Wichtigster Rechtfertigungsgrund ist die Einwilligung.

Eine Einwilligung muss frei von Willensmängeln sein, sie ist unwirksam, wenn sie etwa durch Zwang, Drohung, Täuschung oder Irrtum zustande kommt. Von einer wirksamen Einwilligung kann weiterhin nur gesprochen werden, wenn ihr ein entsprechendes Wissen des Patienten um den Eingriff und die Konsequenzen zugrunde liegt. Dieses Wissen hat der Arzt dem Patienten im Rahmen der ärztlichen Aufklärung, der so genannten *Selbstbestimmungsaufklärung*, zu vermitteln. Ist die Einwilligung unwirksam, weil die Aufklärung mangelhaft war, so wird auch der indizierte und lege artis durchgeführte ärztliche Eingriff zur verbotenen ärztlichen Eigenmacht mit zivil- und strafrechtlichen Konsequenzen für die beteiligten Ärzte.

Der volljährige, willens- und einsichtsfähige Patient willigt selbst in eine Behandlung ein. Diese Einwilligung kann *ausdrücklich* oder *stillschweigend* erklärt werden. Obwohl eine mündliche oder durch schlüssiges Verhalten gegebene Einwilligung juristisch wirksam ist, ist es aus Beweisgründen drin-

gend geboten, auf der Schriftform zu bestehen (d.h. Unterschrift des Patienten unter die Einwilligungsformel).

Ausnahmen vom Einwilligungserfordernis liegen vor, wenn ein sonstiger *Rechtfertigungsgrund* da ist:

- ▪ *Zwangshandlungen* ohne oder auch gegen den Willen des Berechtigten (§ 101 StrafVollZG, § 34 BseuchenG)
- ▪ Abwendung einer *Lebens-/Gesundheitsgefahr*, die das geschützte Interesse des Geschädigten wesentlich überwiegt und wenn der Eingriff angemessen ist (§ 34 StGB)
- ▪ *Mutmaßliche Einwilligung* (z.B. bewusstloser Patient, unvorhergesehene Erweiterung einer Operation)

Die Entscheidung eines einsichts- und willensfähigen, vollinformierten Patienten, der eine dringend notwendige Behandlung oder einzelne Maßnahmen hiervon ablehnt, ist für den Arzt auch dann verbindlich, wenn die Ablehnung irrational oder nicht nachvollziehbar ist.

Beim *Blutspender* kommt als Körperverletzung nicht nur die Blutentnahme in Betracht, sondern ggf. auch eine „Spenderkonditionierung" mit Kortikoiden. Da es sich für den Spender nicht um einen Heileingriff handelt, muss die Aufklärung auch fern liegende Risiken umfassen. Dazu gehören gesundheitliche Folgen wie Kreislaufkollaps sowie eine Beeinträchtigung der Fahrsicherheit und bei der Bedienung gefährlicher Maschinen.

Bei Apherese-/Plasmapherespendern muss zudem die Gefahr der Sepsis und der Luftembolie besprochen werden sowie die Möglichkeit der Reaktion auf Antikoagulanzien und Plasmaersatzpräparate.

Der Spendewillige erhält die Möglichkeit, im Rahmen des freiwilligen, *vertraulichen Selbstausschlusses* von der Spende zurückzutreten.

Obwohl es sich bei der Blutspende nicht um einen klassischen Behandlungsvertrag zwischen Arzt und Patient handelt, besteht auch hier *ärztliche Schweigepflicht* in Bezug auf den Spender.

Für den *Empfänger* (Patienten) gelten prinzipiell die gleichen Rechtsgrundsätze, jedoch mit gewissen Abmilderungen, da es sich für ihn um einen Heileingriff handelt.

Dies gilt in Bezug auf die Einwilligungsfähigkeit. Beim Bewusstlosen kann eine Transfusion ohne ausdrückliche Einwilligung durchgeführt werden, wenn sie im wohlverstandenen Interesse des Patienten liegt und dieser eingewilligt hätte, wenn er dazu in der Lage gewesen wäre (mutmaßliche Einwilligung).

Bei Transfusionsverweigerern (Zeugen Jehovas) hat der Arzt die Entscheidung selbstverständlich zu respektieren (vgl. 6.7).

Rechtzeitig muss über Bluttransfusionen aufgeklärt werden, wenn bei planbaren Eingriffen eine Transfusion ernsthaft, also mit >10% Wahrscheinlichkeit, in Betracht kommt. Die Patienten müssen auf das Risiko einer HIV-, HBV- und HCV- oder sonstigen Infektion sowie weiterer Unverträglichkeiten hingewiesen werden. In diesen Fällen muss außerdem auf Möglichkeit einer Eigenblutspende angesprochen werden, die eine sichere und risikoarme Form der Blutübertragung ist (BGH – Urteil vom 17.12.1991).

Im Aufklärungsgespräch muss eine mögliche Sensibilisierung gegen Blutantigene und die Bildung von irregulären Antikörpern erwähnt werden. Wichtig ist noch die Erläuterung der kritischen Indikationsstellung zur Transfusion und der damit verbundenen Erfolgsaussichten.

Führt ein fahrlässiger Behandlungsfehler *(Verletzung der erforderlichen Sorgfalt)* zur Gesundheitsschädigung oder gar zum Tod eines Patienten, so liegt juristisch eine *fahrlässige Körperverletzung* oder eine *fahrlässige Tötung* vor, die eine zivil- und strafrechtliche Verfolgung nach sich zieht. Eine straf- und zivilrechtliche Haftung kann sich aber auch aus der *Verletzung der Aufklärungspflicht* ergeben. Ein weiterer Haftungsgrundsatz ist die *Unterlassung des Spenderscreenings*.

Es gibt bedeutende Unterschiede im Straf- und im Zivilrecht. Im Strafverfahren geht es um einen persönlichen Schuldvorwurf; gegen die Freiheits- und Geldstrafen schützt keine Haftpflichtversicherung. Im Zivilverfahren hingegen steht die Frage im Vordergrund, wer die wirtschaftlichen Folgen der Komplikationen zu tragen hat, hier tritt die Haftpflichtversicherung ein.

Entsprechend den unterschiedlichen Zielsetzungen gibt es unterschiedliche *Fahrlässigkeitsbegriffe* und *Beweisregeln*. Strafverfahren werden üblicherweise nur in gravierenden Fällen eingeleitet, Zivilverfahren sind häufiger.

Fahrlässig im zivilrechtlichen Sinn handelt, wer die erforderliche Sorgfalt außer Acht lässt; Maßstab ist hierbei das objektiv Erforderliche, nicht das in jenem Ort Übliche!

Fahrlässig im strafrechtlichen Sinn handelt derjenige, dem sein Fehlverhalten zum Vorwurf gemacht werden kann.

Im Strafverfahren gibt es strenge prozessuale Beweisregeln, eine Bestrafung ist demnach nur möglich, wenn der Eingriff nach Überzeugung des Gerichtes
- objektiv ein Behandlungsfehler,
- tatsächlich fehlerhaft und ursächlich für den Gesundheitsschaden oder Tod oder
- ein fahrlässiger Fehler war.

Im Zivilverfahren gibt es eine Reihe von Beweiserleichterungen zulasten des Arztes und zugunsten des geschädigten Patienten:
- *Umkehr der Beweislast* (bei groben Behandlungsfehlern wie Fehltransfusion, bei Beweisvereitelung),
- *Anscheinbeweis* (Ursache gilt als bewiesen, wenn eine typische Folge auf die Ursache hinweist),
- *Aufklärungsbeweis* (der Arzt muss beweisen, dass er wirksam aufgeklärt hat).

Fazit: Der Aufklärung, der Beweissicherung sowie der sorgfältigen Dokumentation aller diagnostischen und therapeutischen Maßnahmen kommt bei Transfusionszwischenfällen ein großes Gewicht zu, um das forensische Risiko so gering wie möglich zu halten.

Haftungsansprüche können auch aus der Hersteller- und Produkthaftung abgeleitet werden. Innerhalb der medizinischen Fachabteilungen tragen die leitenden Abteilungsärzte die Gesamtverantwortung. Bei *Organisationsverschulden* haftet zunächst auch der Chefarzt, dann u.U. der Krankenhausträger.

Bei gleichgeordnet nebeneinander tätigen Ärzten (Anästhesist, Chirurg, Transfusionsmediziner) gilt das Prinzip des Facharztstandards und des Vertrauensgrundsatzes, d.h. jeder ist für seinen Bereich verantwortlich. Organisatorisch müssen so klare Kompetenzabgrenzungen getroffen werden, damit keine Zuständigkeitslücken entstehen.

Die straf- und zivilrechtliche Haftung des Arztes für fehlerhaftes Verhalten von medizinischem Hilfspersonal ergibt sich aus der Übertragung ärztlicher Aufgaben (*Delegationsverschulden*).

Blutspender sind durch eine „Allgemeine gesetzliche Unfall- und Wegeversicherung" gegen Schädigungen im Zusammenhang mit der Blutspende versichert. Dies gilt auch für die Spender-immunisierung, die Spenderkonditionierung und die Plasmaphereseverfahren.

Straf- und Bußgeldvorschriften enthalten die §§ 31, 32 Transfusionsgesetz (TFG) und die §§ 95–97 des Gesetzes über den Verkehr mit Arzneimitteln (AMG).

Literatur

Arbeitskreis Blut. Neue und aktualisierte Dokumente. Voten. Empfehlungen. Link zum Transfusionsgesetz. http://www.rki.de/GESUND/AKBLUT.

Biermann E. Bluttransfusion bei Zeugen Jehovas. Institut für das gesamte Arztrecht, München, 1999.

Bundesärztekammer. Leitlinien zur Therapie mit Blutkomponenten und Plasmaderivaten. 2. Aufl. Vorstand und wissenschaftlicher Beirat der Bundesärztekammer. Köln: Deutscher Ärzte Verlag, 2001.

Bundesgerichtshof. Urteil vom 17. Dezember 1991 – VI ZR 40/91.

Bundesgesetzblatt 2000.

Caspari G. Meldepflichten nach dem Infektionsschutzgesetz in der Transfusionsmedizin. Infus Ther Transfus Med 2001; 28: 218–221.

Daniels G. Human Blood Groups. London: Blackwell Science, 1995.

Deutsch E, Bender A, Eckstein R, Zimmermann R. Transfusionsrecht. WVG, Stuttgart, 2001.

Gesetz über den Verkehr mit Arzneimitteln (Arzneimittelgesetz – AMG) vom 01. Januar 2002. http://www.pei.de/verweise/service.htm.

Gesetz zur Regelung des Transfusionswesens (Transfusionsgesetz – TFG) vom 1. Juli 1998. Bundesgesetzblatt 1998.

Gesetz zur Verhütung und Bekämpfung von Infektionskrankheiten beim Menschen (Infektionsschutzgesetz – IfSG) vom 01.Januar 2001.

Kretschmer V, Karger R. Neue Richtlinien zur Gewinnung von Blut und Blutbestandteilen und zur Anwendung von Blutprodukten (Hämotherapie) – Änderungen, Interpretationen und Kommentar (Teil 1). Infus Ther Transfus Med 2001; 28: 24–43.

Kretschmer V, Karger R. Neue Richtlinien zur Gewinnung von Blut und Blutbestandteilen und zur Anwendung von Blutprodukten (Hämotherapie) – Änderungen, Interpretationen und Kommentar (Teil 2). Infus Ther Transfus Med 2001; 28: 82–94.

Neues Licht in der Blutfrage – Offizielle deutsche Web-Site der Vereinigung der Zeugen Jehovas für eine Reform in der Blutfrage. http://geocities.com/athens/ithaca/6236/index.htm.

Richtlinien zur Gewinnung von Blut und Blutbestandteilen und zur Anwendung von Blutprodukten (Hämotherapie) vom Juli 2000. Neuformulierungen und Kommentare 2001 (Ergänzungen zu den Richtlinien von 2001). Deutsches Ärzteblatt 2001; 46: A 3074.

RKI. Fragen und Antworten. http://www.rki.de/INFEKT/IFSG/IFSG_FAQ.HTM.

Röttgers HR Nedjat S. Zeugen Jehovas – Kritik am Transfusionsverbot nimmt zu. Deutsches Ärzteblatt 2002; 3: A 102.

Umsetzung der Meldung nach § 7 Abs. 3 des Infektionsschutzgesetzes. Bundesgesundheitsbl Gesundheitsforsch Gesundheitsschutz 2000; 43: 875–879.

Wissenschaftlicher Beirat der Bundesärztekammer, Paul-Ehrlich-Institut. Richtlinien zur Gewinnung von Blut und Blutbestandteilen und zur Anwendung von Blutprodukten (Hämotherapie). Fassung 2000. Mit Neufassungen und Kommentaren 2001. Köln: Deutscher Ärzte Verlag, 2002.

7 Blutkomponenten und Plasmaderivate

▶ Pathophysiologie der Blutspende
▶ Blutspendewesen
▶ Konservierung und Lagerung von Blut-
   und Blutkomponenten
▶ Herstellung von Erythrozytenkonzentraten
   und Frischplasma
▶ Herstellung von Thrombozytenkonzentraten
▶ Herstellung von Granulozytenkonzentraten
▶ Sonderpräparate
▶ Aphereseverfahren
▶ Gerichtete Spende

7.1 Pathophysiologie der Blutspende

Blutkomponenten und Plasmaderivate aus menschlichem Blut können generell durch die folgenden
beiden unterschiedlichen Spendetechniken gewonnen werden: Vollblutspende und Hämapherese.

Bei der Vollblutspende wird dem Spender eine
standardisierte Menge Vollblut entnommen (450
bzw. 500 ml), wobei der reine Spendevorgang ca.
12 min nicht überschreiten sollte. Für eine gezielte
Hämotherapie wird das durch die Spende gewonnene Vollblut durch weitere Herstellungsschritte in
seine Komponenten (Frischplasma, Erythrozytenkonzentrat, ggf. Einzelspenderthrombozytenkon-
zentrat) aufgetrennt.

Bei der Hämapherese kann gezielt durch die
Auftrennung des Blutes während der Spende ein
bestimmtes Blutprodukt (beispielsweise Plasma-
pherese, Thrombapherese) oder eine gewünschte
Kombination von Blutprodukten gespendet werden.
Der Spendevorgang kann bis zu 90 min dauern.

Bei der Vollblutspende werden dem Spender
450 bzw. 500 ml Blut entnommen. Die Entnahme
dieser Menge wird von gesunden Menschen mit einem Gewicht über 50 kg in aller Regel gut toleriert.

Nach der Spende ist der Spender sorgfältig zu
überwachen, da der Volumenverlust zu einem Abfall des arteriellen und venösen Drucks führen kann.
Die Kompensation dieses Druckabfalls über Vasokonstriktion dauert bis zu 30 min. In dieser Zeit ist
dem Spender eine Überwachung anzuraten. Er ist
darauf hinzuweisen, dass in den ersten 30 min nach
der Spende keine aktive Teilnahme am Straßen-
verkehr erfolgen darf.

Merke: Der reine Volumenverlust ist in etwa 24 h
ausgeglichen.

Zu beachten ist der Eisenverlust infolge der Blutspende. Durch eine Blutspende sinkt der Hb-Wert
des Spenders um etwa 1 g/dl ab. Der reine Eisenverlust beträgt ca. 250 mg. Da auch bei gesteigerter
Eisenaufnahme maximal 5 mg pro Tag aufgenommen werden können, dauert es mindestens 50 Tage,
bis der spendebedingte Eisenverlust ausgeglichen
ist. Daher ist in den Richtlinien der Bundesärztekammer zur Spenderauswahl die Einhaltung eines
Mindestabstandes von 8 Wochen zwischen zwei
Vollblutspenden vorgeschrieben, empfohlen wird
ein Abstand von 12 Wochen. Während Männern bis
zu 3000 ml Blut pro Jahr im Rahmen einer Spende
entnommen werden darf, ist die Entnahmemenge
für Frauen wegen der Belastung des Eisenhaushalts
auf 2000 ml pro Jahr beschränkt.

Merke: Durch eine Spende auftretenden Eiweiß-
und Thrombozytenverluste sind für den Spender
ohne Relevanz.

In seltenen Fällen kommt es bei Spendern während
oder nach der Spende zu einem Kreislaufkollaps.
In der Regel reichen entsprechende Lagerung des
Spenders sowie orale Flüssigkeitszufuhr zur Behandlung aus, nur selten sind die Gabe von Sympa-
thomimetika oder eine intravenöse Volumenzufuhr
erforderlich.

Bei der Apheresespende können ähnliche vaso-vagale Reaktionen wie bei der Vollblutspende auftreten. Da bei den meisten Apheresegeräten das extrakorporale Volumen allerdings deutlich geringer ist als die 500 ml, die bei einer Vollblutspende dem Spender entzogen werden, treten sie seltener auf.

Das bei der Apherese als Antikoagulans beigemischte Zitrat bindet im Spender ionisiertes Kalzium, was zu Nebenwirkungen führen kann („Ameisenlaufen"). Bei rechtzeitiger oraler Substitution von Kalzium kommt es nur sehr selten zu stärkeren Symptomen bei den Spendern.

Das Spenderblut kühlt während der Apherese in den Zellseparatoren ab, was bei einigen Spendern während der Spende zu einem Kältegefühl führt. Decken oder Wärmedecken für den Spender reichen als Gegenmaßnahmen aus.

Bei der Thrombozytenspende kann es 6–7 Tage dauern, bis die Thrombozytenzahl des Spenders wieder den Ausgangswert vor der Spende erreicht hat. Aus diesem Grund ist es nur in wenigen Ausnahmesituationen erlaubt, die 14-Tage-Grenze zwischen zwei Thrombozytenspenden zu unterschreiten. Bei sehr intensiver Thrombozytenspende kann es zum Absinken der Lymphozytenzahlen kommen, da Lymphozyten und Thrombozyten eine ähnliche Dichte haben.

Bei der Plasmapherese sind wegen der zu erwartenden Eiweißverluste beim Spender regelmäßig das Gesamteiweiß und die IgG-Konzentration im Serum zu bestimmen. Bei einer angenommenen Plasmaentnahme von etwa 1 l pro Woche muss die Albuminsynthese des Spenders um 50% gesteigert werden, um den Albuminspiegel zu halten. Daher ist in Deutschland das Gesamtspendevolumen für Plasma auf 25 l pro Jahr beschränkt.

Bei der Granulozytenapherese kann als Sedimentationsbeschleuniger hochmolekulares HES verwendet werden. HES kann in Spendern bis zu einem Jahr nach Infusion nachgewiesen werden, daher ist die kumulative Dosis bei häufigeren Spenden zu beachten. Da HES ein Kolloid ist, wirkt es als Volumenexpander. Bei Spendern, die HES erhalten, kann es daher zu Kopfschmerzen oder peripheren Ödemen kommen. Mit steigender Zahl an Apheresen kommt es zu einer Ablagerung des HES in den tiefen Hautschichten. Dies führt bei einigen Spendern zu einem massiven, sehr schwer therapierbaren Juckreiz, der in Einzelfällen über Monate anhält. Bei der Verwendung von Sedimentationsbeschleunigern sind daher maximal vier Granulozytapheresen pro Jahr möglich.

7.2 Blutspendewesen

Blutprodukte sind Arzneimittel. Entsprechend ist das Blutspendewesen in Deutschland eindeutig gesetzlich geregelt. An gesetzlichen Vorgaben, die hierbei zu erfüllen sind, sind in erster Linie das Arzneimittelgesetz (AMG) und das Transfusionsgesetz (TFG) zu nennen. Das Transfusionsgesetz verweist wiederum auf die Richtlinien zur Gewinnung von Blut und Blutbestandteilen, die ebenfalls von allen Blutspendeeinrichtungen zu beachten sind. Desweiteren finden auch das Medizinproduktegesetz, die Pharmabetriebsverordnung und die GMP-Leitlinien Anwendung.

Das Arzneimittelgesetz unterscheidet verschiedene Stufen der Arzneimittelherstellung, die unterschiedlichen Formen der Erlaubnis unterliegen:

- Die Entwicklung, Herstellung oder klinische Prüfung von Blutzubereitungen ist gemäß AMG vor Aufnahme der Tätigkeit der zuständigen Landesbehörde anzuzeigen.
- Eine Herstellungserlaubnis wird dann benötigt, wenn Blutzubereitungen zum Zweck der Abgabe an andere hergestellt werden. Abgabe an andere bedeutet, dass der Hersteller der Blutzubereitung nicht personenidentisch mit dem Anwender ist. Die Herstellungserlaubnis muss bei der zuständigen Landesbehörde (Bezirksregierung) beantragt werden.
- Eine Zulassung ist für die Herstellung von so genannten Fertigarzneimittel erforderlich und wird durch die zuständige Bundesoberbehörde (Paul-Ehrlich-Institut) erteilt. Fertigarzneimittel sind nach § 4 AMG Arzneimittel, die im Voraus hergestellt und in einer zur Abgabe an den Verbraucher bestimmten Packung in den Verkehr gebracht werden.

Voraussetzungen für den Erhalt einer Herstellungserlaubnis bzw. einer Zulassung sind ebenfalls im AMG geregelt. Die erforderlichen arzneimittelrechtlichen Funktionen (leitende ärztliche Person, Herstellungsleiter, Kontrollleiter, Vertriebsleiter, Informationsbeauftragter, Stufenplanbeauftragter) müssen von Personen mit der erforderlichen Sachkenntnis besetzt werden.

Für die Herstellung von Eigenblutkonserven gelten teilweise etwas mildere Forderungen an die Qualifikation der Funktionsträger nach dem AMG. So müssen die Herstellungs- und Kontrollleiter für autologe Blutzubereitungen lediglich eine mindestens sechsmonatige transfusionsmedizinische Erfahrung oder eine einjährige Tätigkeit in der Herstellung autologer Blutzubereitungen aufweisen (§ 15 AMG). Auch kann der Herstellungsleiter zugleich Kontrollleiter sein, wenn ausschließlich autologe Blutzubereitungen hergestellt und geprüft werden und Herstellung, Prüfung und Anwendung im Verantwortungsbereich einer Abteilung eines Krankenhauses oder einer anderen ärztlichen Einrichtung stattfinden (§ 14 AMG).

Es erfolgen regelmäßige Begehungen der Blutspendeeinrichtung durch die Bezirksregierung und Vertretern des Paul-Ehrlich-Instituts (PEI).

Merke: Bei Nichtbeachtung der o.g. gesetzlichen Vorschriften kann die Spendeeinrichtung jederzeit durch Vertreter der Aufsichtsbehörden geschlossen werden.

7.3 Konservierung und Lagerung von Blut und Blutprodukten

Die Lagerung von Blutprodukten muss in geeigneten Lagereinrichtungen erfolgen und die vorgeschriebene Temperatur durch geeignete Systeme fortlaufend gemessen und registriert werden. Ferner müssen Alarmeinrichtungen vorhanden sein, die ein Abweichen von der vorgegebenen Lagertemperatur anzeigen.

Merke: Die Lagerung von *Erythrozytenkonzentraten* muss in einem Kühlraum bzw. Kühlschrank erfolgen. Die zulässige Lagertemperatur beträgt + 4 °C ± 2 °C. Die Lagerungsdauer ist abhängig von der verwendeten additiven Lösung und liegt in der Regel zwischen 42 und 49 Tagen.

Durch die Lagerung von Erythrozyten kann ein so genannter „Lagerungsschaden" der Erythrozyten auftreten, der nach Transfusion des Konzentrats in vivo teilweise reversibel ist. Mit steigender Lagerungsdauer kommt es in den Erythrozytenkonzentraten zu einem Abfall der Zellvitalität, zu einem Absinken des pH-Wertes, des ATP-Gehaltes und des 2,3-BPG-Spiegels. Der Plasmakaliumgehalt erhöht sich sehr deutlich, da bei den niedrigen Lagerungstemperaturen die Natrium/Kalium-Adenosin-Triphosphatase in den Erythrozyten nicht ausreichend funktioniert. Die auftretenden biochemischen Veränderungen haben allerdings kaum klinische Signifikanz.

Frischplasmen werden bei ca. –30 bis –40 °C (Toleranz +3 °C) in Tiefkühlschränken oder -truhen gelagert. Die Lagerungsdauer beträgt im Höchstfall 12 Monate.

Thrombozytenkonzentrate sind in Inkubatoren mit Thrombozytenagitator aufzubewahren. Die Lagertemperatur beträgt +22 °C ± 2 °C, die Lagerungsdauer maximal 5 Tage. Während der Lagerung ist eine Degranulation der Thrombozyten zu beobachten. Außerdem treten morphologische Veränderungen des Zytoskeletts der Thrombozyten auf.

Granulozytenkonzentrate werden bei +20 °C bis +24 °C aufbewahrt. Sie sind für den sofortigen Verbrauch bestimmt. Vor der Anwendung müssen sie mit einer mittleren Dosis von 30 Gy bestrahlt werden. Derzeit laufen Studien, um Daten darüber zu sammeln, ob eine Lagerung bis zu 24 h möglich ist.

7.4 Herstellung von Erythrozytenkonzentraten und Frischplasma

Erythrozytenkonzentrate (EK) und Frischplasmen (GFP) können sowohl durch die Weiterverarbeitung von Vollblut, als auch durch Aphereseverfahren (s. 7.8) hergestellt werden.

Vollblut wird in einem Beutelsystem entnommen, in dem ein Stabilisator enthalten ist (Abb. 7.1). Die gebräuchlichsten Stabilisatoren sind CPD und CPDA-1. Das Zitrat-Dextrose-Phosphat-(Adenin-)Gemisch verhindert die Gerinnung des entnommenen Vollblutes. Die Menge an CPD(A-1) im Beutelsystem ist vorgegeben und auf eine bestimmte Menge Vollblut abgestimmt. Das bedeutet, dass auf eine korrekte Befüllung des Vollblutbeutels zu achten ist. Es gibt Beutelsysteme für eine Entnahme von 500 ml Vollblut und Systeme für 450 ml. Vom vorgegebenen Füllvolumen darf maximal um ± 10% abgewichen werden.

Merke: Nach der Spende ist die Auftrennung des Vollblutes in seine Komponenten spätestens innerhalb von 24 h abzuschließen. Das Frischplasma sollte so schnell wie möglich, vorzugsweise innerhalb von 6–8 Stunden nach der Entnahme eingefroren werden.

Die Auftrennung des Vollbluts erfolgt durch einfache physikalische Verfahren im geschlossenen System.

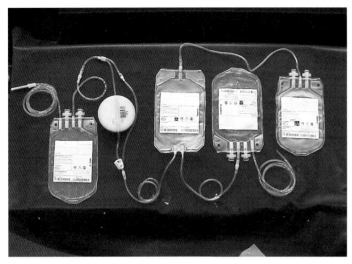

Abb. 7.1 Vollblutentnahmeset mit integriertem Inline-Leukozytenfilter. Im Bild Leukotrap WB der Firma Pall.

Seit Oktober 2001 ist in Deutschland eine Leukozytenfiltration bei der Herstellung vorgeschrieben. Dabei sind zwei Vorgehensweisen möglich:

EK-Filtration. Die EK-Filtration kann bei Aphereseverfahren und bei der Verarbeitung von Vollblutspenden angewandt werden.

Bei Aphereseverfahren passieren die gesammelten Erythrozyten auf ihrem Weg in den Endproduktbeutel einen in das Aphereseset integrierten Leukozytenfilter.

Bei der Vollblutverarbeitung wird die Vollblutspende zunächst *zentrifugiert*, das Plasma sowie die Buffy-coat-Schicht in anhängende Beutel des Beutelsystems abgepresst und danach das Erythrozytenkonzentrat über einen Inline-Leukozytenfilter in einen weiteren Beutel überführt. Bei diesem Verfahren findet eine ausschließliche Leukozytendepletion des Erythrozytenkonzentrats statt.

Vollblutfiltration. Nach einer Ruhephase, die die Phagozytose von potenziell vorhandenen Keimen durch die Spenderleukozyten ermöglichen soll, wird das Vollblut *vor* der Zentrifugation über einen Inline-Leukozytenfilter filtriert. Das filtrierte Blut wird zentrifugiert und Plasma und Erythrozytenkonzentrat abgepresst. Bei diesem Verfahren werden sowohl ein leukoytendepletiertes Erythrozytenkonzentrat als auch ein leukozytendepletiertes Frischplasma aus einer Vollblutspende gewonnen. Durch die Filtration des Vollbluts kommt es zu einem Verlust der Buffy-coat-Schicht, in der sich normalerweise nach der Zentrifugation die Leukozyten und Thrombozyten des Vollbluts ansammeln (Abb. 7.**2**).

7.4.1   Erythrozytenkonzentrate

Das Erythrozytenkonzentrat wird mit 80–100 ml einer additiven Lösung aufgeschwemmt, die zur Aufrechterhaltung der Membranstabilität und zur Unterstützung des Zellstoffwechsels der Erythrozyten beiträgt. Es werden unterschiedliche additive Lösungen eigesetzt. Die in Deutschland am häufigsten verwendeten Lösungen enthalten vorzugsweise Natriumchlorid, Glukose, Adenin und Mannitol. Abhängig von der verwendeten Lösung ist eine La-

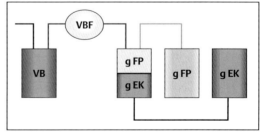

Abb. 7.2 Nach der Filtration des Vollbluts erfolgt die Zentrifugation und Auftrennung des Spenderbluts in FFP und EK. *VB* =Vollblut, *VBF* =Vollblutfilter, *g FP* = gefiltertes Frischplasma, *g EK* = gefiltertes Erythrozytenkonzentrat.

Tabelle 7.1 Qualitätsparameter hergestellter Standardblutpräparate (EK, TK, GFP) und hergestellter Granulozytenkonzentrate

	Leukozytendepletiertes EK	Leukozytendepletiertes TK	GFP	Granulozyten
Monatliche Prüffrequenz	1% der hergestellten Einheiten, mindestens aber 4 Einheiten	1% der hergestellten Einheiten, mindestens aber 4 Einheiten. Besonderheit: Für Faktor VIII 0,5% der hergestellten Einheiten, mindestens aber 2 Einheiten	1% der hergestellten Einheiten, mindestens aber 4 Einheiten	alle hergestellten Einheiten
Anzahl der Sterilitätstestungen	$0,4 \times \sqrt{n}$ (n = Zahl der hergestellten Einheiten/Monat)	$0,4 \times \sqrt{n}$ (n = Zahl der hergestellten Einheiten/Monat)	$0,4 \times \sqrt{n}$ (n = Zahl der hergestellten Einheiten/Monat)	–
Prüfparameter	Volumen, Hämatokrit, Gesamt-Hb, % Hämolyse, Restleukozyten, visuelle Kontrolle, Sterilität	Volumen, Faktor-VIII-Gehalt, Restleukozyten, Restthrombozyten, visuelle Kontrolle, Sterilität	Volumen, Thrombozyten/ml, Restleukozyten, Resterythrozyten, pH-Wert, visuelle Kontrolle, Sterilität	Volumen, Granulozyten/ Einheit

gerung der Erythrozytenkonzentrate 42–49 Tage möglich, die bis zur Ausgabe bei 4 °C ± 2 °C in einem rüttelfreien Kühlschrank erfolgt. Die Lagerung in einem rüttelfreien Kühlschrank ist vorgeschrieben, um Schädigungen der Erythrozyten, selbst durch minimale Vibrationen, zu verhindern.

Das Standard-EK (leukozytendepletiertes Erythrozytenkonzentrat buffy-coat-frei in Additivlösung) weist einen Hämatokrit zwischen 0,5 und 0,7 l/l, einen Gesamt-Hb von ³40 g und einen Restleukozytengehalt von $<1 \times 10^6$ auf. Jeder Hersteller ist verpflichtet, regelmäßige Qualitätskontrollen bei seinen Produkten durchzuführen. Die Qualitätskriterien sind in den Richtlinien der Bundesärztekammer festgelegt. Einen Überblick über die Prüfparameter und den Umfang der notwendigen Qualitätskontrollen gibt Tabelle 7.**1**.

7.4.2 Frischplasma

Frischplasma wird nach Blutentnahme so schnell wie möglich, vorzugsweise innerhalb von 6–8 h, jedoch nicht später als 24 h, eingefroren. Beim Einfriervorgang muss das vollständige Gefrieren des Plasmas innerhalb einer Stunde auf eine Temperatur unterhalb von –30 °C gewährleistet sein. Die maximale Lagerdauer beträgt ein Jahr. Zum Schutz der Übertragung vor Infektionserregern durch Plasma gibt es zwei Verfahren:

■ **Quarantänelagerung:** Bei der Quarantänelagerung wird das gefrorene Frischplasma nur dann therapeutisch eingesetzt, wenn 6 Monate nach der Spende eine erneute Testung des Spenders auf HIV 1/2, HBs-AG und HCV negativ ausgefallen ist. Quarantäneplasma wird aus Einzelspenden hergestellt, die Volumina der einzelnen Präparate schwanken daher. In der Regel sind zwischen 200 und 250 ml pro Quarantäneplasma zu erwarten.

■ **Virusinaktivierung:** Für die Virusinaktivierung wird das Plasma mehrerer hundert Blutspender gepoolt und anschließend einem Solvent-Detergent- (SD-)Verfahren unterzogen. Diese Methode ist nur bei lipidumhüllten Viren wirksam, nichtlipidumhüllte Viren wie z.B. Parvovirus B 19 oder Hepatitis-A-Viren werden durch dieses Verfahren nicht zerstört. Das Poolplasma wird nach der Virusinaktivierung in 200 ml Portionen abgefüllt, weshalb SD-Plasma-Präparate *immer dasselbe Volumen* enthalten. Durch das Verfahren der Virusinaktivierung sind SD-Plasmen zellfrei. Der Gehalt an hochmolekularen Polymeren des Willebrand-Faktors ist beim Poolplasma sehr gering. Nach Virusinaktivierung und Portionierung des Poolplasmas wird das SD-Plasma ebenfalls schockgefroren und bei –30 bis –40 °C gelagert.

Durch die Virusinaktivierungsschritte kommt es zu einem generellen Abfall der Gerinnungsfaktoren in den SD-Plasmen auf bis zu 80% des Ausgangswertes.

> **Merke:** Die Herstellung von GFP („gefrorenen Frischplasmen") unterliegt ebenso wie die EK-Herstellung Vorschriften über die Art und Häufigkeit von Qualitätskontrollen. Wichtigstes Prüfkriterium für Frischplasmen ist der Faktor-VIII-Gehalt. Bei der Testung von Einzelproben muss der Faktor-VIII-Gehalt ≥70% des Ausgangswertes betragen, bei der Pooltestung ≥0,7 U/ml.

7.5   Herstellung von Thrombozytenkonzentraten

Thrombozytenkonzentrate können aus dem „buffycoat" von Vollblutspenden oder durch Aphereseverfahren gewonnen werden. Man unterscheidet bei den Thrombozytenkonzentraten (TK) zwischen Einzelspender-, Pool- und Apherese-TK.

Für Thrombozytenkonzentrate gilt genau wie für Erythrozytenkonzentrate seit Oktober 2001 die Pflicht zur herstellerseitigen Leukozytendepletion.

7.5.1   Einzelspenderthrombozytenkonzentrat

Nach Zentrifugation der Vollblutspende werden durch erneute Zentrifugation des „buffy-coat" die darin enthaltenen Thrombozyten angereichert und steril in einen Beutel abgepresst. Die Leukozytenreduktion wird durch Leukozytenfiltration erreicht.

Aus einer Vollblutspende lässt sich ca. 1/4 bis 1/6 einer Erwachsenendosis gewinnen. Ein Einzelspender-TK enthält $60–80\times10^9$ Thrombozyten in ca. 40–80 ml Plasma.

7.5.2   Pool-Thrombozytenkonzentrat

Für das Pool-TK werden mehrere Einzelspender-TK oder mehrere „buffy-coat" gepoolt. Es enthält $2–4\times10^{11}$ Thrombozyten in 200–350 ml Plasma oder Plasmaersatzlösung. Die Leukozytenreduktion wird durch Leukozytenfiltration erreicht.

7.5.3   Apheresethrombozytenkonzentrat

Bei Apherese-TK wird das Blut eines Spenders während der Spende maschinell aufgetrennt, die Thrombozyten im Plasma des Spenders oder in einer Plasmaersatzlösung gesammelt und die anderen Blutbestandteile zum Spender zurückgeleitet. Mittels spezieller Aphereseverfahren oder durch Leukozytenfiltration werden die Apherese-TK leukozytendepletiert.

> **Merke:** Apherese-TK enthalten im Allgemeinen $2–4\times10^{11}$ Thrombozyten in 200–300 ml Plasma. Alle Thrombozytenkonzentrate müssen $<1\times10^6$ Leukozyten pro Einheit aufweisen.

Zu den vorgeschriebenen Qualitätskontrollen für Thrombozytenkonzentrate s. Tabelle 7.**1**.

7.6   Herstellung von Granulozytenkonzentraten

Granulozytenkonzentrate werden durch Apherese von ausgewählten Spendern gewonnen, die vor der Apherese mit G-CSF und/oder Kortikosteroiden konditioniert werden.

Wegen des notwendigen Einsatzes von Sedimentationsbeschleunigern während der Apherese ist die maximale Spendefrequenz des einzelnen Spenders auf vier Spenden pro Jahr limitiert. Die Dauer einer Granulozytenspende beträgt ca. 2–3 h.

Granulozyten sind zum sofortigen Verbrauch bestimmt. Sie sollen möglichst innerhalb von sechs Stunden nach Herstellung verbraucht werden. Vor der Ausgabe müssen sie unbedingt bestrahlt werden, um das Auftreten einer GvHD des Empfängers zu verhindern. Zur Qualitätskontrolle von Granulozytenkonzentraten s. Tabelle 7.**1**.

7.7   Sonderpräparate

Bei entsprechender Indikation können Blutkomponenten gewaschen oder bestrahlt werden.

Das Waschen von Blutkomponenten (meist EK, selten TK) geschieht im funktionell geschlossenen System oder unter Anwendung aseptischer Bedingungen. Die Konzentrate werden mit isotonischer

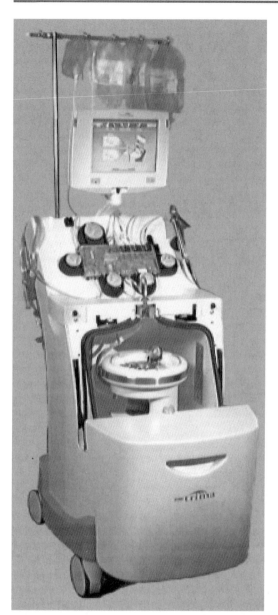

Abb. 7.3 Mit sterilem Einmalset aufgerüsteter Zellseparator. Im Bild die TRIMA der Firma Gambro BCT. Die TRIMA ist ein Beispiel für einen Separator, der für die Multikomponentenspende eingesetzt werden kann. Ähnliche Modelle werden von verschiedenen Firmen angeboten. Eine Einsatzmöglichkeit für Stammzell- oder therapeutische Apheresen besteht nicht.

Lösung mehrmals gewaschen und anschließend in isotonischer Lösung resuspendiert. Gewaschene Blutprodukte sind für den unverzüglichen Verbrauch bestimmt.

Merke: Das Waschen von Blutkomponenten führt zu einer Entfernung der Plasmaproteine.

Die Bestrahlung von Blutkomponenten erfolgt mit einer mittleren Dosis von 30 Gy und darf an keiner Stelle des Präparats die Dosis von 25 Gy unterschreiten. Die Bestrahlung von Blutkomponenten soll eine Übertragung vermehrungsfähiger, immunkompetenter Lymphozyten auf den Patienten verhindern.

Die Bestrahlung von Erythrozytenkonzentraten darf nur bis zum 14. Tag nach der Herstellung erfolgen. Die Haltbarkeitsdauer von bestrahlten EK ist auf 28 Tage nach der Blutentnahme reduziert.

Durch die Leukozytendepletion bei der Herstellung von EK und TK sind diese Produkte mit Anti-CMV-negativ getesteten Blutkomponenten gleichzusetzen. Eine Indikation zur Anforderung von Anti-CMV-negativen Blutkomponenten kann daher nur noch bei Granulozytenkonzentraten gegeben sein.

7.8 Aphereseverfahren

Die Apheresespende ist für den Spender risikoreicher als die normale Vollblutspende, da hierbei ein extrakorporaler Kreislauf notwendig wird. Es ist für eine Überwachung des Spenders durch speziell geschultes Personal zu sorgen. Ein Operator ist bei der präparativen Apherese für maximal drei Spendeplätze zuständig, bei der Stammzellapherese und der therapeutischen Apherese für maximal zwei Aphereseplätze.

Bei der Hämapherese wird der Spender über ein geschlossenes steriles Entnahmesystem mit einem Zellseparator (Abb. 7.3) verbunden. In dem Gerät findet durch einfache physikalische Methoden eine Auftrennung des Bluts in verschiedene Bestandteile statt. Einzelne Blutbestandteile können somit gezielt gewonnen werden. Die nicht benötigten Blutbestandteile werden dem Spender wieder zugeführt. Der Stabilisator, z.B. ACD-A oder Zitrat, wird während des Verfahrens dosiert über Sterilfilter zugeführt. Innerhalb der durch die Richtlinien zur Gewinnung von Blut und Blutbestandteilen vorgegebenen Grenzen ist somit eine flexiblere Gestaltung der Entnahmemenge möglich als bei der Vollblutspende.

Durch die *präparative* Hämapherese können Plasma, Thrombozyten, Erythrozyten, periphere Stammzellen, Granulozyten, Lymphozyten sowie

Monozyten gewonnen werden. Bei der *therapeutischen* Hämapherese wird das Verfahren zum Plasma- oder Erythrozytenaustausch oder zur Leukozyten- oder Thrombozytendepletion bei Patienten genutzt. Man unterscheidet kontinuierliche und diskontinuierliche Hämaphereseverfahren.

Beim *kontinuierlichen* oder *Zwei-Arm-Verfahren* ist bei dem Spender je ein venöser Zugang für die Entnahme und Rückgabe des Bluts erforderlich. Zufluss des Spenderblutes, Auftrennung im Separator und Rückgabe der nicht benötigten Blutbestandteile laufen kontinuierlich ab.

Beim *diskontinuierlichen* oder *Ein-Arm-Verfahren* erfolgen Entnahme und Rückgabe des Spenderblutes über denselben venösen Zugang. Daher ist die Aufrechterhaltung eines kontinuierlichen Blutflusses nicht möglich.

7.9 Gerichtete Spende

Eine gerichtete Spende, d.h. ein Verwandter oder Bekannter des Patienten spendet gezielt und ausschließlich für den Patienten, wird vom Arbeitskreis Blut abgelehnt. Nur wenige immunhämatologische Gründe lassen eine Ausnahme zu.

Gegen eine gerichtete Spende sprechen:
- Blutpräparate sind in infektionsserologischer Hinsicht so sicher wie nie zuvor. Der ungleich höhere logistische Aufwand einer gerichteten Spende ist daher nicht zu rechtfertigen.
- Bei Verwandtenspenden besteht das Risiko einer GvHD. Aus diesem Grund sind Verwandtenspenden ausnahmslos vor der Transfusion mit 30 Gy zu bestrahlen.
- Bei Spenden des Lebensgefährten für Frauen im gebärfähigen Alter können erythrozytäre und/oder thrombozytäre Antikörpern induziert werden. Diese Antikörper können eine spätere Schwangerschaft ggf. zu einer Risikoschwangerschaft werden lassen. Das Risiko von HLA-Antikörpern ist in Folge der generellen Leukozytendepletion der Blutspenden nicht mehr zu erwarten.
- Eine Freiwilligkeit der Spende, wie vom Gesetzgeber gefordert, ist bei einer gerichteten Spende nicht gegeben. Das Risiko, dass z.B. Krankheitssymptome durch falsch verstandene Hilfsbereitschaft vom Spender verschwiegen werden, ist größer als bei der normalen Spende.

- Nach dem Gesetzgeber müssen zwischen zwei Vollblutspenden mindestens 8 Wochen liegen. Ein einzelner Spender ist daher nicht in der Lage, eine ausreichende Anzahl von Blutpräparaten für einen Patienten zu spenden.

Die gerichtete Spende ist nur zulässig in folgenden Situationen:
- Bei Vorliegen einer neonatalen Alloimmunthrombozytopenie (NAIT) kann die Mutter des betroffenen Kindes zur Thrombozytenspende herangezogen werden, wenn die Bereitstellung von kompatiblen Thrombozytenkonzentraten nicht möglich ist.
- Beim Vorliegen von Antikörpern gegen ein so genanntes „public antigen", d.h. ein Antigen mit einer Genfrequenz >99,9%, oder dem Vorliegen komplexer Antikörpergemische kann die Bereitstellung kompatibler Erythrozytenkonzentrate praktisch unmöglich sein. In diesen Fällen besteht die Möglichkeit, im Familienkreis des Patienten kompatible Blutspender zu finden.

Literatur

Arbeitskreis Blut. Stellungnahme zur gerichteten Blutspende und Verwandtenspende. Bundesgesundheitsblatt 1994; 4: 176.

Council of Europe. Guide to the preparation, use and quality assurance of blood components. 7th edition, Council of Europe Publishing, 2001.

Eckstein R. Immunhämatologie und Transfusionsmedizin, 4. Aufl. Urban & Fischer, 2001.

Empfehlungen zur präparativen Leuko- und Thrombozytapherese der Deutschen Gesellschaft für Transfusionsmedizin und Immunhämatologie. Infusionsther Transfusionsmed 1998; 25: 376–382.

Empfehlungen zur Blutstammzellapherese der Deutschen Gesellschaft für Transfusionsmedizin und Immunhämatologie. Infusionsther Transfusionsmed 1998; 25: 325–335

Gesetz über den Verkehr mit Arzneimitteln unter Einbeziehung des Zehnten Gesetzes zur Änderung des Arzneimittelgesetzes vom 4.7.2000.

Mollison PL, Engelfried CP, Contreras M, eds. Blood Transfusion in Clinical Medicine, 8th ed. Oxford: Blackwell, 1987.

Mueller-Eckhardt C, Hrsg. Transfusionsmedizin, 2. Aufl. Berlin Heidelberg New York Tokyo: Springer, 1996.

Vengelen-Tyler V, ed. Technical Manual, 13th ed. Bethesda: American Association of Blood Banks, 1999.

Vorstand und Wissenschaftlicher Beirat der Bundesärztekammer. Leitlinien zur Therapie mit Blutkomponenten und Plasmaderivaten, 2. Aufl. Bundesärztekammer, 2001.

Wissenschaftlicher Beirat der Bundesärztekammer und vom Paul-Ehrlich-Institut. Richtlinien zur Gewinnung von Blut und Blutbestandteilen und zur Anwendung von Blutprodukten (Hämotherapie). Köln: Deutscher Ärzte-Verlag, 2000.

Wissenschaftlicher Beirat der Bundesärztekammer. Neuformulierungen und Kommentare 2001 zu den Richtlinien zur Gewinnung von Blut und Blutbestandteilen und zur Anwendung von Blutprodukten (Hämotherapie) 2000. Deutsches Ärzteblatt 2001; 46: B 2610–2611.

8 Therapie mit Blutkomponenten

▶ Vorbereitung der Transfusion
▶ Durchführung der Transfusion
▶ Besonderheiten bei Kindern
▶ Transfusion von Erythrozytenkonzentraten (EK)
▶ Transfusion von gefrorenem Frischplasma (GFP)
▶ Transfusion von Thrombozyten

8.1 Vorbereitung der Transfusion

Die Transfusion von Blutkomponenten ist eine von „A–Z" ausschließlich ärztliche Leistung, die grundsätzlich nicht delegierbar ist.

Die Verantwortung und die Leistungen des Arztes basieren auf der Grundlage des aktuellen Stands der Wissenschaft und Forschung. Der Transfusionsmediziner ist für die Herstellung, die Qualitätssicherung und den Vertrieb von Hämotherapeutika einschließlich ihres ordnungsgemäßen Transports in die Kliniken verantwortlich (Funktionen gemäß Arzneimittelgesetz: Herstellungsleiter, Kontrollleiter, Vertriebsleiter).

Blutgruppenserologische Untersuchungen sowie auch Lagerung und Transport innerhalb von Einrichtungen, die Blut und Blutprodukte anwenden, fallen in den Verantwortungsbereich eines entsprechend den Richtlinien der Bundesärztekammer (RILIBÄK) fachkundigen Arztes. Die Vorbereitung, Durchführung und Überwachung der Transfusion fällt gemäß den RILIBÄK in den Zuständigkeitsbereich des Klinikers.

Merke: Bestimmte Abläufe und Tätigkeiten können an ausgebildetes medizinisch-technisches Personal delegiert werden, ohne die Gesamtverantwortung des Arztes einzuschränken.

Besondere Verantwortung trägt der klinisch tätige Arzt für die adäquate Bereitstellung von Blut und Blutprodukten in einer Einrichtung der Krankenversorgung. Der transfusionsverantwortliche Arzt

eines Krankenhauses hat außerdem die Abläufe der Blutgruppenbestimmung und weiterer essenzieller peritransfusioneller Untersuchungen, wie Antikörpersuchtest, Kreuzprobe und Antikörperdifferenzierung, zu regeln. Vor jedem invasiven bzw. operativen Eingriff, bei dem mit einer Wahrscheinlichkeit von >10% eine Transfusion notwendig wird (hauseigene Daten!), ist eine ausreichende Anzahl von blutgruppengleichen bzw. -kompatiblen Präparaten bereitzustellen. Es ist unverzichtbar, dass neben der serologischen Verträglichkeitsprobe (Kreuzprobe) ein gültiger Befund der Blutgruppenbestimmung und des Antikörpersuchtests vorliegt. Der Antikörpersuchtest gehört zu jeder Blutgruppenbestimmung!

Merke: Die Kreuzprobe besitzt wegen einer möglichen Boosterung vorher nicht nachweisbarer irregulärer Antikörper eine Gültigkeit von drei Tagen nach der ersten Transfusion.

Merke: Der Antikörpersuchtest hat eine maximale Gültigkeit von drei Tagen.

Auch bei fehlendem AK-Nachweis ist wegen einer möglichen Unterschreitung der Nachweisgrenze nach erneuter Antigenexposition mit einer Boosterung innerhalb von Stunden oder Tagen zu rechnen. Die Prävalenz von irregulären Antikörpern (vgl. Kap. 4) liegt etwa bei 5%, wovon wiederum etwa 2% transfusionsrelevant sind. Die Immunisierung kann durch Transfusionen, Schwangerschaft, Impfungen oder gastrointestinale Resorption von Antigenen ausgelöst werden. Bei Vorliegen von irregulären Antikörpern ist neben einer gründlichen Transfusionsanamnese ein Notfallausweis mit entsprechenden Informationen und Instruktionen erforderlich, um das spätere Risiko einer meist verzögerten Transfusionsreaktion zu mindern.

Eine sorgfältig geplante und gut vorbereitete Transfusion sollte die Regel sein. Notfalltransfusionen müssen auf das unvermeidliche Minimum beschränkt werden. Die Transfusion beginnt immer mit der Indikationsstellung (vgl. Kap. 3) und der Aufklärung des Patienten. Es ist unmittelbar einsichtig, dass bei der Komplexität der Abläufe im Zusammenhang mit der Transfusion Fehler und Verwechslungen möglich sind. Daher wurde für die Bluttransfusion ein umfangreiches Regelwerk an Gesetzen, Verordnungen, Richtlinien und Empfehlungen geschaffen (vgl. Kap. 6).

Ablauf der Regeltransfusion:

- Identitätssicherung, möglichst schriftliche Aufklärung und Einwilligung
- Blutprobe für Blutgruppenbestimmung und Antikörpersuchtest, Identitätssicherung: Übereinstimmung der gesicherten Patientendaten auf Blutprobe und Anforderungsschein.
- *Achtung!* Häufiger Fehler: Kleben des falschen Barcodes auf die Blutprobe. Diesen Fehler kann das Labor nicht mehr erkennen!
- Blutprobe für Kreuzproben, Identitätssicherung: Übereinstimmung der gesicherten Patientendaten auf Blutprobe und Anforderungsschein
- Abrufen der Blutkomponenten aus der Blutbank
- Identitätssicherung: Bedside-Test, Übereinstimmung der Blutgruppe des Patienten mit Blutgruppe auf dem Blutbehältnis und dem Konservenbegleitschein
- Einleitung der Transfusion
- Überwachung der Transfusion
- Dokumentation einschließlich patienten- und produktbezogener Chargendokumentation
- Kontrolle der Wirksamkeit und Verträglichkeit, Dokumentation und Meldung evtl. auftretender unerwünschter Wirkungen
- Aufbewahrung des Behältnisses im Kühlschrank für 24h

8.1.1 Identitätssicherung, Dokumentation, AB0-Identitätstest

Die häufigste Ursache von Fehltransfusionen ist die Verwechslung von Blutproben bei Blutgruppenbestimmung und Kreuzprobe oder von Blutbeuteln bei der Einleitung der Transfusion.

Prinzipiell sind solche strafrechtlich relevanten Fehltransfusionen vermeidbar. Bereits bei der Blutentnahme und dem Probentransport ins Labor muss die Identitätssicherung lückenlos erfolgen (s.o.!). Vor jeder Transfusion muss die Identität des Empfängers *unter direkter ärztlicher Kontrolle am Krankenbett* mit dem AB0-Identitätstest (Bedside-Test) überprüft werden. *Keinesfalls* darf diese Überprüfung in ein Stationszimmer oder einen anderen patientenfernen Ort verlagert oder sogar bei Notfällen unterlassen werden. Das Ergebnis ist schriftlich in der Kurve, im Krankenblatt oder auf dem Narkoseprotokoll zu vermerken. Im Falle das der Bedside-Test nicht mit den Begleitscheinen sowie der Beschriftung der Konserve übereinstimmt, ist eine *sofortige Rücksprache mit der Blutbank* zwingend erforderlich. *Auf keinen Fall* darf ein nicht passender Bedside-Test ignoriert werden.

Testkarten müssen wegen der Kontaminationsgefahr nicht archiviert werden. Eine Asservierung von Bedside-Karten über einen Zeitraum von einigen Tagen hinaus ist nach dem derzeitigen Stand der Wissenschaft nicht erforderlich.

Der transfundierende Arzt muss *persönlich* jedes EK auf korrekte Beschriftung, Verfallsdatum und Unversehrtheit des Behältnisses überprüfen, ebenso die zweifelsfreie Zuordnung zum Patienten (Konservennummer, Barcode) und die Gültigkeit der Kreuzprobe. Auf Koagelbildungen und Verfärbungen als Hinweis auf Verkeimung oder Hämolyse ist besonders zu achten.

Eine Übereinstimmung der Etikettierung des Behältnisses mit dem Inhalt liegt in der Verantwortung des Herstellers und ist gemäß den Richtlinien bei der homologen Transfusion, im Gegensatz zur autologen, nicht obligat. Eine gelegentliche Überprüfung dieser Übereinstimmung durch den transfundierenden Arzt eignet sich jedoch zur Schulung des Personals. Die Sicherung der AB0-Identität des Empfängers ist auch bei der homologen Plasmatransfusion erforderlich, da hierbei große Mengen an Isoagglutininen übertragen werden können! Mit dem AB0-Identitätstest wird die Blutgruppenverträglichkeit letztmalig vor der Transfusion überprüft. Gerade bei hektischer Betriebsamkeit (Notfall- und Massivtransfusionen) ist das Risiko am größten.

Merke: Die meisten tödlich verlaufenden hämolytischen Transfusionsreaktionen (HTR) sind Folge von AB0-inkompatiblen Transfusionen infolge einer Verwechslung der Blutprobe oder des Erythrozytenpräparats!

8.1.2   Technik der Transfusion

Nach dem Erhalt der Blut- und Plasmapräparate ist möglichst bald mit der Transfusion zu beginnen, da optimale Lagerungsbedingungen auf der Station oder im OP in der Regel nicht vorhanden sind. Eine Zwischenlagerung ist nur in speziellen Kühlschränken (Temperaturüberwachung) erlaubt, wenn Operationsbereiche weit ausgelagert sind.

Die Transfusion erfolgt über periphere oder zentrale Venenzugänge (möglichst >18 G), außer physiologischer Kochsalzlösung dürfen keine anderen Medikamente oder Lösungen über das gleiche Lumen laufen.

> **Merke:** Für alle Transfusionen von Blutkomponenten ist ein „Transfusionsgerät" zu verwenden, das der EN (DIN 58360) entspricht: 170–230 µm Porengröße.

Mikrofilter (10 oder 40 µm) oder Leukozytenfilter werden seit der Herstellung leukozytendepletierter Präparationen nicht mehr empfohlen. Die Filter können für bis zu 10 EK verwendet werden, sollten spätestens nach 4 h aber ausgetauscht werden.

Es gibt keine allgemein verbindliche Regel, wie schnell Blut transfundiert werden soll oder darf. Die Geschwindigkeit ist der klinischen Situation anzupassen: Zwischen 1 min/EK im hämorrhagischen Schock und 2 h/EK bei chronischer Anämie sind alle Varianten möglich.

Eine Konserve sollte innerhalb von 4 h transfundiert werden, um bakterielles Wachstum zu vermeiden. Während und nach der Transfusion ist für eine geeignete Überwachung des Patienten zu sorgen.

> **Merke:** Obwohl die neuen Richtlinien keine festen Zeiten vorgeben, ist eine enge Überwachung der EK-Transfusion für die ersten 10–15 min (Sofortreaktion!) und anschließende halbstündliche Kontrolle von Vitalparametern ratsam.

EK müssen bei der Transfusion von Patienten mit Kälteantikörpern, bei langdauernden Operationen, bei Neugeborenen und bei starker Unterkühlung des Patienten angewärmt werden – es dürfen nur für diesen Zweck zugelassene Geräte eingesetzt werden. Bei Transfusion von 1–2 Einheiten kann auf eine Erwärmung verzichtet werden. Ein langsames Anwärmen bei Raumtemperatur wird wegen des 2,3-BPG (Biphosphoglyzerat)-Stoffwechsels der Erythrozyten sogar günstig beurteilt.

Nach Beendigung der Transfusion müssen die Behältnisse gekühlt und abgeklemmt noch 24 h bei +4 °C ± -2 °C im Kühlschrank aufbewahrt werden, um Untersuchungen nach Auftreten von Spätreaktionen oder bei Verdacht auf bakterielle Kontamination durchführen zu können.

8.2   Durchführung der Transfusion

Eine Transfusion darf nur von einem Arzt eingeleitet werden. In den Richt- und Leitlinien ist festgelegt, dass der transfundierende Arzt unmittelbar vor jeder einzelnen Transfusion, also auch bei jedem Präparat einer Serie folgende Sachverhalte persönlich zu überprüfen hat:

- Übereinstimmung der Patientenidentität mit den Angaben auf dem Konservenbegleitschein
- Übereinstimmung der Konservennummer auf dem Konservenetikett mit der Nummer des Begleitscheins
- Übereinstimmung bzw. Kompatibilität der Blutgruppe von Spender und Empfänger
- Unversehrtheit des Beutels und einwandfreies Aussehen des Präparates
- Sicherstellung: Transport und Lagerung sachgemäß, ohne unzulässige Unterbrechung der Kühlkette
- Verfalldatum
- Gültigkeit der Kreuzprobe: 3 Tage
- AB0-Bedside-Test ist durchgeführt

Falls ein Arzt im engen zeitlichen Zusammenhang mehrere EK transfundiert, ist nur *ein* Bedside-Test erforderlich. Wechselt der Patient jedoch die Abteilung oder den Bereich, muss der weitertransfundierende Arzt den Test wiederholen. Der Begleitschein darf erst am Krankenbett entfernt werden.

> **Merke:** Der „Bedside-Test" ist die letzte Überprüfung der Identität vor der Transfusion und eine Sicherung vor Verwechselung – deshalb darf er nur am Patienten, unmittelbar vor der Transfusion durchgeführt werden.

8.2.1 Dokumentation

Die Dokumentation muss neben der erfolgten Aufklärung und zustimmenden Einwilligung des Patienten auch den Zeitpunkt und die Art der Transfusion (EK, GFP, TK) sowie den Transfusionserfolg erfassen: Veränderung von Hb bzw. Hk und klinische Parameter. Zwingend vorgeschrieben ist auch, Transfusionsreaktionen und deren Behandlung einschließlich der Einleitung von Meldeverfahren in der Krankenakte zu vermerken.

Bei der Applikation aller Hämotherapeutika einschließlich Humanalbumin und Immunglobulinen ist eine subtile doppelte Chargendokumentation vorgeschrieben, die sowohl produktbezogen als auch patientenbezogen ist. Ziel dieser doppelten Chargendokumentation ist die Verhütung unmittelbarer und mittelbarer Infektionen. Nach Feststellung einer potenziell infektiösen Charge lässt sich mithilfe der doppelten Dokumentation ein Look-back-Verfahren anschließen, das sowohl vom Empfänger als auch vom Spender ausgehen kann.

8.2.2 Besondere Situationen

Kälteantikörper

Das Vorliegen von regulären oder irregulären Kälteantikörpern erfordert eine Transfusion über Blutwärmer. Die Anwärmung muss auf 37 °C erfolgen. Die Transfusion wird in der Regel ohne Berücksichtigung spezifischer Antikörper (z.B. Anti-I, Anti-P1) bei der Auswahl der EK gut vertragen. Prednisolon ist meist unwirksam. Bei schweren Verläufen einer autoimmunhämolytischen Anämie (AIHA) vom Kältetyp ist gelegentlich eine zytostatische Therapie oder eine Plasmapherese erforderlich.

Bei den AIHA vom Kältetyp gibt es neben der idiopathischen chronischen Form und der akuten passageren Form nach Infekten noch eine paroxysmale Kältehämoglobinurie, die bevorzugt bei Virusinfektionen im Kindesalter auftritt.

Wärmeantikörper

Patienten mit chronischer AIHA vom Wärmetyp können eine ausgeprägte Anämie meist gut kompensieren. Die Progression der Hämolyse ist am Abfall der Hb-Konzentration zu erkennen. Kortikoide oder immunsuppressive Zytostatika (Cyclophosphamid, Azathioprin) können indiziert sein. Transfusionen sollten bei klinischer Indikation *überbrückend* eingesetzt werden, mit einem nur kurzzeitigen Effekt ist zu rechnen. Transfusionen werden in der Regel gut vertragen und induzieren nur selten weitere Antikörper. Dennoch ist auf eine hämolytische Reaktion in besonderer Weise zu achten. Eine serologische Unverträglichkeit ist meistens nicht von einer klinischen Reaktion begleitet. Die Störung der Verträglichkeitsprobe birgt aber eine erhöhtes Risiko, weitere relevante Antikörper zu übersehen.

Massivtransfusion

Siehe Kap. 10.1.

Leukozytendepletierte Blutkomponenten

Das leukozytendepletierte EK mit einem Gehalt von $<10^6$ Leukozyten/Einheit ist gemäß den Empfehlungen des Arbeitskreises Blut und des Stufenplans des Paul-Ehrlich-Instituts seit Oktober 2001 transfusionsmedizinischer Standard.

8.3 Besonderheiten bei Kindern

Bei Kindern müssen die anatomischen und physiologischen Besonderheiten in besonderer Weise berücksichtigt werden. Die Größe und das Alter sind die Hauptdeterminanten zur Steuerung der Transfusionstherapie. Der Flüssigkeitsbedarf kann in 4 Teilmengen aufgeteilt werden:
- Erhaltungsbedarf,
- präoperatives oder sonstiges Defizit,
- Korrekturbedarf,
- Blutverlust.

Obwohl das absolute Blutvolumen bei Kindern gering ist, haben Säuglinge ein höheres Blutvolumen/kg KG als Erwachsene. Erst im zweiten Lebensjahr nähert es sich an den von Erwachsenen bekannten Wert von 70 ml/kg KG an (Tab. 8.**1**).

Bis vor wenigen Jahren war man bei der EK-Transfusion großzügig. Inzwischen wird die Indikation wesentlich strenger gestellt, um unerwünschte Wirkungen zu minimieren.

Tabelle 8.1 Blutvolumen bei Kindern

Alter	BV (ml/kg)	Mittl. Gewicht [kg]	Hämoglobin [g/dl]	Hämatokrit [%]
Frühgeborene	90–100	0,5–2	variabel	variabel
Neugeborene	80–90	3	13,5–18	52
3 Monate	70–80	5	9,1	32
1 Jahr	70–80	10	12,5	37
4 Jahre	70–80	16–20	13	38
8 Jahre	70–80	25–30	13,5	39
16 Jahre (Knaben)	60–80	70	15	43

Im Kindesalter ist neben der ungefähren Kenntnis des Blutvolumens (BV) insbesondere der maximal tolerierbare Blutverlust der entscheidende Parameter für die Entscheidung. Bei ansonsten gesunden Neugeborenen gilt ein Hämatokrit von 50% als untere Grenze, ab dem 3. Lebensmonat reichen 40%, bei über 1 Jahr können 25% akzeptiert werden, entsprechend einem Hb um 8 g/dl.

Ist einmal festgelegt, welchen untersten Hb- bzw. Hkt-Wert man akzeptieren will, kann man den möglichen Blutverlust bis zum Erreichen der Transfusionsgrenze folgendermaßen berechnen:

$$\text{Verlust} = \text{BV} \times \text{Pat.-Hkt} - \text{akzept. Hkt/Pat.-Hkt}$$

Beispiel: 4-jähriges Kind mit 18 kg KG:
- BV (Blutvolumen) = 18×75 = 1350 ml
- Pat.-Hkt = 38%
- Akzept. Hkt = 25%
- Tolerierbarer Blutverlust = 1350×13/38 = 462 ml
- Tolerierbarer Erythrozytenverlust = 462 × 0,38 = 176 ml

Wenn die Transfusionsmenge berechnet werden soll, muss der Hämatokrit des EK von ca. 60% einbezogen werden (EK in Additivlösung haben einen Hk von 55–65%):

$$\text{EK (ml)} = 176 \text{ ml} \times 1/0,6 = 293 \text{ ml}$$

Bei kleineren Kindern kann das berechnete Transfusionsvolumen den Inhalt einer Konserve unterschreiten, obwohl es sog. "Baby-Konserven" gibt, die 50–100 ml Erythrozytenkonzentrat enthalten und in Satellitenbeuteln zur fraktionierten Verabreichung gelagert werden. Akute, transfusionspflichtige Blutverluste im Kindesalter sind zumeist Folge von Traumen, Operationen und Verbrennungen.

Kinder und Neugeborene tolerieren Volumen und Wärmeverluste nur schlecht. Dadurch sind eine niedrige Transfusionsrate und eine möglichst gute Erwärmung anzustreben. Um das Volumen so gering wie möglich zu halten, können hochkonzentrierte Erythrozytenkonzentrate verwendet werden, die unter spontaner Sedimentierung nach ca. 48 h senkrechter Lagerung aus einer Konserve entnommen werden können. Die Eröffnung des EK-Behältnisses zur Teilentnahme von Blut ist streng verboten!

Im Kindesalter weichen hämostaseologische Laborparameter von den Normwerten bei Erwachsenen ab, ohne dass klinisch eine Hämostasestörung vorliegt. Beim Neugeborenen besteht als Folge eines Vitamin-K-Mangels ein Defizit der Gerinnungsfaktoren II, VII, IX und X sowie der Proteine C, S und Z. Eine APTT-Verlängerung ist durch einen relativen Mangel an den Faktoren IX, XI, XII und Prekallikrein bedingt. Erst ab einer 1,5- bis 2fachen APTT-Verlängerung gegenüber dem hierfür normalen Durchschnittswert und einem Fibrinogen unter 100 mg/dl ist GFP in einer Dosierung von 10–15 ml/kg KG indiziert. Hierbei besteht durch den hohen Zitratgehalt die Gefahr einer Hypokalzämie <1 mmol/l, die durch langsame Transfusion und die Applikation von 10–20 mg/kg Kalziumchlorid oder Kalziumglukonat vermieden werden kann.

Merke: Bei Neugeborenen sind in den ersten 100 Tagen in der Regel weder eine Kreuzprobe noch ein Bedside-Test erforderlich, da die Blutgruppenmerkmale und Isoagglutinine noch unvollständig ausgebildet sind. Daher wird üblicherweise in dieser Zeit nur 0-Blut und AB-Plasma transfundiert.

Technik der Transfusion

Bei **Neugeborenen** werden normalerweise 5–10 ml/kg KG/h EK transfundiert. Dies lässt sich nur durch die Verwendung von Infusionspumpen und -spritzen oder speziellen kleinvolumigen Beutelsystemen (100 ml) realisieren. Bei Operationen sollte **bolusweise** mit einer 10- oder 20-ml-Spritze gearbeitet werden.

Wegen der Verkeimungsgefahr muss innerhalb von 4 h transfundiert werden, sodass die Verwendung spezieller Systeme zu empfehlen ist, die eine sterile Verbindung von Konserve und Transfusionsbehälter ermöglichen ("sterile docking"). Die Verwendung üblicher Tropfkammern mit Filter und die Erwärmung des Bluts sind bei Neugeborenen schlecht realisierbar. Spezielle Transfusionsgeräte aus **Perfusorspritze** mit integriertem, kleinlumigen, luftfrei befülltem Filter und Y-Verbindungsstück zur Befüllung sind sinnvoll. Die Erwärmung erfolgt durch Führen eines möglichst langen Teils des Systems durch den Inkubator.

Bei zu erwartenden Blutverlusten sollte auch bei kleinen Kindern ein invasives Monitoring einschließlich ZVK und arterieller Druckmessung vorgenommen werden. Das neonatale Herz hat keine Compliance und unterliegt daher *nicht* dem Frank-Starling-Mechanismus bei Volumenbelastung. Zudem ist bei massiven Blutungen auf eine Azidose, eine Hyperkaliämie, Gerinnungsstörungen, Hypokalzämie und Hypothermie zu achten. Ohne ein invasives Monitoring ist es kaum möglich, alle diese Komplikationen zu beherrschen.

8.4 Transfusion von Erythrozytenkonzentraten (EK)

Es existiert kein allgemein gültiger Hb- oder Hk-Wert als Indikation zur Transfusion von EK (Transfusionstrigger). Grundsätzlich gibt es zwei Indikationsgruppen:
- Inadäquates O_2-Angebot: Anämie
- Akuter Blutverlust: Volumenverlust

Früher galt ein Hb-Wert von 10 g/dl als **empirischer Transfusionstrigger**. Wenn der Wert unterschritten wurde, erhielt der Patient mindestens 2 EK mit der Begründung, eine gewisse O_2-Reserve sei unbedingt erforderlich. Wegen häufiger, teilweise schwe-

rer unerwünschter Wirkungen und der Knappheit von Blut und Blutprodukten wird die Indikation heute kritisch gestellt.

Der Transfusionstrigger kann physiologisch betrachtet werden, wobei folgende Parameter relevant sind:
- alveolärer PO_2,
- arterieller pO_2,
- venöser pO_2,
- $AaDO_2$,
- arterieller pCO_2,
- arterieller pH,
- arterielle Sättigung SaO_2,
- venöse Sättigung SvO_2,
- Ery 2,3-BPG/Hämoglobin-Ratio (mmol/mmol),
- pulmonale O_2-Diffusionskapazität (DMO_2),
- pulmonalkapillärer Blutfluss V_c,
- Extraktionsrate ER,
- Sauerstoffangebot DO_2,
- Sauerstoffverbrauch VO_2,
- Laktat,
- Sauerstoffgehalt CaO_2,
- arteriovenöse Differenz $avDO_2$,
- Blutfluss Q.

Es ist einleuchtend, dass diese Fülle von Daten nicht ständig zur Verfügung steht und nicht immer vollständig evaluiert werden kann. Obwohl eine **physiologisch absolute Schwelle für den Hb-Wert** nicht existiert, kommt es unterhalb eines Hämatokrits von 10% zu einer zunehmenden Laktatproduktion als Ausdruck eines anaeroben Stoffwechsels infolge eines zu geringen O_2-Angebots.

Die klinische Erfahrung zeigt, dass ansonsten gesunde Patienten mit einem Hb-Wert um 10 g/dl kaum perioperativ transfundiert werden müssen (Tab. 8.**2**). Unterhalb von 7 g/dl ist hingegen eine Transfusion kaum noch vermeidbar. Die Mortalität nimmt bei einem Hb-Wert <6 g/dl drastisch zu; diese Hb-Werte werden nur dann toleriert, wenn
- keine kardiopulmonale Einschränkung vorliegt und
- eine Normovolämie aufrecht erhalten wird.

Bei Patienten mit Einschränkungen der kardialen und pulmonalen Funktionen muss die Interventionsgrenze des Hb-Wertes höher angesetzt werden.

Bei hämodynamisch wirksamer Koronarstenose ist ein Hb >8 g/dl erforderlich, um eine akute kardiale Ischämie zu vermeiden (Spahn et al. 1993). Ein Hb zwischen 6 und 8 g/dl erfordert in jedem Fall eine sorgfältige klinische Einschätzung des Patienten:

Hämoglobin [g/dl]	Risiko	Klinisches Vorgehen
>10	sehr niedrig	Keine Transfusion
8-10	niedrig	In Regel keine Transfusion
6-8	mittel	Versuch der Vermeidung einer Transfusion
		Erniedrigung von VO$_2$
		Klinische Prüfung: Volumenstatus, Lungenfunktion, kardialer Status, zerebrovaskulärer Status, Anämie: akut oder chronisch, Dyspnoe, Blutverlust, Risiko der Nachblutung, Ausmaß der Operation, Säure-Basen-Status, Nierenfunktion, Lebensalter
<6	hoch	Normalerweise Transfusion

Tabelle 8.2 Klinische Transfusionstrigger bei Aufrechterhaltung einer Normovolämie durch Volumenersatzmittel

- Erkennung und Behandlung von Blutungsquellen
- Ausschluss bzw. Nachweis von Hämostasestörungen, ggf. Behandlung
- engmaschige Beobachtung: Tachykardie? Kreislaufinstabilität? Dyspnoe?

8.5   Transfusion von gefrorenem Frischplasma (GFP)

Eine Therapie mit GFP ist grundsätzlich indiziert wenn
- das Hämostasepotenzial bei komplexen Gerinnungsstörungen wegen manifester oder drohender Blutung angehoben werden muss,
- Gerinnungsfaktoren substituiert werden müssen, für die es noch keine sicheren Einzelpräparate gibt: Faktor V, Faktor XI, vWF-Cleaving Protease.

Voraussetzung für eine effiziente Therapie ist immer eine laboranalytische Sicherung und Quantifizierung der vermuteten Hämostasestörung, die Festlegung der Dosis nach Substitutionsziel, die Wahl von Substitutionsintervallen und die Kontrolle der Wirksamkeit.

Merke: Ausnahme bei Massivtransfusionen und Plasmaaustausch: Hier kann bzw. darf die Laboranalyse nicht abgewartet werden.

Bei AB0-inkompatibler Transfusion können die im Plasma enthaltenen Isoagglutinine beim Empfänger schwere hämolytische Transfusionsreaktionen hervorrufen, die Transfusion muss also AB0-gleich oder -kompatibel sein (Tab. 8.3). Ein Bedside-Test ist erforderlich, Identität und Blutgruppe müssen genauso gesichert werden wie bei der Transfusion von EK.

Der transfundierende Arzt muss wissen, dass es ca. 30 min dauert, bis ein FFP in einem dafür geeigneten Gerät aufgetaut ist, da es bisher keine zugelassene technische Möglichkeit gibt, diese Zeit zu verkürzen (z.B. Mikrowelle). Die Einleitung einer Transfusion erfolgt völlig analog der Erythrozytentransfusion (Unversehrtheit der Beutel, Verfalldatum, 24-h – Aufbewahrung etc.)

8.5.1   Berechnung der Dosis

100 ml enthalten etwa 100 IE Gerinnungsfaktoren und Inhibitoren, bei starken interindividuellen Schwankungen (z.B. Faktor VIII: 40–200 IE/dl) sowie 450–1100 mg Zitrat.

Tabelle 8.3 AB0-kompatible Plasmatransfusion

Patientenblutgruppe	Kompatibles Plasma
A	A oder AB
B	B oder AB
AB	AB
0	0, A, B oder AB

Merke: 1 ml Frischplasma/kg Körpergewicht erhöht den Quickwert um ca. 1,5% und die Gerinnungsfaktoren und Inhibitoren um 1,5 IE/dl.

Beispielrechnung:
- Patient mit 75 kg
- Quickwert 40%
- Zielwert 60%
- FFP-Dosis: 75 kg × 20 ml/kg = 1500 ml

Bei akuter disseminierter intravasaler Gerinnung (DIC) kann der Anstieg wesentlich geringer sein (z.B. nur 0,5% pro ml/kg KG). Wegen der Umsatzsteigerung sind die Halbwertszeiten von Gerinnungsfaktoren und Inhibitoren deutlich verkürzt, sodass in kürzeren Intervallen substituiert werden muss. So kann z.B. die Halbwertszeit von Antithrombin von 48 h im Steady State auf 4–6 h vermindert sein.

Merke: Eine wirksame Therapie erfordert auch eine schnelle Applikation in kurzer Zeit: 10–15 ml/kg innerhalb einer halben Stunde, weniger als drei Einheiten (600–750 ml) sind beim Erwachsenen in der Regel unzureichend.

8.5.2 Indikationen

Manifeste oder drohende Blutung bei:
- Verlustkoagulopathie,
- Verdünnungskoagulopathie,
- Hepatopathie mit komplexen Gerinnungsstörungen,
- kongenitalem Faktor-V- oder Faktor-XI-Mangel,
- mikroangiopathischen Anämien:
  - TTP (thrombotisch thrombopenische Purpura)
  - HUS (hämolytisch-urämisches Syndrom)
  - HELLP („haemolysis, elevated liver function test, low platelet count")
- intrauteriner Austauschtransfusion.

Die Grenzwerte für APTT und Quickwert hängen von der Sensitivität der Reagenzien gegenüber Gerinnungsfaktormangelzuständen ab. Die APTT kann durch Heparin zusätzlich verlängert sein. Bei Hypothermie ist der APTT-Wert *zu kurz* und der Quickwert *zu hoch*, da im Labor bei 37 °C gemessen wird. Die Grenzwerte für eine therapeutische Intervention mit GFP sind:

- Fibrinogen <80–100 mg/dl
- APPT 45–50 s
- Quick <45–50%

Ein Fibrinogenspiegel <100 mg/dl tritt in der Regel erst bei Verlust von über 150% des Blutvolumens auf. Kritische Plasmaspiegel für Faktor II und V (<20 IE/dl) werden nach dem 2fachen Austausch des Blutvolumens beobachtet. Die Massivtransfusion wird – insbesondere bei traumatisierten Patienten – häufig von einer Umsatzsteigerung im Sinne einer DIC begleitet. Azidose und Hypothermie verstärken die komplexe Hämostasestörung zusätzlich. In diesen Fällen werden die kritischen Plasmaspiegel von Gerinnungsfaktoren und Inhibitoren früher unterschritten, sodass zeitiger mit der Plasmatransfusion begonnen werden muss. GFP sollte in hoher Dosierung rasch infundiert werden, um das Hämostasepotenzial signifikant anzuheben: 800–1000 ml, entsprechend 10–15 ml/kg KG, in 15–20 min. Die GFP-Transfusion muss bis zum Sistieren der Blutung nach jedem 6. EK wiederholt werden.

8.5.3 Nicht gegebene Indikationen

- Primärer Volumenersatz
- Parenterale Ernährung
- Substitution von Immunglobulinen
- Cumarininduzierte Blutung
- Hämophilie A und B und andere hereditäre Mangelzustände an Gerinnungsfaktoren und Inhibitoren
- Stabile Hepathopathie
- Thrombozytopenie, Thrombozytopathie

Antikörpermangelsyndrome müssen mit intravenösen Immunglobulinen behandelt werden. Mit Ausnahme des angeborenen Faktor-V- und Faktor-XI-Mangels stehen für die Behandlung von hereditären Mangelzuständen an Gerinnungsfaktoren, für den schweren angeborenen Protein-C-Mangel und den angeborenen Antithrombinmangel spezifische Konzentrate zur Verfügung. Diese sind der Plasmatherapie vorzuziehen, da sie wesentlich wirksamer sind. Gleiches gilt für die schwere kumarininduzierte Blutung, die mit PPSB wesentlich rascher beherrscht werden kann als mit GFP.

Bei Patienten mit schwerer Herzinsuffizienz muss auf die Volumenbelastung geachtet werden. Bei Plasmaunverträglichkeit und IgA-Mangel (autosomal-dominant, häufigster angeborener Immundefekt, Prävalenz ca. 1 : 800) ist **Frischplasma absolut kontraindiziert**, da sich eine lebensgefährliche Anaphylaxie durch Anti-IgA-Antikörper entwickeln kann.

8.5.4   Unerwünschte Wirkungen

Wegen Unterschätzung der unerwünschten Wirkungen wird GFP häufig zu großzügig eingesetzt. Folgende Risiken müssen berücksichtigt werden:

- Restrisiko der Übertragung von HIV, HBV, HCV, HAV und Parvovirus B 19. (Quarantäneplasma [FFP] hat kein höheres Risiko der Übertragung bzgl. HIV, HBV und HCV als SD-Plasma. Jedes Quarantäneplasma wird erst dann ausgegeben, wenn der Spender sechs Monate nach der Spende für HIV, HBV und HCV negativ getestet wurde. Das Risiko ist hier also absolut nicht höher als bei SD-Plasmen)
- Febrile Reaktionen, Urtikaria (1: 100)
- Anaphylaxie (1: 170.000, insbesondere bei spezifischem Anti-IgA)
- Reaktionen auf Allo-AK im Spenderplasma bei Transfusion AB0-inkompatibler GFP-Einheiten
- Zitratintoxikation: insbesondere bei Säuglingen und bei Massivtransfusion
- TRALI (transfusionsassoziierte akute Lungeninsuffizienz) durch antigranulozytäre AK im GFP (0,16%)
- Durch Transfusion assoziierte Graft-versus-Host-Krankheit. Nach Einführung der Leukodepletion kommen andere leukozyteninduzierte Reaktionen nicht mehr vor
- Bildung von Hemmkörpern gegen Gerinnungsfaktoren
- Volumenüberladung

Die seltene transfusionsassoziierte Lungeninsuffizienz (TRALI) zeigt sich klinisch durch ein nicht-kardiogenes Lungenödem und ist vom ARDS nicht zu unterscheiden. Sie entwickelt sich mit einer Latenz von 48–96 h und ist mit einer Letalität von ca. 5% behaftet.

Nationale sowie internationale Leitlinien (USA Anesthesiologists 1996; UK 1991; Therapie-Leitlinien der BÄK 2001) berücksichtigen nicht die aktuellen Bedingungen der Massivtransfusion:

- Im Gegensatz zu früher verwendeten EK, die bis zu 100 ml Plasma enthielten, sind moderne EK in Additivlösung praktisch frei von Plasma.

- Mikrovaskuläre Blutungen sind heute im Gegensatz zu früher primär durch Koagulopathien und erst im weiteren Verlauf durch zusätzliche Thrombopenien bedingt.
- Bei Aufrechterhaltung einer Normovolämie werden heute wesentlich niedrigere Transfusionstrigger für den Hb-Wert akzeptiert.
- Die Bereitstellung von EK und Plasma erfordert Zeit, z.B. Auftauzeit für GFP: 30 min.
- Das Erreichen der Interventionsgrenzen für Quickwert, APTT und Fibrinogen unterliegt erheblichen interindividuellen Schwankungen.

Bei vielen Patienten mit Massivtransfusion sind daher kritische Grenzen der Hämostaseparameter bereits nach Transfusion von 4–8 EK erreicht, wenn vorher mit Volumenersatzmitteln eine Normovolämie aufrecht erhalten wurde.

> **Merke:** Blutet ein Patient mit akutem Blutverlust nach Transfusion von 4 EK weiter, muss unter Berücksichtigung der Zeit für die Laboranalytik und die Bereitstellung von GFP bereits eine GFP-Transfusion in Betracht gezogen werden.

8.6   Transfusion von Thrombozyten

8.6.1   Allgemeines

Die Entscheidung zur Thrombozytentransfusion hängt insbesondere von der Thrombozytenzahl ab. Zur Erfassung von Thrombozytopathien steht leider bislang kein hinreichend sensitiver und zuverlässiger Screeningtest zur Verfügung. Die Blutungszeit kann aber gewisse Hinweise auf das Ausmaß einer Thrombozytenfunktionsstörung geben. Der Referenzbereich der Thrombozytenzahl liegt bei $140–400\times10^9$/l bzw. 140.000–400.000/µl. Bei intakter Thrombozytenfunktion sind thrombozytopenische Blutungen bei Thrombozytenzahlen unter 5000/µl zu erwarten. Die Interventionsgrenze für die Thrombozytentransfusion beträgt bei größeren **operativen oder sonstigen Eingriffen** 50.000/µl. Bei onkologischen Patienten gibt man keinesfalls routinemäßig TKs bei Thrombozyten unter 50.000 je µl. Hier liegt die untere Interventionsgrenze bei **5000 bis 10.000/µl**! Patienten mit SHT oder Eingriffen am ZNS bzw. Polytraumatisierte benötigen bereits bei Thrombozytenzahlen unter 100.000/μl Thrombozytentransfusionen, um eine ausreichende Hämostase aufrecht zu erhalten. Liegt zusätzlich eine Thrombopathie vor, ist die Interventionsgrenze der Thrombozytenzahl höher anzusetzen (Abb. 8.**1**).

8.6.2 Blutungszeit

Die Blutungszeit ist kein spezifischer Parameter für die Vorhersage einer Blutung, entscheidend ist hier die klinische Situation. Die subaquale Blutungszeit sollte wegen mangelhafter Praktikabilität nicht verwendet werden. Geeignet sind beispielsweise die Blutungszeit nach Duke (Obergrenze 4 min) oder die Schablonenblutungszeit („template bleeding time") nach Mielke (Obergrenze 5 min). Der PFA-Test („platelet function analysis") hat in der letzten Zeit an Bedeutung gewonnen und wird von transfusionsmedizinischer Seite zunehmend anerkannt. Noch nicht evaluiert ist die klinische Bedeutung hinsichtlich des prädiktiven Wertes einer zu erwartenden Blutung.

8.6.3 Indikationen allgemein

Es gibt keinen allgemein gültigen Grenzwert zur Indikation von Thrombozyten.

Die folgenden Werte sind von verschiedenen Fachgesellschaften als Richtlinie akzeptiert, wobei im Einzelfall nach klinischer Situation von diesen Regeln abgewichen werden kann und soll (Abb. 8.**2**):

- Ein erhöhtes Risiko für Spontanblutungen liegt bei Thrombozytenzahlen <5000/μl vor.
- Erhöhtes Blutungsrisiko ist bei Thrombozytenzahlen >20000/μl selten.
- Das Blutungsrisiko ist bei raschen und großen Thrombozytenverlusten höher als bei langsamem Abfall.
- Vor ausgedehnten Eingriffen sowie vor rückenmarknahen Punktionen sind Thrombozyten >50000/μl anzustreben.
- Vor Eingriffen mit erhöhtem Blutungsrisiko (z.B. Neurochirurgie, Augenheilkunde) sind >100.000/μl erforderlich.

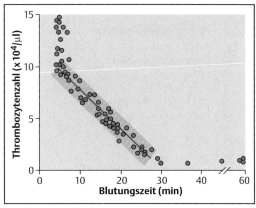

Abb. 8.1 Verhältnis zwischen Blutungszeit und Thrombozytenzahl. Das Verhältnis wurde bei 70 Patienten mit Knochenmarkserkrankungen) und einer Thrombozytenzahl unter 15×10^4/μl bestimmt. Solange die Thrombozytenzahl 10×10^4/μl oder mehr betrug, lag die Blutungszeit im normalen Bereich von 4,5 ± 1,5 Minuten. Bei Patienten mit einer Thrombozytenzahl zwischen 1 und 10×10^4/μl ergab sich ein umgekehrtes Verhältnis zwischen Blutungszeit und Thrombozytenzahl, das mit folgender Formel berechnet werden konnte: Blutungszeit (min) = 30,5 – Thrombozytenzahl $\times 10^9$/l + 3,85. Bei Thrombozytenzahlen von weniger als 10×10^9/l ist die Blutungszeit kaum messbar (höher als 30 Minuten; nach Harker u. Slichter 1972).

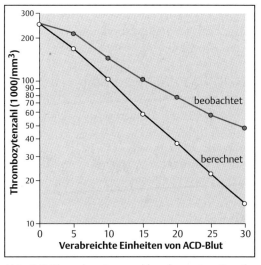

Abb. 8.2 Thrombozytenanzahl nach massiver Transfusion. Vergleich zwischen durchschnittlich beobachteten Thrombozytenzahlen nach Mehrfachtransfusionen von ADH-versorgtem Blut und der berechneten Thrombozytenzahl, basierend auf mathematischen Formeln (nach Miller et al. 1971).

8.6.4 Indikationen nach Krankheitsbildern

Operative Eingriffe

50.000 Thrombozyten/µl sind für größere operative Eingriffe in der Regel ausreichend, das gilt auch für mikrovaskuläre Blutungen bei Plättchendestruktion.

Ausnahmen sind u.a. neurochirurgische Operationen, Eingriffe mit extrakorporalem Kreislauf, Augeneingriffe und das Vorliegen konsumptiver Thrombopenien; hier sollte die Thrombozytenzahl **>100.000/µl** sein (RILIBÄK).

Hämatopoetische Erkrankungen

Patienten mit **myelodysplastischen, dyshämato-poetischen** Erkrankungen (Fanconi-Anämie, aplastische Anämie etc.) sollten immer unterhalb 50.000 Thrombozyten/µl transfundiert werden, da sie zu heftigen Blutungen neigen.

Thrombozytendefekte

Patienten mit qualitativen Thrombozytendefekten (Bernard-Soulier-Syndrom, Thrombasthenia Glanzmann, Wiskott-Aldrich-Syndrom) sind bei Blutungen oder prophylaktisch vor Operationen zurückhaltend und HLA-kompatibel zu substituieren.

Immunologisch bedingte Thrombozytopenien

Patienten mit **autoimmunologischer** oder **alloimmunologischer** Thrompozytopenie bedürfen der Thrombozytentransfusion nur nach eingehender Prüfung der klinischen Situation, ggf. unter Schutz von Kortikosteroiden.

Mikroangiopathische Thrombopenien

Bei Verbrauch von Thrombozyten im Rahmen von mikroangiopathischen Thrombopenien (TTP, HUS, DIC) kann die Substitution zu einer **Aggravierung** des Krankheitsbildes führen, bei schweren Blutungen bleibt aber keine andere Wahl. Bei der TTP ist die Therapie der Wahl der sofortige Plasmaaustausch (therapeutische Plasmapherese, TPE)

Bei **Gestationsthrombozytopenien** (HELLP-Syndrom) hat die geringe Thrombozytenzahl keinen großen Einfluss auf die Blutungsneigung bei Epiduralanästhesien und auf postpartale Blutungen; nach Entfernung der Plazenta ist die Blutstillung weitgehend mechanisch möglich.

Bei **wiederholten Plättchentransfusionen** können sich allogene Antikörper bilden, die den Therapieeffekt deutlich mindern können. Diese Alloimmunisierung ist überwiegend auf Leukozyten zurückzuführen.

8.6.5 Wirksamkeit der Thrombozyten-transfusion

Um die Wirksamkeit einer Thrombozytentransfusion beurteilen zu können, sind der Anstieg der Thrombozytenzahl, die Plättchenüberlebenszeit, die Plättchenfunktion und die klinische Blutungsneigung von ganz entscheidender Bedeutung. Die „Thrombozyten-Recovery" beträgt normalerweise ca. 66 ± 8%, da 1/3 der Plättchen in der Milz gespeichert wird. Die mittlere **physiologische Überlebenszeit** beträgt 5–7 Tage, über die tägliche Bestimmung der Zahl kann die Transfusion gesteuert werden. Die Funktion kann über die Blutungszeit, laboranalytische Untersuchungen (Thrombelastogramm, PFA, Aggregation) oder die Transfusionsmenge von Erythrozyten erfasst werden. Viele klinische Ereignisse können sowohl die Überlebenszeit als auch die Funktion beeinträchtigen (Abb. 8.**3**, Tab. 8.**4**).

Die Blutstillung bzw. eine Verbesserung der Blutungsneigung ist der wichtigste Parameter zur Beurteilung einer Therapie mit Thrombozyten.

Ein zahlenmäßig adäquater Anstieg beträgt 5000–10.000/µl pro Einzelspenderpräparat und 30.000–60.000/µl bei einem Apheresepräparat. Dieser Anstieg kann laboranalytisch schon nach 10 min nachgewiesen werden – üblich ist z.B. das 1-Stunden-Inkrement!

Merke: Adäquater Anstieg: 5000–10.000/µl pro Einzelspenderpräparat.

Das TK sollte möglichst sofort nach Lieferung transfundiert werden; ist dies nicht möglich oder gewünscht (z.B. bei Bereitstellung für eine geplante Operation) kann das TK unter regelmäßiger Durchmischung bei **Raumtemperatur** gelagert werden. Eine Kühlung oder gekühlte Lagerung ist wegen der raschen und erheblichen Beeinträchtigung der Thrombozytenfunktion obsolet.

Tabelle 8.4 Beeinträchtigung der Thrombozyten

Ursachen einer Thrombopenie	Ursachen einer Thrombopathie
Dilution bei Blutverlust (2/3 bei Verlust von einem Blutvolumen)	Medikamente (Aspirin, NSAR, Penicillin, Amphotericin B, alpha-Methyldopa)
Fieber/Infektionen (Bakterien, Viren), Verbrauch (Wundheilung bei schwerem Gewebstrauma, Thrombosen, artefizielle Oberflächen)	Leukämie, myeloproliferative Erkrankung
DIC (Infektionen, Sepsis, Malignome, Immunkomplexerkrankungen, Polytrauma, Fehltransfusion	Urämie
TTP	

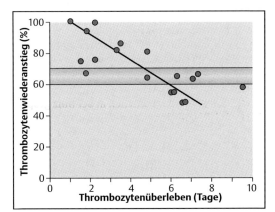

Abb. 8.3 Thrombozytenmobilisation von der Milz. Das Verhältnis zwischen Thrombozytenwiederanstieg und -überleben, gemessen in den ersten 10 Tagen nach der Operation. Ein erhöhter Thrombozytenwiederanstieg korreliert mit einem Überleben von weniger als fünf Tagen (die dunkelgraue Fläche zeigt den normalen Wiederanstieg $\pm$ 1 SD). Der Korrelationskoeffizient zwischen dem Thrombozytenwiederanstieg und dem Überleben, angezeigt durch die Linie, beträgt 0,74 (p<0,01) (nach Slichter et al. 1974).

Literatur

American Society of Anesthesiologists Task Force. Practice Guidelines for blood component therapy. Anesthesioloy 1996; 84: 732–747

Baele PL, De Bruyere M. The SANGUIS Study in Belgium: an overview. Acta Chir Belg 1994; 94: 69–74

Barash PG. Clinical anesthesia 3rd. ed. Philadelphia: Lippincott-Raven, 1996.

College of American Pathologists. Practice parameter fort he use of fresh frozen plasma, cryoprecipitate and platelets. JAMA 1994; 271: 777–781

Frei FJ, Jonmarker C. Kinderanästhesie. Berlin Heidelberg New York Tokyo: Springer, 1995

Hebert PC, Wells G. A multicenter randomizes, controlled clinical trial of transfusion requirements in critical care. NEJM 1999; 340: 409–441

Hellstern P. Hämotherapeutika: Plasma und Plasmaderivate. Bremen: Uni-Med Verlag, 2000

Michaelis G. Grundlagen des Transfusionswesens. Anästhesiol Intensivmed Notfallmed Schmerzther 1998; 33: 177–198

Petz LD. The Surgeon and the transfusion service. In: Spiess BD, Counts R, eds. Perioperative transfusion medicine. Philadelphia: Williams & Wilkins, 2000

Report by the American Society of Anesthesiologists Task Force on Blood Component Therapy. Anesthesiology 1996; 84: 732–747

Slichter SJ. Platelet production, physiology, hemostasis and transfusion therapy. In: Spiess BD, Counts R, eds. Perioperative transfusion medicine. Philadelphia: Williams & Wilkins, 2000

Spahn DR, Casutt M. Eliminating blood transfusions – new aspects and perspectives. Anesthesiology 2000; 93: 242–245

Stehling L, Zauder HL. Fresh frozen plasma: indications for use. In: Spiess BD, Counts R, eds. Perioperative transfusion medicine. Philadelphia: Williams & Wilkins, 2000

Viele MK, Weiskopf RB. What can we learn about the need for transfusion from patients who refuse blood? The experience with Jehovah's Witnesses. Transfusion 1994; 34: 396–401

Vorstand und Wissenschaftlicher Beirat der Bundesärztekammer. Leitlinien zur Therapie mit Blutkomponenten und Plasmaderivaten, 2. Aufl. Köln: Deutscher Ärzteverlag, 2001.

Winslow RM. A physiological basis for the transfusion trigger. In: Spiess BD, Counts R, eds. Perioperative transfusion medicine. Philadelphia: Williams & Wilkins, 2000

Wissenschaftlicher Beirat der Bundesärztekammer, Paul-Ehrlich-Institut. Richtlinien zur Gewinnung von Blut und Blutbestandteilen und zur Anwendung von Blutprodukten (Hämotherapie), neu bearb. Fassung 2000.

9 Therapie mit Plasmaderivaten

▸ Erworbene Gerinnungsstörungen
▸ Angeborene Gerinnungsstörungen
▸ Thrombophile Gerinnungsstörungen
▸ Indikation für Albumin

9.1 Erworbene Gerinnungsstörungen

9.1.1 Laboranalytik

Im Regelfall stehen nur folgende Gerinnungsparameter zeitnah zur Verfügung:

▨ Quickwert (Thromboplastinzeit, TPZ),
▨ aPTT (aktivierte partielle Thromboplastinzeit),
▨ Reptilasezeit,
▨ AT III,
▨ Blutungszeit.

Spezielle Untersuchungsmethoden, besonders der Thrombozytenfunktion, wie die Thrombelastographie oder PFA („platelet function analysis"), sind zeitaufwändig oder erfordern kostenintensive Analytik.

PTT und Quickwert erfassen zusammen alle Defizite des plasmatischen Gerinnungssystems sowie schwere Formen des Willebrand-Syndroms. Die Interpretation der Befunde muss sehr sorgfältig erfolgen, da ein mäßiger Mangel eines einzelnen Faktors die Gerinnungszeiten nur geringfügig verlängert.

Tabelle 9.1 Spektrum der wesentlichen Gerinnungsuntersuchungen

Untersuchungsmethode	Erfasste Gerinnungsstörungen
Im Plasma	
Aktivierte partielle Thromboplastinzeit (aPTT)	Mangel aller Faktoren außer VII, Heparintherapie, schweres Willebrand-Syndrom
Thromboplastinzeit (Quick)	Mangel der Faktoren VII, V, X, II und Fibrinogen, Störungen der hepatischen Syntheseleistung, Cumarintherapie
Thrombinzeit	Heparintherapie, Hyperfibrinolyse,
Fibrinogen	Afibrinogenämie, Hypofibrinogenämie, Fibrino(geno)lyse
Fibrinspaltprodukte	Hyperfibrinolyse, Verbrauchskoagulopathie (Fibrinmonomere bei Fibrinogenolyse, D-Dimere bei Lyse bereits quervernetzten Fibrins)

Fortsetzung Tabelle 9.1

Untersuchungsmethode	Erfasste Gerinnungsstörungen
Im Plasma	
Anti-Xa	Heparin, insbesondere niedermolekulares
AT-III	Verbrauchskoagulopathie
Reptilasezeit	Hyperfibrinolyse (Reptilasezeit ist gegenüber Heparin unempfindlich)
Am Patienten	
Blutungszeit	Thrombozytopathie, Thrombozytopenie, Vasopathie
Rumpel-Leede-Test	Thrombozytopathie, Thrombozytopenie, Vasopathie
Im Vollblut	
Thrombelastographie	Globaler Gerinnungstest, in den plasmatische Gerinnung einschließlich Heparin, Fibrinolyse und Thrombozytenfunktion eingehen
Aktivierte Gerinnungszeit (ACT)	Schneller globaler Gerinnungstest, in den vor allem Heparin und plasmatische Gerinnung eingehen (Einsatz vorwiegend in der Kardioanästhesie).
In-vitro-Blutungstest (PFA100, Dade, Miami, USA)	Thrombozytopathie insbesondere durch Azetylsalizylsäure und Willebrand-Syndrom

Störungen der Thrombozytenfunktion, Fibrinolyse und Thrombophilien werden in aPTT und TPZ nicht erfasst. Bei anamnestischem oder klinischem Verdacht stehen die in Tab. 9.**1** aufgeführten Untersuchungsmethoden zur Verfügung.

Merke: Laboruntersuchungen können die Familienanamnese und Untersuchung bezüglich Gerinnungsstörungen nicht ersetzen, sondern nur ergänzen.

Tabelle 9.**2** zeigt die häufigsten erworbenen Gerinnungsstörungen.

Einteilung nach Schweregrad. Die Einteilung nach dem Schweregrad gibt eine Richtlinie für therapeutische Interventionen (Tab. 9.**3**):

Beim Schweregrad 1 ist eine Substitution mit Gerinnungsfaktoren im Allgemeinen nicht erforderlich – eine engmaschige Kontrolle (besonders der Blutungszeit) ist notwendig, um eine Progredienz zu erkennen.

Bei den Schweregraden 2 und 3 sollte noch vor der Substitution eine genaue Analyse der Gerinnungsstörung erfolgen, um zum einen eine angeborene Störung zu identifizieren und zum anderen eine spezifischere Therapie zu ermöglichen.

Beim Schweregrad 4 muss die Substitution unverzüglich ohne weitere Diagnostik erfolgen – in erster Linie wird Frischplasma nach dem in Kap. 8.6 dargestellten Regime substituiert.

9.1.2 Gerinnungsstörungen bei Blutungen

Störungen der Blutgerinnung unter massiver Blutung haben neben den bereits vorbestehenden erworbenen oder angeborenen Gerinnungsstörungen drei Ursachen:

Tabelle 9.2 Erworbene Gerinnungsstörungen

- Verlustkoagulopathie bei Trauma (Polytrauma, operative Eingriffe) und nichttraumatischen Blutungen (z.B. gastrointestinale Blutungen)
- Disseminierte intravasale Gerinnung
- Medikamentös induzierte Gerinnungsstörung
- Lebererkrankungen
- Nierenerkrankungen
- Dysproteinämien, Amyloidose
- Autoimmunerkrankungen (Autoantikörper gegen Gerinnungsfaktoren

Tabelle 9.3 Einteilung nach Schweregraden

Grad 1	Laborchemisch erfasste Gerinnungsstörung ohne klinische Zeichen einer Blutung
Grad 2	Leichte Blutungszeichen: Epistaxis, Petechien, Schleimhautblutungen, Hämatombildung
Grad 3	Transfusionspflichtige Blutung, chronische Blutung mit persistierendem Hb-Abfall
Grad 4	Akute, vitalbedrohliche Blutungen oder Blutungen, die einen chirurgischen Eingriff komplizieren

- Verlustkoagulopathie,
- Synthesestörung und
- Verbrauchskoagulopathie.

Verlustkoagulopathie

Die Verlust- oder Dilutionskoagulopathie entsteht bei erheblicher Blutung durch Verlust von Gerinnungsfaktoren, wenn diese nicht ersetzt werden.

Der akute Verlust muss von einem protrahierten Verlauf differenziert werden, da bei längerem Verlauf die Synthesekapazität und unterschiedliche Halbwertszeiten von Gerinnungsfaktoren eingehen.

Akuter Verlust. Abbildung 9.**1** zeigt den Verlauf der Gerinnungsaktivität bei akutem normovolämischen Blutverlust.

Protrahierter Verlust (Abb. 9.**2**). Der Abfall des Fibrinogens ist typisch, aber auch andere Faktoren mit langer Halbwertszeit, die mit der aPTT und dem Quickwert (TPZ) kaum erfasst werden, sind vermindert.

Merke: Mit einem massiven Blutverlust geht ein Verlust an Gerinnungsfaktoren einher. Einen normalen Gerinnungsstatus vorausgesetzt, muss spätestens dann gefrorenes Frischplasma (GFP) verabreicht werden, wenn die verlorene Blutmenge die Hälfte des gesamten Blutvolumens des Patienten erreicht, was beim normalgewichtigen Erwachsenen bei etwa 2 l der Fall ist. Anschließend erfolgt die Substitution mit mindestens 1 GFP/l Blutverlust, auch wenn die maschinelle Autotransfusion eingesetzt wird. Überschreitet der Blutverlust das gesamte Blutvolumen des Patienten (ca. 4 l), kann nach Blutbildkontrolle die Transfusion von Thrombozytenkonzentraten notwendig werden.

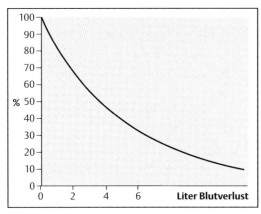

Abb. 9.1 Abfall der Aktivität aller Gerinnungsfaktoren bei akutem, isovoläm ersetztem Blutverlust (zirkulierendes Blutvolumen 5 Liter; nach Krier et al. 2001).

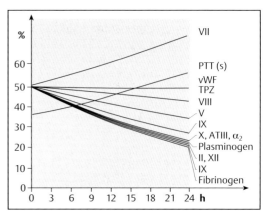

Abb. 9.2 Zeitverlauf der Aktivität der Gerinnungsfaktoren bei protrahiertem Verlust des gesamten Blutvolumens innerhalb von 24 Stunden. Der Ausgangswert sei 50%. $\alpha_2 = \alpha_2$-Antiplasmin.

Synthesestörung

Schock und Hypoxie bewirken eine Verminderung der hepatischen Synthese von Gerinnungsfaktoren. Betroffen sind Gerinnungsfaktoren mit kurzer Halbwertszeit (V, VII, VIII, Willebrand-Faktor, Protein C). Typisch ist der Abfall des Quickwertes (TPZ), da der Faktor VII mit kurzer Plasmahalbwertszeit die TPZ wesentlich bestimmt.

Tabelle 9.4 Typische Ursachen einer DIC

Ursache	Mechanismus
Trauma	Gewebsnekrose, Freisetzung von Thromboplastinen
Hämatome	Hyperfibrinolyse
Schock	Kapilläre Stase, Mikroembolie, Mikrothrombose
Sepsis	Gerinnungsaktivierung durch Toxine und Immunantwort, Mikroembolien
Plazentalösung, septischer Abort, Fruchtwasserembolie, intrauteriner Kindstod, HELLP-Syndrom	Freisetzung von Plasminogenaktivatoren
Hepatopathien	Aktivierung von Thrombozyten und Gerinnungsfaktoren
Inkompatible Transfusion	Aktivierung des Komplementsystems, Hämolyse

Verbrauchskoagulopathie (DIC)

Ausgedehnte Traumen, Hämatome mit konsekutiver Hyperfibrinolyse und Schock jeder Genese mit Stase in der Mikrozirkulation lösen eine generalisierte Aktivierung der gesamten Blutgerinnung aus – die Verbrauchskoagulopathie („disseminated intravascular coagulation", DIC). Typische Ursachen einer DIC zeigt Tab. 9.4.

Verlauf. Primäres Ereignis ist hierbei die intravasale Thrombozytenaggregation mit Bildung von Mikroembolien; als frühes diagnostisches Zeichen sinkt die Thrombozytenzahl.

Merke: Frühsymptom der Verbrauchskoagulopathie ist der Abfall der Thrombozytenzahl im Blut.

Dann werden Gerinnungsfaktoren enzymatisch aktiviert und bis zum völligen Verlust der Gerinnungsfähigkeit verbraucht.

In der Frühphase können TZ und aPTT extrem kurz sein. Klinisch stehen im weiteren Verlauf die Symptome der Mikroembolisation im Rahmen der Gerinnungsaktivierung oft im Vordergrund:
- vielfältige neurologische Symptome,
- fokale Hautischämien mit oberfläche Nekrosen,
- Oligo-/Anurie bei Nierenrindennekrose,
- akute gastrointestinale Ulzerationen.

Besonders bei einem vorangegangenem Blutverlust ergeben sich hauptsächlich Blutungskomplikationen:

- Petechien,
- Blutungen aus Einstichstellen, Wunden, Operationsgebiet,
- Epistaxis und Zahnfleischbluten,
- gastrointestinale und intrazerebrale Blutungen.

Laboranalytik. Typischerweise sind aPTT, Quickwert (TPZ) und TZ verlängert – bei fulminantem Verlauf fehlt jegliche Gerinnungsaktivität.

Meist können Fibrinspaltprodukte als Zeichen einer Fibrinolyse oder Fibrinogenolyse nachgewiesen werden.

Therapie. Die Therapie einer Verbrauchskoagulopathie gliedert sich in drei Schritte:

- Wichtigster Therapieansatz ist die Beseitigung der Ursache;
- Wiederherstellen der Gerinnung sowie des Gleichgewichts der Gerinnungsfaktoren;
- Unterbrechung der Gerinnungsaktivierung mit Hilfe von Medikamenten.

Parallel zur kausalen Therapie muss die oft extrem niedrige Gerinnungsaktivität vor der medikamentösen Therapie durch die Gabe von Frischplasma (FFP) auf ein Basisniveau angehoben werden (angestrebte Werte: TPZ 40%, aPTT 55 s).

Anschießend folgt die Gabe von AT III (AT III ist wegen seiner langen Halbwertszeit und niedrigen Syntheserate überproportional erniedrigt) bis zum Erreichen einer ca. 50%igen Aktivität, die Voraussetzung für die Wirksamkeit der nachfolgenden medikamentösen Therapie der Gerinnungsaktivierung mit Heparinen ist.

Die Gerinnungsaktivierung wird mit niedrigdosierter kontinuierlicher i.v.-Heparingabe (2 E/kg KG/h) therapiert. Unter laufender Substitution mit FFP wird die Heparindosis gesteigert (bis 15 IE/kg KG/h) – Ziel ist eine leicht erhöhte aPTT. Die Effektivität dieser Therapie ist jedoch nicht ausreichend belegt. Außer AT III sind alle Faktorenkonzentrate (z.B. PPSB) kontraindiziert, da sie aktivierte Gerinnungsfaktoren enthalten können.

Aus dem gleichen Grund sollen Thrombozytenkonzentrate nur als ultima ratio bei anhaltender Blutung und Thrombozytenwerten <50.000/µl transfundiert werden.

9.1.3 Medikamentös induzierte Gerinnungsstörungen

Überdosierung von Antikoagulanzien (Cumarine, Heparine) sowie Fibrinolytika und die Gabe von thrombozytenfunktionshemmenden Substanzen (Azetylsalizylsäure, NSAR, Ticlopidin, Clopidogrel) sind die häufigsten medikamentösen Ursachen einer Gerinnungsstörung.

Vitamin-K-Antagonisten

Die erstmals in verrottendem Süßklee identifizierten Cumarine wie Phenprocoumon (in den USA wird meist Warfarin eingesetzt) werden zur langfristigen Antikoagulation eingesetzt. Typische Indikationen sind Herzklappenersatz, rezidivierende Venenthrombosen, Thrombophilien und Gefäßprothesen.

Der Wirkmechanismus ist ein Vitamin-K-Antagonismus. Die Synthese der Vitamin-K-abhängigen Gerinnungsfaktoren II, VII, IX und X wird inhibiert, als Therapiemonitor dient die Thromboplastinzeit (Quickwert, TPZ). Als internationaler Standard wurde die „international normalized ratio" (INR) eingeführt, die zur Korrektur der Ergebnisse verschiedener Reagenzien im Vergleich zu einem festgelegten Standardreagens dient.

Blutungen unter einer Therapie mit Vitamin-K-Antagonisten erfordern die Zufuhr der syntheseinhibierten Gerinnungsfaktoren. Bei nur leichteren Blutungen oder vor operativen und diagnostischen Eingriffen kann dies durch die Gabe von PPSB (Konzentrat von den Faktoren II, VII, IX, X) erfolgen; bei starken Blutungen ist die Gabe von Frischplasma, ggf. ergänzt durch PPSB, erforderlich. Parallel dazu kann durch orale oder i.v.-Gabe von Vitamin K (4-mal 5–10 mg/24 h) die Gerinnung innerhalb von 12–24 h normalisiert werden.

Heparine

Heparine sind natürlich vorkommende komplexe saure Polysaccharide. Nach Bindung mit AT III inhibiert der Heparin-/AT-III-Komplex die Faktoren IIa, Xa und in geringerem Maß IXa, XIa und XIIa. Heparine können nach dem Molekulargewicht fraktioniert werden („low molecular weight heparin", LMWH), Standardheparin ist unfraktioniert. Die Halbwertszeit liegt für Standardheparin dosisabhängig zwischen 1 h und 2,5 h; bei niedermolekularen (LMWH) Heparinen liegt sie doppelt so hoch. LMWH inhibieren Faktor Xa relativ zu Faktor IIa stärker als Standardheparin. Als Therapiemonitor werden die aPTT, als Schnelltest die ACT oder die weniger empfindliche TZ verwendet. Bei Überdosierungen muss die Heparinzufuhr gestoppt werden, zirkulierendes Heparin kann durch Protamin (die übliche Zubereitung inhibiert pro ml 1000 IE Heparin) inaktiviert werden. LMWH können nur in deutlich geringerem Ausmaß durch Protamin inhibiert werden.

Fibrinolytika

Durch Fibrinolytika wie Streptokinase, Urokinase, Alteplas und Replas wird Plasminogen zu Plasmin umgewandelt, das bestehende Fibringerinnsel aufspaltet und auflöst. Bei Blutungen unter Fibrinolyse kann durch die Gabe von Antifibrinolytika wie Aprotinin oder Tranexamsäure die Plasminwirkung gehemmt werden. Es werden 1.000.000 kIE Aprotinin initial i.v. gegeben, gefolgt von 500.000 kIE/h für 4 h. Die Dosierung für Tranexamsäure liegt bei 30–50 mg/kg KG i.v., gefolgt von 3-mal 10 mg/kg KG/24 h.

Thrombozytenfunktionshemmer

Azetylsalizylsäure inhibiert die Zyklooxygenase in einer Dosis von 5–7 mg/kg KG irreversibel und damit die Synthese von Thromboxan A. Die Thrombozytenfunktion ist irreversibel für die Lebensdauer des Thrombozyten (5–7 Tage) gestört. NSAR induzieren eine *reversible* Hemmung der Zyklooxygenase, daher ist die Thrombozytenfunktion ist für 1–2 Tage gehemmt. Ticlopidin und Clopidogrel inhibieren das Generieren eines funktionstüchtigen ADP-Rezeptors irreversibel. GP IIb/IIIa-Antagonisten blockieren die Aggregation komplett (Abciximab).

Blutungskomplikationen durch Überdosierungen sind nicht zu erwarten. Für alle diagnostischen und chirurgischen Eingriffe müssen die gestörte Hämostase berücksichtigt und die Präparate rechtzeitig abgesetzt werden. Mit Hilfe von Desmopressin (DDAVP: 1-Desamino-8-D-Arginin-Vasopressin) kann zwar die Thrombozytenfunktion gebessert werden (Erhöhung des Willebrand-Faktor-Spiegels) und ggf. die Blutungszeit normalisiert werden – die Hämostase bleibt jedoch kompromittiert.

9.1.4 Lebererkrankungen

Gerinnungsstörungen im Rahmen von Lebererkrankungen sind in erster Linie durch eine gestörte Synthese von Gerinnungsfaktoren verursacht. Hierbei sind besonders die Vitamin-K-abhängigen Faktoren II, VII, IX und X mit kurzer Halbwertszeit betroffen, was durch eine Mangelernährung – z.B. bei Alkoholkrankheit – mit verringerter Vitamin-K-Zufuhr verstärkt wird. Weiterhin kommt es zur Thrombopenie durch chronische Aktivierung der Thrombozyten und toxische Wirkungen. Ein weiterer Aspekt ist eine Hyperfibrinolyse.

Typischerweise ist die TPZ (Quickwert) erniedrigt, ebenso, wegen der geringen Synthesekapazität, die AT-III-Konzentration.

Therapeutisch sollte Vitamin K substituiert werden (5–10 mg i.v.).

Bei manifester Blutung (z.B. Ösophagusvarizenblutung) ist die Gabe von Frischplasma sinnvoll. Beim völligen Sistieren der Synthese (z.B. beim Leberausfallskoma) müssen Gerinnungsfaktoren substituiert werden – wegen der Volumenbelastung ist Frischplasma nicht uneingeschränkt einsetzbar, weshalb AT-III-Konzentrat, PPSB und ggf. Fibrinogen als Komponententherapie indiziert sind.

Therapeutisches Ziel sind ein Quickwert von 40%, eine Fibrinogenkonzentration von 100 mg/dl und eine AT-III-Konzentration von 50% der Norm.

9.1.5 Nierenerkrankungen

Die Störung der Blutgerinnung im Rahmen einer terminalen Niereninsuffizienz mit Urämie ist primär durch toxische Schädigung der Thrombozyten verursacht. Weiterhin sind einzelne Gerinnungsfaktoren wie z.B. Faktor VIII und Willebrand-Faktor toxisch geschädigt. Die kausale Therapie besteht in der Dialyse; durch Desmopressin kann die Willebrand-Faktor-Konzentration erhöht werden.

9.1.6 Dysproteinämien, Amyloidose

Alle Dysproteinämien führen zu einer Störung der Thrombozytenfunktion und der plasmatischen Gerinnung durch die Paraproteine. Bei der Amyloidose sind speziell die Faktoren IX und X erniedrigt.

Eine kurzfristige Therapie ist durch Plasmapherese möglich, ansonsten müssen Konzentrate von Gerinnungsfaktoren substituiert werden.

9.1.7 Autoimmunerkrankungen (Autoantikörper gegen Gerinnungsfaktoren

Autoantikörper gegen Gerinnungsfaktoren können selten auch bei bisher gerinnungsgesunden Patienten im Rahmen operativer Eingriffe, nach Geburten, bei Autoimmunerkrankungen oder spontan auftreten. Betroffen sind meist Faktor VIII, IX und Willebrand-Faktor. Die Therapie besteht in der Elimination des Antikörpers und bei akuter Blutung in der Substitution des betroffenen Gerinnungsfaktors. Bei Therapieresistenz erfolgt die Gabe von aktiviertem Faktor-VIII-Präparat (z.B. Autoplex). Versuchsweise können Steroide und Immunglobuline gegeben werden (Green u. Lechner 1981).

9.2 Angeborene Gerinnungsstörungen

Die häufigsten angeborenen Gerinnungsstörungen sind die Hämophilien und das Willebrand-Syndrom. Die übrigen hereditären Faktorenmangelzustände sind selten.

9.2.1 Hämophilie

Die Prävalenz der X-chromosomal-rezessiv vererbten Hämophilien liegt bei 13–18/100.000 Männern (Rosendahl et al. 1991) mit einem Verhältnis der Hämophilie A:B von 4:1. Hämophilie A ist durch den Mangel an Faktor VIII, Hämophilie B durch den Mangel an Faktor IX gekennzeichnet.

Die Patienten leiden nach geringsten Verletzungen spontan unter Blutungen, insbesondere an Muskel- und Gelenkblutungen, die über Jahre zu Versteifungen führen. Die Erkrankung wird meist im frühen Kindesalter diagnostiziert. Wegweisend ist die erheblich verlängerte PTT.

Klinik

Die Einteilung der Hämophilien erfolgt nach klinischem Bild und Faktorenaktivität:
- schwere Hämophilie (Faktorenaktivität 0–1%),
- mittelschwere Hämophilie (Faktorenaktivität 1–5%),
- leichte Hämophilie (Faktorenaktivität 5–15%),
- Subhämophilie (Faktorenaktivität >15%).

Therapie

Hämophile Kinder erhalten eine Dauersubstitution des entsprechenden Gerinnungsfaktors von etwa 20–30 IE/kg 3-mal/Woche (Schramm 1994).

Im Akutfall sollte die aPTT bestimmt werden, präoperativ und unter Therapie ist die Bestimmung des Einzelfaktors sinnvoll.

Merke: Bei notfallmäßigen operativen Eingriffen und Blutungen wird das entsprechende Faktorenkonzentrat bis zum Erreichen einer Aktivität >50% gegeben – die mittlere Initialdosis liegt bei 50–70 E/kg KG (Schramm 1994). Für kleinste Eingriffe ist eine Plasmaaktivität von 5% ausreichend. Gegebenenfalls können zusätzlich lokal blutstillende Maßnahmen (z.B. Fibrinkleber), Antifibrinolytika und Desmopressin verwendet werden. Bei blutungsgefährdeten Operationen einschließlich Tonsillektomien wird ein präoperativer Faktorenspiegel von 30–50% angestrebt.

Die Gabe von Faktorenkonzentraten ist am effektivsten, wenn sie unmittelbar vor dem Eingriff erfolgt – durch 1 E/kg KG steigt die Plasmakonzentration um 1–2%.

Wegen unterschiedlicher Halbwertszeiten beträgt das Dosierungsintervall für Faktor VIII 8 h und für Faktor IX 12 h. Als Repetitionsdosis reicht die Hälfte bis 1/3 der initialen Dosis aus; die Gesamtdosis reduziert sich bei kontinuierlicher Gabe. Bei intraoperativem Blutverlust sind ggf. zusätzliche Dosen nötig. Die Substitutionstherapie muss bis zum Abschluss der Wundheilung, also gewöhnlich 1–2 Wochen, fortgesetzt werden.

Aufgrund einer Antikörperbildung gegen den fehlenden Gerinnungsfaktor sind manchmal erheblich höhere Dosen nötig. Wird die Gerinnung auch durch hohe Dosen von Faktorenkonzentraten nicht

Typ	Faktoraktivität	Ristocetin-Kofaktor
Typ I	5–30%	Erniedrigt
Typ IIa	Qualitative Veränderung des vWF	Stark erniedrigt
Typ IIb	Qualitative Veränderung des vWF	Nahe 0
Typ III	0, konsekutive deutliche Erniedrigung von Faktor VIII	0
Plättchentyp	Abnormales Glykoprotein GP Ib	Erniedrigt

Tabelle 9.5 Hereditäre Formen des Willebrand-Syndroms

mehr normalisiert, ist die Gabe von aktiviertem Faktor VII (z.B. Autoplex) möglich, wodurch die Gerinnungskaskade unterhalb von Faktor VIII und IX gestartet wird.

9.2.2 Willebrand-Syndrom (vWS)

Einteilung und Klinik

Der Willebrand-Faktor vermittelt die Thrombozytenadhäsion und -aggregation am Gefäßendothel und ist ein Trägerprotein für den Faktor VIII. Man unterscheidet verschiedene Formen des hereditären vWS und seltene erworbene Formen. Das Willebrand-Syndrom ist mit einer Häufigkeit von 0,5–1% in der Bevölkerung die häufigste angeborene Gerinnungsstörung.

Hereditäre Formen. Der häufigste Typ I (70%) geht – wie auch der klinisch variable Typ II – mit leichten bis mittelschweren Blutungen (Epistaxis, Haut- und Schleimhautblutungen, Menorrhagie, postoperative Blutungen, Blutungen nach Trauma) einher. Normale Geburten sind im Allgemeinen komplikationslos, die Faktor-VIII-Aktivität sollte über 50% liegen. Typ III ist wegen des Fehlens von vWF und der Erniedrigung von Faktor VIII durch schwerwie-

Tabelle 9.6 Seltene angeborene Gerinnungsstörungen

Faktormangel	Klinik	Therapie
II	Schleimhautblutungen (Nase, Mund, Gastrointestinaltrakt), selten Hämarthros	PPSB
X	Schleimhautblutungen (Nase, Mund, Gastrointestinaltrakt), selten Hämarthos	PPSB
V	Schleimhautblutungen (Nase, Mund, Gastrointestinaltrakt), selten Hämarthos	FFP 20 ml/kg KG alle 12 h
VII	Ähnlich der Hämophilie	PPSB oder Faktor-VII-Konzentrat (10 µg/kg KG alle 6–24 h)
IX	Häufig postpartal, sehr variabel ohne Korrelation mit der Faktoraktivität	FFP (20–30 ml/kg KG/Tag) oder Faktor-XI-Konzentrat
XIII	Nachblutung nach Trauma oder Operation, Wundheilungsstörungen	Faktor XIII-Konzentrat
Fibrinogen	Afibrinogenämie:Bereits beim Neugeborenen Nabelschnurblutung, später starke Blutungen nach Traumen und Operationen	Angestrebt wird ein Fibrinogenspiegel von 100 mg/dl. Substitution durch Fibrinogenkonzentrat oder FFP. Beim 75 kg schweren Patienten: 1×2–4 g Fibrinogen (Halbwertszeit 4d)
	Hypofibrinogenämie (20–100 mg/dl): Selten Spontanblutungen	
	Dysfibrinogenämie: Blutungsneigung, Thrombophilie oder normale Gerinnung sind möglich	Bei Thrombophilie keine Fibrinogengabe!

gende – auch spontane – Blutungen (häufig gastrointestinal) gekennzeichnet. Beim Plättchentyp entspricht das klinische Bild dem Typ IIb (Tab. 9.**5**).

Erworbene Formen. Sie treten bei Neoplasien (Lymphome, Leukosen, solide Tumoren), Hypothyreose und systemischem Lupus erythematodes auf. Das klinische Bild entspricht Typ I oder IIa, die Therapie der des hereditären vWS.

Laboranalytik

Die Funktion des vWF misst man in einem Testansatz, bei dem die Thrombozytenaggregation mit Ristocetin induziert wird. Die Funktion des vWF bezeichnet man daher als Ristocetin-Kofaktor. Die aPTT kann verlängert sein.

Therapie

Bei Typ I und Typ IIa verabreicht man 0,3–0,4 µg/kg Desmopressin (DDAVP: 1-Desamino-8-D-Arginin-Vasopressin) i.v. 1 h präoperativ. Desmopressin führt zu vermehrter Ausschüttung von vWF aus dem Endothel. Die Desmopressingabe wird postoperativ in 8-stündlichen Abständen. wiederholt, solange noch eine Blutungsgefährdung besteht. Bei Typ IIb ist Desmopressin kontraindiziert und bei Typ III unwirksam (es wird kein vWF gebildet) – diese Typen behandelt man mit Faktor-VIII-Konzentraten, die auch einen entsprechenden Anteil von vWF enthalten.

9.2.3 Seltene angeborene Gerinnungsstörungen

Die seltenen Formen sind in Tab. 9.**6** dargestellt.

9.3 Thrombophile Gerinnungs-störungen

9.3.1 Einteilung

Unter thrombophilen Gerinnungsstörungen versteht man Erkrankungen, die mit einem erhöhten Risiko für venöse (und arterielle) Thrombosen und Embolien einhergehen.

Tabelle 9.7 Angeborene und erworbene thrombophile Gerinnungsstörungen

Angeborene thrombophile Gerinnungsstörungen
- Antithrombin-III- (ATIII-)Mangel
- Protein-C-Mangel
- Protein-S-Mangel
- APC-Resistenz
- Hyperhomozysteinämie
- Dysfibrinogenämie

Erworbene thrombophile Gerinnungsstörungen
- Lupusantikoagulans
- Chron. disseminierte intravasale Gerinnung (DIC)

Angeborene und erworbene thrombophile Gerinnungsstörungen zeigt Tab. 9.**7** dargestellt.

9.3.2 Angeborene thrombophile Gerinnungsstörungen

Für den Mangel an Inhibitoren der Gerinnung wie Antithrombin III, Protein C und S werden Subtypen beschrieben:
- Typ I (verminderte Plasmakonzentration des Proteins) und
- Typ II (normale Konzentration, teilweise funktionell inaktives Protein). Aktiviertes Protein C verhindert mit seinem Kofaktor Protein S die Aktivierung von Faktor V und VIII. Die herabgesetzte Empfindlichkeit des Faktors V für Protein C wird als „activated-protein-C-resistance" (APC) oder „Faktor-V-Leiden" bezeichnet.

Antithrombin-III-, Protein-C- und Protein-S-Mangel sind für etwa 10% aller Thrombosen bei Patienten <50 Jahre verantwortlich (Gaussem et al. 1998).

Antithrombin-III-Mangel

Der klinisch relevante Typ I ist der seltenste, der nichtrelevante Typ II kommt am häufigsten vor. Zur genauen Differenzierung sind Spezialuntersuchungen nötig.

Die klinische Manifestation beginnt im Alter von 15 Jahren – typischerweise erleiden die Patienten Venenthrombosen im Rahmen von operativen Eingriffen, bei Schwangerschaft, Bettruhe und Infektionen.

Protein-C-Mangel

Sowohl Typ I und Typ II können mit einer Thromboseneigung vergesellschaftet sein. Die heterozygote Form des Typ I kann ohne klinische Manifestation einhergehen, die homozygoten Patienten (Protein C <1%) sind meist nicht überlebensfähig. Durch die Bestimmung von Protein C ist das Thromboserisiko nicht voraussagbar.

Protein-S-Mangel

Beim Protein-S-Mangel wird neben den Typen I und II noch ein Typ III mit Erniedrigung des freien Protein S bei normalen Gesamtprotein S beschrieben.

APC-Resistenz

Bei der APC-Resistenz („Faktor-V-Leiden") liegt eine Punktmutation (Q506-Mutation) vor. Dadurch ist der Faktor V für die Aktivierung durch aktiviertes Protein C und Protein S weniger empfindlich. Sie ist die häufigste thrombophile Gerinnungsstörung (Sheppard 2000).

Hyperhomozysteinämie

Homozystein ist eine aus tierischem Eiweiß stammende schwefelhaltige Aminosäure. Die typische Homozystinurie ist eine angeborene Störung im Homozysteinabbau, die mit Skelettanomalien, geistiger Retardierung sowie arteriellen und venösen Thromboembolien einhergeht. Hiervon ist die moderate Hyperhomozysteinämie abzugrenzen, die außer einer Thrombophilie (arterielle und venöse Thrombosen) symptomlos ist. Die Therapie besteht in der Senkung des Homozysteinspiegels durch Gabe von Folsäure, Vitamin B_6 und Vitamin B_{12} (Perry 1999).

Dysfibrinogenämie

Diese wurde unter 9.2.3 bereits besprochen.

Merke: Bei allen genannten thrombophilen Gerinnungsstörungen ist trotz unterschiedlich hohen Thromboserisikos die längerfristige Antikoagulation mit Vitamin-K-Antagonisten (Cumarinen) oder Heparinen indiziert.

9.3.3 Erworbene thrombophile Gerinnungsstörungen

Lupusantikokoagulans

Es handelt sich hierbei um Antikörper, die gegen die Phospholipidkomponente des Prothrombin-aktivatorkomplexes (Faktoren II, VII, IX, X) gerichtet sind. Im Gegensatz zu Antikörpern gegen die einzelnen Gerinnungsfaktoren bewirken sie aber keine Blutungen, sondern eine venöse und arterielle Thromboseneigung sowie bei Frauen gehäuft Aborte. Sie entstehen u.a. bei Patienten mit Autoimmunerkrankungen (SLE), Infektionen (beispielsweise viral) und myeloproliferativen Erkrankungen und medikamentös induziert (beispielsweise Hydralazin, Chlorpromazin, Chinidin, Streptomycin). Laborchemische Hinweise sind verlängerte aPTT, seltener ein erniedrigter Quickwert und Nachweis des Lupusantikoagulans im Plasma.

Chronische DIC

Eine chronische DIC kommt beispielsweise bei Malignomen vor und geht mit einer Thromboseneigung einher

9.4 Indikationen für Humanalbumin

9.4.1 Allgemeine Überlegungen

Neben seiner Rolle als Transportprotein ist Albumin für die Aufrechterhaltung des kolloidosmotischen Drucks (KOD, normal 26–28 mmHg) wichtig. Zu 2/3 wird der KOD durch Albumin getragen. Zur Entscheidung über die Gabe von Humanalbumin sind heute praktisch ausschließlich Überlegungen zur kolloidosmotischen Wirkung von Albumin entscheidend.

In den letzten Jahren wird die Indikation zur Gabe von Albumin immer restriktiver gestellt und die Indikationen werden kritisch diskutiert. Zurzeit können keine Empfehlungen für den Albumineinsatz gegeben werden, systematische Untersuchungen in der Intensivmedizin – wie auch im Bereich der Pädiatrie, wo Albumin noch großzügig eingesetzt wird – fehlen weitgehend. Positive Effekte auf das Outcome von Intensivpatienten sind nicht belegt (Roberts et al. 1998; Bunn et al. 2000).

Heute besteht weitgehend Einigkeit darüber, dass künstliche Kolloide wie Hydroxyethylstärke, Gelatine oder Dextrane als Volumenersatzmittel dem Albumin zumindest gleichwertig sind.

Situationen, in denen eine Indikation zur Albumingabe gegeben sein kann, sind:
- Verbrennungskrankheit,
- pädiatrische Intensivmedizin.

Nicht sichere Indikationen sind:
- hämorrhagischer Schock,
- nach Aszitespunktion,
- nephrotisches Syndrom.

Bei Eiweißmangel ist eine Albumingabe nicht indiziert.

9.4.2 Verbrennungskrankheit

In den meisten Infusionsregimes für die Akuttherapie der Verbrennungskrankheit für die ersten 48 h ist Albumin ein fester Bestandteil, obwohl dies nicht sicher belegt ist (Holm 2000).

Die Gabe künstlicher Kolloide in der präklinischen und klinischen Akutversorgung des isolierten Verbrennungstraumas wird abgelehnt.

Literatur

Bunn J, Levebvre C, Li Wan Po A, Li L, Roberts I, Schierhout G. Human albumin solution for resuscitation an volume expansion in critically ill patients. The Albumin Reviewers, 2000, Cochrane Database Syst Rev, 2: CD001208

Gaussem P, Siguret V, Aiach M. Evaluation of hemostasis in venous thromboembolism pathology, 1998, Ann Biol Clin (Paris), 56 (1): 49–56

Green D, Lechner K. A survey of 215 non-hemophilic patients with inhibitors to factor VIII, 1981, Thrombos Haemostas 45: 1232–1235

Hellstern P. Hämotherapeutika: Plasma und Plasmaderivate, 2000, UNI-MED, Bremen

Holm C. Rhesuscitation in shock associated with burns. Tradition or evidence-based medicine, 2000, Rhesuscitation 44 (3): 157–164

Krier C, Kochs E, Buzello W, Adams H. Anästhesiologie. ains Bd. 1, 2001, Thieme, Stuttgart

Munson PL, Hrsg. Textbook of Pharmacology. 1995, Chapman & Hall, New York

Perry DJ. Hyperhomocysteinemia, 1999, Bailleres Best Pract Res Clin Haematol, 12 (3): 451–477

Roberts I. Cochrane Injuries Group Albumin Reviewer. Human albumin administration in critically ill patients: systematic review of randomised controlled trials, 1998, Brit Med J, 317: 235–240

Rosendahl FR, Smit C, Brief E. Hemophilia treatment in historical perspective: a review of medical and social developments, 1991, Ann Hematol 62: 5–15

Schramm W. Konsensus-Empfehlungen zur Hämophiliebehandlung in Deutschland, 1994, Hämostaseologie, 81–83

Sheppard DR. Activated protein C resistance: the most common risk factor for venous thromboembolism, 2000, J Am Board Fam Pract, 13(2): 111–115

10 Therapie mit Blut und Blutderivaten in speziellen klinischen Bereichen

▶ Notfall- und Massivtransfusion
▶ Transfusion in der operativen Medizin
▶ Transfusion bei Verbrennungen
▶ Transfusion bei Kindern und Neonaten
▶ Transfusion nach Knochenmarktransplantation

10.1 Notfall- und Massivtransfusion

Bei Notfall- und Massivtransfusionen sind die Rahmenbedingungen anders als bei Regeltransfusionen – einige Grundregeln bleiben allerdings unverändert bestehen.

10.1.1 Definitionen

▥ Notfalltransfusion:
  ▪ Sofortige Transfusion von Blut und Blutkomponenten bei vitaler Gefährdung des Patienten durch akuten Blutverlust,
  ▪ bei Komplikationen im Rahmen von chirurgischen oder diagnostischen Eingriffen,
  ▪ oder im Zusammenhang mit „Notaufnahmen".
▥ Massivtransfusion (MT):
  ▪ Ersetzen mindestens eines Gesamtkörperblutvolumens innerhalb 24 h durch Blut und Blutkomponenten,
  ▪ Transfusion eines Blutvolumens in 3–4 h,
  ▪ oder zwei Blutvolumina in 24 h (400 ml/h).

10.1.2 Notfalltransfusion

Bei der Notfalltransfusion kann es ausreichend sein, wenn ein oder zwei Erythrozytenkonzentrate gegeben werden, diese Fälle können durch organisatorische Maßnahmen aber auf ein Minimum begrenzt werden.

Notfalltransfusion bei notfallmäßiger Aufnahme

Je nach Versorgungsspektrum einer Klinik lassen sich diese Fälle nie vermeiden. Solche Situationen sind geprägt durch Probleme mit der Identitätssicherung, durch Informationsdefizite bezüglich Ursache, Art und Ausmaß der Blutung sowie der begleitenden Kreislauf- und Hämostaseprobleme. Klinische und laborchemische Befunde fehlen primär.

Typische **vermeidbare Fehler** im organisatorischen Ablauf sind:
▥ fehlerhafte Abnahme von Blutproben (mangelnde Durchmischung, zu geringe Menge),
▥ mangelhafte Beschriftung (Röhrchen, Begleitpapiere),
▥ mangelhafte Kommunikation mit Blutbank/Blutdepot (primäre Dringlichkeit, klinischer Verlauf, unnötige Rückfragen, psychischer Druck),
▥ Anfordern und Abholen zu vieler EK,
▥ unsachgemäße Zwischenlagerung,
▥ keine Verfügbarkeit von ausreichenden Mengen ORh-neg.-EK oder ein zu geringer Vorrat verschiedener EK, die dann nach der Blutgruppenbestimmung sofort transfundiert werden können.

Der organisatorische Ablauf muss schriftlich in einer Dienstanweisung („standard operating procedure", SOP) festgelegt und regelmäßig geübt werden. Folgende Maßnahmen sind obligat:
▪ sichere Proben- und Patientenidentifikation,
▪ Blutabnahme vor therapeutischen Maßnahmen (Blutbild, Blutgruppe, Kreuzblut, Gerinnung, Blutgasanalyse),
▪ Begleitpapiere mit genauen Angaben: Dringlichkeit, Ausmaß des Blutbedarfs, zeitlicher Verlauf,
▪ keine mehrfachen telefonischen Rückfragen bei Blutbank/Blutdepot (Rückmeldung erfolgt, sobald die Blutprodukte freigegeben worden sind).

Das jeweilige Vorgehen ist vom **Zeitfenster** abhängig, in dem transfundiert werden muss.

Sofortige Transfusion (sehr selten, ca. 0,3% der Fälle). Nach Entnahme von Blutproben zur Bestimmung von Blutgruppe, Antikörpersuchtest und Kreuzprobe sofortige Transfusion *ungekreuzter EK 0 Rh-neg*, nach „Bedside-Test". Unter paralleler Infusion von kristalloiden und kolloidalen Lösungen liegt meist nach Transfusion von 3–4 EK ein vorläufiger Blutgruppenbefund vor.

Risiko: unerwartete Rh-, Kell-, Kidd-Antikörper, extravaskuläre Transfusionsreaktion.

Transfusion innerhalb von 10–15 min (ca. 1% der Fälle). Um die Patientenblutgruppe einschließlich Rhesusfaktor in der Blutbank nach den Richtlinien so zu bestimmen, dass eine AB0- und Rh-gleiche oder kompatible Transfusion von ungekreuzten EK möglich ist, sind *mindestens 15 min* erforderlich. Die komplette Bestimmung kann bei Rh-negativen Patienten und nicht eindeutigen Befunden aber auch *bis zu 45 min* dauern! Die Gabe von AB0-gleichen Konserven ist immer zu bevorzugen, da sonst eine nicht akzeptable Versorgungslücke für 0-neg-Patienten entsteht.

> **Merke:** Sehr strenge Indikation für die Transfusion von Blutgruppe 0 negativ!

Aus Kostengründen besteht besonders in kleineren Krankenhäusern die Tendenz, auch bei der normalen Regeltransfusion überwiegend 0-neg-Blutprodukte zu lagern und zu transfundieren, da die EK seltener Blutgruppen wie B oder AB häufiger verfallen. 0-neg-EK sind aber nicht in ausreichendem Maße verfügbar. Da in Mitteleuropa nur ca. 7–8% der Spender 0 neg sind und eine Person maximal 4- bis 6-mal pro Jahr spenden kann, reicht diese Zahl *nicht* für die Versorgung aller Patienten aus, wenn, wie es derzeit in manchen Kliniken noch üblich ist, der Verbrauch an 0-neg-EK 50% beträgt.

Bei zu erwartender fortbestehender Blutung muss rasch Frischplasma (FFP) angefordert werden, damit es rechtzeitig aufgetaut werden kann. Das *Transfusionsrisiko* entspricht etwa dem eines EK.

Transfusion in 30 min. Nach dieser Zeit ist eine Schnellkreuzprobe grundsätzlich möglich, die aber nach den Richtlinien noch durch die Standardkreuzprobe bestätigt werden muss. Die Wahrscheinlichkeit einer relevanten Transfusionsreaktion wird

Tabelle 10.1 Kompatible AB0-ungleiche Blutkomponenten

Empfänger	Blutgruppe der Komponentenspender		
	EK	FFP	TK*
A	A, 0	A, AB	A, AB, 0, B
B	B, 0	B, AB	B, AB, 0, A
0	0	0, A, B, AB	0, A, B, AB
AB	AB, A, B, 0	AB	AB, A, B, 0

dadurch deutlich vermindert, da schwerwiegende Inkompatibilitäten ausgeschlossen werden können. Dennoch wird die „Schnellkreuzprobe" von vielen Transfusionsmedizinern als *kritisch* eingeschätzt und daher abgelehnt.

Das *Risiko* besteht überwiegend in der Verwechslung.

Transfusion nach 30–60 min. In diesem Zeitrahmen ist eine standardisierte, reguläre Kreuzprobe mit Antikörpersuchtest möglich.

Stehen nicht ausreichend AB0- oder Rh-gleiche EK/FFP/TK zur Verfügung, kann *kompatibel* transfundiert werden (Tab. 10.**1**).

> **Merke:** Bei Rh-inkompatibler Transfusion serologische Kontrolle nach 2–3 Monaten, bis auf Situationen mit absoluter Lebensgefahr strikte Vermeidung bei Mädchen und Frauen im gebärfähigen Alter.

Notfalltransfusion im Rahmen chirurgischer und diagnostischer Eingriffe

Dieses Risiko muss auf ein Minimum verringert werden: Bei chirurgischen oder diagnostischen Eingriffen mit definiertem Blutungsrisiko ist eine klinikspezifische Liste zu erstellen. Diese enthält die Eingriffe, für die eine Bestimmung der Blutgruppe mit Antikörpersuchtest (AST) und ggf. die Anzahl der zu kreuzenden EK geregelt ist. Dadurch wird ein Zuviel (Kosten) und Zuwenig (Gefahr für den Patienten) vermieden.

Nach der Erhebung einer „Bedarfsanalyse" auf der Grundlage einer klinikinternen Transfusionsstatistik sollte die EK-Bereitstellung (Anzahl der gekreuzten EK) maximal zwei- bis dreimal höher als die tatsächlich transfundierte Anzahl sein.

Besonderheiten bei der Bereitstellung. Werden bei der Bestimmung der Blutgruppe im Rahmen des Antikörpersuchtests irreguläre Antikörper nachgewiesen, müssen diese differenziert werden, ggf. in einem Referenzlabor. Der hauseigene Bestand an kompatiblen EK muss immer ausreichend sein, bevor diagnostische oder chirurgische Eingriffe begonnen werden. Bei sehr seltenen Konstellationen kann dies schwierig und langwierig (Wochen) sein.

Risiken der Notfalltransfusion

Bei einer korrekten Indikation zur Notfalltransfusion besteht wegen der vitalen Bedrohung des Patienten in erster Linie das Risiko einer verspäteten oder zu langsamen Transfusion – ist dies der Fall, wird der Patient aufgrund nicht ausreichender O_2-Versorgung weitere Folgen der Transfusion nicht erleben. Da spezifische Risiken – abgesehen von der Verwechslung und verspäteten Bereitstellung – erst nach schneller Transfusion größerer Volumina auftreten, werden sie im Abschnitt „Massivtransfusion" erläutert.

10.1.3 Massivtransfusion (MT)

Nach Sawyer u. Harrison (1990) beträgt die Wahrscheinlichkeit einer Massivtransfusion 0,6% für ein Level-1-Traumazentrum, entsprechend 125 Fällen bei 20.000 Eingriffen. Diese Patienten benötigen durchschnittlich jeweils 25 Blutkomponenten, sodass 15% des Gesamtbedarfs an Blut und Blutkomponenten auf diese Patienten entfällt. Nur etwa 50% dieser Patienten überleben; hier manifestieren sich weitreichende und schwerwiegende physiologische Effekte der Massivtransfusion.

Ursachen einer Massivtransfusion (nach Sawyer u. Harrison) sind:
- gastrointestinale Blutung (31%),
- akutes Trauma (29%),
- Herz-/Gefäßchirurgie (12%),
- Geburtshilfe (4%).

Ablauf

Die Versorgung eines Patienten mit massiver Blutung kann in drei Phasen eingeteilt werden:
1. Volumentherapie („fluid resuscitation"),
2. Sicherung der Oxygenierung durch Transfusion von EK,
3. Substitution von Gerinnungsfaktoren.

Begleitend zu den chirurgischen oder sonstigen Blutstillungsmaßnahmen muss eine Homöostase weiterer Körperfunktionen, wie Körpertemperatur, Säure-Basen- und Elektrolythaushalt – soweit möglich – gesichert werden.

Die Bedeutung der verschiedenen Therapiemaßnahmen ist interindividuell sehr unterschiedlich und wird auch kontrovers diskutiert. So kann eine übertriebene Flüssigkeitstherapie (Bickell 1993) genauso deletär sein wie eine übergroße Zahl von Erythrozytenkonzentraten (Hebert et al. 1999). Oberstes Ziel ist immer die Vermeidung eines irreversiblen Organversagens infolge protrahierter Ischämie und Hypoxämie.

> **Merke:** Die Gesamtmortalität liegt bei ca. 40–50% und korreliert mit der Zahl der benötigten EK. Bei schweren Hämostasestörungen liegt die Mortalität bei 75%.

Pathophysiologie der Massivtransfusion (MT)

Eine Reihe von Komplikationen ist möglich, die auf einer komplexen Interaktion zwischen den applizierten Blutprodukten und der aktuellen metabolischen Situation des Patienten beruhen. Das Management dieser metabolischen Störungen muss unter invasivem, engmaschigem hämodynamischem und laboranalytischem Monitoring erfolgen.

Hypothermie. Ab einer Körperkerntemperatur <34 °C ist mit erheblichen hypothermiebedingten Störungen zu rechnen, kritisch ist ein Abfall unter 28 °C. Bereits ab einem Ersatz von 50% des Gesamtkörperblutvolumens durch kalte EK und Infusionslösungen (Zimmertemperatur) können relevante Störungen induziert werden.

Kardiovaskuläre Veränderungen bei Hypothermie sind:
- Vasokonstriktion mit Hypoperfusion und Hypoxie der peripheren Gewebe,
- Steigerung des Gefäßwiderstands (SVR) und des ZVD,
- Gesteigerter myokardialer O_2-Verbrauch durch Kältezittern („shivering") mit Abfall des Herzzeitvolumens, Bradykardie und Arrhythmien,
- Einschränkung der Kontraktilität (neg. Inotropie) besonders <32 °C.

Pulmonale, renale und *hepatische Veränderungen* sind:
- Steigerung des pulmonal-vaskulären Widerstands,
- Aufhebung der hypoxischen pulmonalen Vasokonstriktion mit verschlechtertem Ventilations-/Perfusionsverhältnis und Hypoxie,
- Verminderung des Atemantriebs,
- Absinken des *renalen* Blutflusses,
- Diuresesteigerung, Hypovolämie, Hyperkaliämie, Azidose trotz Absinken der GFR wegen verminderter Na⁺-Rückresorption,
- Einschränkung der *Leberperfusion* und damit der metabolischen und exkretorischen Funktionen der Leber einschließlich vermindertem Zitratmetabolismus, Verstärkung der Hypokalzämie.

ZNS-Veränderungen:
- Absinken des zerebralen Blutflusses, Ansteigen der zerebralen Gefäßwiderstands und Absinken des Hirnmetabolismus mit Sedation (33 °C) bis zum Koma (30 °C).

Hämatologische Folgen:
- Anstieg der Blutviskosität (Erhöhung des Hämatokrits um 2–3%/°C Temperaturabfall),
- Leukozytensequestration,
- Störungen der Thrombozytenfunktion,
- Störung der Hämostase (temperaturabhängige Beeinträchtigung enzymatischer Reaktionen) bei paralleler Hyperfibrinolyse,
- Verschiebung der O_2-Bindungskurve nach links,
- metabolische Azidose.

Hämostasestörungen: Ursachen für plasmatische und thrombozytäre Hämostasestörungen sind:
- Hämodilution,
- Verbrauchskoagulopathie mit unzureichender Synthese von Gerinnungsfaktoren und Mobilisierung von Thrombozyten bei Verbrauch in großflächigen Wundgebieten und durch Gerinnungsaktivierung (disseminierte intravasale Gerinnung, DIC),
- Hypothermie (Störung der enzymatischen Gerinnungsfaktoren, Plättchendysfunktion).

Die Hypothermie wird oft unterschätzt, da es keine enge Korrelation zwischen Blutungsneigung und laborchemischen, gerinnungsphysiologischen Befunden gibt. Normothermie ist aber ein unabhängiger Prädiktor für den Blutverlust. Die Erhöhung der Körpertemperatur durch verschiedene Maßnahmen bis hin zum extrakorporalen Kreislauf kann einen besseren Effekt haben als eine weitere Transfusion.

Hyperkaliämie. Bradykardie, Kammerflimmern oder Asystolie können die Folge einer Hyperkaliämie sein. Als Ursache kommen infrage:
- Kaliumgehalt der Erythrozytenkonzentrate,
- Geschwindigkeit der Transfusion,
- Verteilungsvolumen.

Der durchschnittliche K⁺-Gehalt eines EK beträgt – abhängig von der Lagerungsdauer – 4–8 mmol (Schmitt u. Lackes 2000). Es konnte gezeigt werden, dass es selbst bei Transfusion von >30 EK/h nur zu unwesentlichen Veränderungen des K⁺-Spiegels kommt (Wilson 1992). Bei der Analyse der Fälle, in denen Komplikationen aufgetreten sind, wurden prädisponierende Faktoren gefunden, die im klinischen Alltag beachtet werden müssen:
- Kreislaufschock (Verminderung des Verteilungsvolumens, verminderte Organfunktionen),
- Therapie mit α-Blockern,
- Therapie mit ACE-Hemmern (Aldosteronsuppression),
- Diabetes mellitus,
- Ischämiephasen (*cave*: Reperfusion),
- Azidose.

Der Körper hat ein erhebliches Kompensationspotenzial bei Hyperkaliämie:
- Stress in jeder Form führt über steigende cAMP-Spiegel und Aktivierung der Na⁺/K⁺-ATPase zur Verschiebung von K⁺ nach intrazellulär.
- Insulin führt zu einer Aufnahme von Glukose und Kalium in die Zellen.
- Die Ionenpumpen der transfundierten Erythrozyten sind einige Stunden nach Transfusion wieder funktionsfähig und verlagern K⁺ nach intrazellulär.

Zusammenfassend ist bei der MT nur in Ausnahmen mit einer Hyperkaliämie, die auch an einer Erhöhung der *T-Welle* im EKG zu erkennen ist, zu rechnen.

Hypokalzämie. Die Hypokalzämie bei einer Massivtransfusion wurde schon 1944 im Hundeexperiment beobachtet (Adams u. Thornton 1944) und ist in die Literatur als „Zitratintoxikation" eingegangen. Ein Zusammenhang zwischen Hypokalzämie und einer Verminderung der Auswurfleistung des Herzens wurde beobachtet (Cooper u. Brazier 1973). Dennoch kommt es normalerweise nicht zu einer Beeinträchtigung der Herz-Kreislauf-Funktion oder der Gerinnung (Ca^{++} = Faktor IV), da das Zitrat über die intakte Leber metabolisiert wird und von den Nieren ausgeschieden werden kann. Eine Einschränkung der Leber- und Nierenfunktion – auch infolge Hypothermie – kann also zu erheblich höheren Zitratspiegeln mit begleitender Hypokalzämie führen.

Ein weiterer Grund für das seltene Auftreten hypokalzämiebedingter hypotensiver Phasen ist die hohe physiologische Toleranz und die Aktivierung von Parathormon mit Mobilisation von Kalzium aus den Knochen.

Merke: Eine QT-Intervallverlängerung im EKG korreliert nicht mit dem Serum-Ca^{++}-Spiegel.

- Myokardiale Depression: Ca^{++} <0,5 mmol/l,
- Gerinnungsstörungen: Ca^{++} <0,2 mmol/l.

Bei Neonaten kann eine Zitratreaktion relevant werden, insbesondere bei vorliegender Hepatopathie. Der Serum-Ca-Spiegel sollte nicht unter 50% des Normwertes fallen, also nicht unter 0,5–0,6 mmol/l. Dieser Wert entspricht dem ionisierten, freien Kalzium, was wiederum der Hälfte des Gesamtkalziums entspricht, das nicht an Proteine oder organische Säuren (Bikarbonat, Zitrat, Phosphat) gebunden ist.

Pulmonale Probleme. Ein Lungenödem kann durch relative Übertransfusion bei vorbestehender Herz- oder Niereninsuffizienz ebenso verursacht werden wie durch transfusionsassoziierte akute Lungenschädigung (TRALI). Diese wird durch Leukozytenantikörper oder durch Mikroaggregate induziert. Eine Volumenüberladung kann durch exaktes Monitoring und entsprechende Transfusionsgeschwindigkeit, die TRALI durch die Einführung leukozytendepletierter Konserven weitgehend vermieden werden. Die Bedeutung der Mikroaggregate wird uneinheitlich beurteilt. Sicher ist, dass durch Filter mit Porengröße <170 µm nicht in jedem Fall ein positiver Effekt erzielt werden kann.

10.1.4 Praktische Durchführung und Organisation

Eine eingespielte Logistik mit erprobten, koordinierten Arbeitsabläufen ist für die Bewältigung von Notfall- und Massivtransfusionen entscheidend. Diese müssen auf die Möglichkeiten und Ressourcen einer Klinik abgestimmt sein. Die entscheidende Voraussetzung für eine effektive Transfusions- und Volumentherapie ist, dass der Patient ausreichend mit venösen Zugängen (am besten einem mehrlumigen 12-F-Shaldonkatheter) und einer invasiven arteriellen Druckmessung versorgt ist.

Weitere Aspekte sind:
- Erythrozytenkonzentrate sollten jünger als 14 Tage sein, da dann die Lagerungsschäden geringer und dadurch die 24-h-Überlebensfähigkeit der Erythrozyten im Empfängerorganismus höher ist,
- Transfusionsgerät vom Typ Level 1 (>700 ml Blut/min, Erwärmung auf Körpertemperatur),
- FFP <50 ml/min (Zitratreaktion),
- frühzeitige Gabe von Gerinnungsfaktoren: AT III >70%, Fibrinogen>100 mg/dl, Quick >50% und APTT <55 s als Zielgrößen,
- Beginn der Transfusion mit EK + FFP im Verhältnis 4: 1, Steigerung über 2: 1 auf 1: 1,
- bei initial schlechter Gerinnung nicht unter 15–20 ml/kg FFP substituieren,
- Hypothermie bekämpfen,
- Kreislauftherapie mit vasoaktiven Pharmaka optimieren (bei Normovolämie),
- Beatmung mit FiO$_2$ 1,0.

10.2 Transfusion in der operativen Medizin

Neben den allgemein gültigen transfusionsmedizinischen Aspekten gibt es in den operativen Fachgebieten Besonderheiten, die im Folgenden näher beschrieben werden.

10.2.1 Herzchirurgie

Die meisten herzchirurgischen Patienten haben keine angeborenen, dafür aber erworbene Gerinnungsstörungen durch eine Medikation mit Azetylsalizylsäure, Clopidogrel, Ticlopidin, Heparin, Kalziumantagonisten, NSAR, α-Blockern, Kumarinen oder Nitropräparaten. Auch eine Vorbehandlung mit Fibrinolytika (z.B. Streptokinase, Urokinase, Alteplase) und GP II_b/III_a-Antagonisten (z.B. Abciximab, Tirofiban) muss beachtet werden. Die Probleme manifestieren sich vorwiegend am Ende der extrakorporalen Zirkulation (EKZ), da es durch den ausgedehnten Kontakt des Patientenblutes mit dem synthetischen Material der EKZ zu einer komplexen Blutaktivierung kommt:

- Gerinnungskaskade,
- Kallikreinsystem (Bradykininfreisetzung),
- Fibrinolyse,
- Komplementsystem.

Bei der *Reperfusion* ist die Aktivierung dieser Systeme zusammen mit der Freisetzung von O_2-Radikalen ursächlich für Organfunktionsstörungen nach Eingriffen am offenen Herzen. Im Vordergrund steht dabei ein SIRS („systemic inflammatory response syndrome") mit Beeinflussung des regionalen Gefäßtonus und der Gefäßpermeabilität. Klinisch entwickeln sich interstitielle Flüssigkeitsretention, Infektanfälligkeit, respiratorische Partial- oder Globalinsuffizienz und Kreislaufinstabilität.

Eine *Koagulopathie* ist zum einen durch den Dilutionseffekt und zum anderen durch die mechanische Schädigung von Erythrozyten und Thrombozyten bedingt. Die Überlebenszeit der Erythrozyten wird verkürzt (die Hämolyse führt zur Bildung von freiem Hämoglobin), Thrombozyten werden durch Blut-Gas-Kontakt im Oxygenator, Heparin, Protamin und Hypothermie in ihrer Funktion beeinträchtigt.

Bei ausreichender Heparinisierung kommt es eher selten zu einer klinisch bedeutenden Fibrinolyse, eine disseminierte intravasale Gerinnung (DIC) entwickelt sich nur bei zusätzlicher Schocksymptomatik und einer Sepsis.

Neben den genannten Medikamentenwirkungen sind Leber- und Nierenerkrankungen, eine Hypothermie (26–28 °C), eine angeborene Koagulopathie, sowie verlängerte EKZ-Zeiten die Hauptprädispositionsfaktoren für perioperative Gerinnungsstörungen. Sind Blutungen nicht chirurgisch bedingt, kann ein Heparin-Rebound oder eine Protaminüberdosierung die Ursache sein.

Der Blutverlust kann durch Applikation von Aprotinin oder Desmopressin signifikant vermindert werden.

Überwachung der Heparintherapie

Die individuelle Heparinempfindlichkeit ist sehr variabel. Bei einer festen Dosis zeigt die ACT eine große Streubreite (Gravlee 1990). Ohne engmaschige Therapiekontrolle ist nur eine inadäquate Antikoagulation möglich. Diese Überwachung erfolgt mit verschiedenen funktionellen Verfahren:

- Thrombinzeit (TT),
- partielle Thromboplastinzeit (APPT),
- Prothrombinzeit (Quick, PT),
- „activated coagulation time" (ACT).

Alle Verfahren werden außer von der absoluten Heparinkonzentration auch noch von folgenden Faktoren beeinflusst: Protamingabe, Temperatur, Konzentrationen von AT III, Fibrinogen, FSP, F VIII, Verteilungsvolumen und metabolische Situation. Daher ist es empfehlenswert, zusätzlich einen quantitativen Test (Protamintitration, chromogene Substrate, Fluoreszenztest) durchzuführen.

Entscheidende Voraussetzungen für jeden Test sind hohe Sensitivität und Spezifität, gute Reproduzierbarkeit, einfache und sichere Durchführbarkeit (bettseitig) sowie niedrige Kosten. In der Herzchirurgie wird die automatisierte ACT am häufigsten eingesetzt: Nativblut wird mit einem Oberflächenaktivator gemischt und die Gerinnungszeit registriert. Der optimale Bereich für eine extrakorporale Zirkulation liegt je nach Testreagenz zwischen 300 und 600 s (Bull 1975) bzw. zwischen 95 und 125 s (Cohen 1984).

Protamin

Protamin ist ein basisches, argininreiches Protein aus Salmtestikeln. Es verbindet sich salzartig mit Heparin und bildet eine schwer lösliche, inaktive Verbindung. Nach Beendigung des extrakorporalen Kreislaufs wird es ACT-gesteuert appliziert, um die Vollheparinisierung zu beenden. Als Faustregel gilt, dass 1 mg Protamin 100 IE Heparin inaktiviert. Protamin wird als Chlorid oder Sulfat in Ampullen so zubereitet, dass 1 ml Lösung 1000 bzw. 5000 IE Heparin inaktiviert. Protamin hat noch weitere Wirkungen:

- allergische Reaktion,
- Plättchendysfunktion,
- Antikoagulation durch Fibrinogenhemmung,
- „Thrombopenie" (Protaminbrücken bilden Plättchenaggregate).

Am gravierendsten ist die allergische Protamin-reaktion, die historisch in drei Kategorien eingeteilt wird:

Typ I – Hypotension. Durch Histaminausschüttung kommt es zur Vasodilatation, zur relativen Hypovol-ämie mit Einschränkung des Herzminutenvolumens durch verminderte Vorlast und so zur Kreislaufinsta-bilität. Von Herzgesunden kann dieser Effekt besser kompensiert werden als von Patienten mit vorbeste-hender Herzinsuffizienz. Diese Reaktion tritt über-wiegend bei zu schneller Injektion auf (<3 min).

Typ II – anaphylaktische/anaphylaktoide Reaktion. Durch IgE–vermittelte Mastzelldegranulation kann es zur Entwicklung von Urtikaria, Bronchospasmus, Stridor, Ödem, schwerer Hypotension bis hin zum Herzstillstand kommen. Risikofaktoren sind:
- Reexposition,
- Fischallergie,
- Diabetes mellitus (Protamin-Zink-Insulin),
- Vasektomie.

Bei den anaphylaktoiden Reaktionen kann kein IgE nachgewiesen werden; hierbei induziert der Hepa-rin-Protamin-Komplex direkt die Komplementkas-kade bei C3a. Durch die Komplementaktivierung kann ein nichtkardiogenes Lungenödem mit konse-kutivem ARDS entstehen.

Typ III - „catastrophic pulmonary vasoconstriction". Es entwickelt sich ein Rechtsherzversagen durch pulmonale Hypertonie, nicht selten muss der extra-korporale Bypass wieder hergestellt werden. Eine wichtige Rolle bei dieser heftigen Reaktion spielt Thromboxan A2, das aus pulmonalen Gewebsma-krophagen freigesetzt wird. Es kann nicht sicher vorhergesagt werden, welche Patienten besonders gefährdet sind.

Indikation für Blutprodukte

Der durchschnittliche Bedarf an homologen **Ery-throzytenkonzentraten** beträgt 0–4 bei Herzopera-tionen (Stover 1998), wobei eine präoperative Ei-genblutspende beträchtliche Einsparungen bringen kann (s. Kap. 12). Der Transfusionstrigger bzw. die Indikation zur Transfusion unterscheiden sich nicht wesentlich von anderen klinischen Bereichen. Die Anwendung von Aprotinin hat zu einer weiteren Einsparung von EK geführt.

Durch den extrakorporalen Bypass kommt es zu **thrombozytärer Dysfunktion** und Thrombopenie, bedingt durch Aggregation, Adhäsion und Aktivie-rung. Klinisch ist die Plättchendysfunktion schwer zu erfassen und der Anteil bei einer Blutung kaum zu quantifizieren. Dies ist der Grund für das Fehlen einheitlicher Indikationen für die Thrombozyten-transfusion. Die Thrombozytenzahl allein kann nie-mals eine Indikation sein; es müssen immer kli-nische Aspekte in die Entscheidung einbezogen werden. Eine prophylaktische Thrombozytensub-stitution bringt keine Vorteile und ist zu vermeiden (Harding 1975).

Auch für die Gabe von Frischplasma muss die Indikation streng gestellt werden. Da 25–40% der Menge an Gerinnungsfaktoren (vgl. Kap. 9) für eine normale Hämostase ausreichend sind, können die meisten Gerinnungsstörungen mit 10–15 ml/kg FFP ausgeglichen werden. Ausnahmen sind Situatio-nen mit protrahiertem Blutverlust oder aktivierter Fibrinolyse.

10.2.2 Gefäßchirurgie

Bei Operationen an großen Gefäßen ist das Risiko einer starken Blutung besonders groß. Die Möglich-keiten zur perioperativen Einsparung von homo-logen Blutprodukten sind in Kap. 12 ausführlich beschrieben, weshalb hier nur auf einige Besonder-heiten hingewiesen wird.

Die meisten Gefäßpatienten sind alt und multi-morbide, die häufigsten Begleiterkrankungen sind:
- Arteriosklerose,
- Herzinsuffizienz,
- Hypertonie,
- KHK,
- COPD/chronische Bronchitis,
- Diabetes mellitus,
- Neoplasma,
- apoplektische Insulte,
- Hepatopathie (Zirrhose).

Diese Patienten kompensieren wesentlich schlech-ter die Folgen einer Operation mit erhöhtem Blut-verlust, Transfusionen und prolongierter Intensiv-behandlung. Die umfangreiche Begleitmedikation mit entsprechender Auswirkung auf die Hämostase ist zu berücksichtigen.

Gefäßchirurgische Operationen können in drei Gruppen unterteilt werden:

Gruppe I – Aorteneingriffe. Patienten mit *Aortenaneurysma* sind oft relativ gesund, ca. 70 Jahre alt und können stärkere Blutverluste recht gut überstehen. Dagegen sind Patienten mit *arteriosklerotischer Stenose* im Durchschnitt zehn Jahre jünger, haben aber wesentlich häufiger Begleiterkrankungen wie KHK und Herzinfarkte, Z.n. Bypassoperationen und Herzschrittmacherimplantationen.

Gruppe II – Rekonstruktionen. Die meisten rekonstruktiven Gefäßeingriffe betreffen die A. carotis (Endarteriektomie) und die Extremitätengefäße (Bypass). Bei subtiler Operationstechnik ist nicht mit hohem Blutverlust zu rechnen.

Gruppe III – Verschiedene. Thrombektomien erfolgen meist notfallmäßig und können nicht längerfristig vorbereitet werden. Da die Embolisation oft vom Herzen ausgeht, ist bei arteriellen Embolektomien mit kardialer Vorschädigung zu rechnen. Junge Traumapatienten mit Gefäßverletzungen haben die beste Prognose bezüglich eines massiven Blutverlustes.

Unter den Vorerkrankungen ist neben der KHK die Hepatopathie die wichtigste. Neben dem Mangel an Gerinnungsfaktoren liegen meistens auch eine Thrombozytendysfunktion sowie Thrombopenie vor.

Gefäßpatienten haben in der Regel eine geringere Anämietoleranz, müssen sorgfältiger überwacht, sowie bei höheren Hämoglobinwerten als Gesunde transfundiert werden.

10.2.3 Orthopädie

Orthopädische Operationen können ebenfalls mit hohen Blutverlusten einhergehen. Die häufigsten Eingriffe sind Arthroplastien:
- Hüft-TEP,
- Knie-TEP,
- Hüft-TEP-Wechsel,
- Knie-TEP-Wechsel.

Auch bei großen Wirbelsäuleneingriffen können erhebliche Blutverluste auftreten.

Während bei dem ersten Einsatz eines Hüftgelenks mit 1000–1500 ml und beim Kniegelenk mit 600–800 ml Blutverlust zu rechnen ist, kann beim Wechsel einer Endoprothese ein vielfach größeres Volumen verloren gehen, da große Blutgefäße in den Knochen eröffnet werden. Nicht selten werden 10–15 EK oder mehr mit einer entsprechenden Zahl an FFP benötigt, bis eine effektive Blutstillung erreicht ist.

Entscheidend ist, dass diese Operationen sorgfältig geplant werden. Dadurch sind orthopädische Operationen eine Domäne der *Eigenblutspende* geworden. Abgesehen von infizierten Operationsgebieten ist perioperativ auch die maschinelle Autotransfusion (MAT) einsetzbar. Eventuelle Vorerkrankungen müssen gründlich abgeklärt und entsprechend behandelt werden, womit das Risiko für die Patienten damit in mehrfacher Hinsicht minimiert werden kann.

10.3 Transfusion bei Verbrennungen

Eine Anämie ist häufig Folge des Verbrennungstraumas. Der Verlust an Erythrozyten ist proportional zur verbrannten Körperoberfläche (VKOF). Patienten mit 15–40% VKOF haben in den ersten 6 h 12% und in den ersten 24 h bis 18% ihrer Erythrozyten verloren. Für diesen Verlust ist nicht allein das initiale thermische Trauma verantwortlich, es handelt sich um ein multifaktorielles Geschehen (nach Richard et al. 1997):
- Blutverlust:
  - Hitze,
  - Nekrektomie,
  - Laboruntersuchungen,
  - Hämolyse,
  - RES-Clearance,
  - DIC,
  - gastrointestinale Blutung,
  - Heparinüberdosierung.
- verminderte Blutbildung,
- Knochenmarksdepression durch Toxine, Infektionen, Medikamente,
- mangelndes Ansprechen auf Erythropoetin,
- mangelnde Nutrition,
- hepatorenale Dysfunktion.

Die Erythrozyten eines gesunden Spenders haben im Verbrennungspatienten eine verkürzte Überlebenszeit. Dies gilt nicht umgekehrt – Erythrozyten eines Verbrennungspatienten haben im gesunden Organismus eine normale Überlebenszeit (Loebl u. Marvin 1973). Ursache ist eine verminderte osmotische Resistenz der Erythrozyten infolge eines Membrandefekts (Sphärozytose, Fragmentation, Vesikulation).

Initial steigt der Hb-Wert immer infolge des Plasmaverlustes. Die normale Antwort des Körpers ist die Knochenmarkstimulation über renales Erythropoetin; dies ist bei einer schweren Verbrennung aber nicht ausreichend. Als Ursachen werden eine Schädigung der erythroiden Vorläuferzellen im Knochenmark oder ein plasmatischer Inhibitor diskutiert (Wallner u. Vautrin 1987). Eine Substitution mit exogenem Erythropoetin (rEPO) kann versucht werden.

Bei ansonsten gesunden Patienten konnte gezeigt werden, dass eine Transfusion erst bei einem Hb von <5 g/dl erforderlich ist (Mann u. Heimbach 1994).

Da die Körperoberfläche nicht intakt ist und viel Energie durch Verdunstung entzogen wird, ist auf eine gute Erwärmung bzw. Vermeidung von Wärmeverlusten zu achten, insbesondere bei **Nekrektomien** im Operationssaal.

Klinisch und laboranalytisch muss die Gerinnung engmaschig überwacht werden, um einen protrahierten Blutverlust und damit eine höhere Transfusionsrate zu vermeiden.

10.4 Transfusion bei Kindern und Neonaten

10.4.1 Transfusion bei Kindern

Während bei Neonaten – besonders bei Frühgeborenen – Transfusionen relativ oft indiziert sind, müssen ältere Kinder nur selten transfundiert werden.

Häufigste Ursachen für Transfusionen im Kindesalter sind:
- Traumen,
- Operationen,
- Verbrennungen,
- kongenitale Anämien,
- erworbene Anämien (z.B. bei Chemotherapie, autoimmunhämolytische Anämien).

Kinder tolerieren Blutverluste wegen ihrer großen Kompensationsfähigkeit sehr lange. Im Rahmen von Traumen, Operationen und Verbrennungen gelten dieselben Grundsätze wie in der Erwachsenenmedizin (s. Kap. 8). Zusammenfassend gilt hier ebenso primär die Orientierung an klinischen Kriterien und nicht allein das Erreichen eines Hb-/Hk-Werts als „Transfusionstrigger".

Für alle Kinder und besonders für Neonaten gilt, dass Blut von möglichst wenig Spendern verwendet wird. Spezielle Blutbehältnisse für multiple Entnahmen können eingesetzt werden. Bei Neonaten sollte Blut von Zytomegalie- (CMV-)negativen Spendern oder leukozytendepletierte EK eingesetzt werden. Frühgeborene dürfen aufgrund der Gefahr der „Graft-versus-Host-Disease" (GvHD) nur bestrahltes Blut (30 Gy) erhalten.

10.4.2 Transfusion bei Neonaten

Frühgeborene

Bei Frühgeborenen werden häufig Transfusionen nötig. So wurden in einer Untersuchung von 1993 61% aller Neonaten <1300 g transfundiert (Strauss 1994). Damit stellen sie die Altersgruppe dar, in der am häufigsten transfundiert wird.

Besonderheiten bei Frühgeborenen. Folgende Besonderheiten tragen zur Transfusionshäufigkeit bei:
- Frühgeborene haben gegenüber reifen Neonaten durchschnittlich **niedrigere Hb-Werte** (14,5 g/dl in der 28. SSW vs. 16,8 g/dl am Termin).
- Die physiologische **Anämie** in den ersten zwei Lebensmonaten (11,5 g/dl beim reifen Neonaten) tritt beim Frühgeborenen früher und *stärker* auf.
- Der Anteil an fetalem Hämoglobin *(HbF)* ist bei Frühgeborenen ca. 10% höher als beim reifen Neonaten.
- Frühgeborene sind oft kritisch **krank** – durch die wiederholt nötigen Blutentnahmen ist eine iatrogene Anämie häufig (1 ml Blut entspricht ca. 2% des Gesamtblutvolumens).

Indikation

Noch entscheidender als die Hb-Werte sind klinische Symptomatik und begleitende Erkrankungen (beispielsweise Vitien). Akzeptierte Indikationen sind:

- *„weiße Asphyxie"* bei peripartalem Blutverlust mit Schock,
- Neonaten mit akutem *Blutverlust* (mit und ohne Schock), der durch Volumensubstitution nicht kompensiert werden kann,
- Neonaten mit einem *Hb-Wert <13 g/dl* sowie schweren kardiorespiratorischen Erkrankungen (z.B. zyanotische *Vitien*),
- Neonaten mit einem *Hb-Wert von 8–10 g/dl* und klinischen Symptomen (z.B. Atemstörungen, Tachykardie),
- schwere autoimmunhämolytische Anämie (Morbus hämolyticus neonatorum, *MHN*). In schweren Fällen Austauschtransfusion.

10.4.3 Transfusion von Thrombozyten

Indikationen

- Thrombopenie bei frühgeborenen und termingeborenen Neonaten,
- Alloimmunthrombopenie,
- Autoimmuntrombopenie,
- Thrombopenie bei Chemotherapie oder Sepsis.

Thrombopenie bei Frühgeborenen und termingeborenen Neonaten. Als *Richtlinie* gilt:

- Transfusion bei kranken Frühgeborenen mit niedrigem Geburtsgewicht und Thrombozyten <50.000/µl,
- Transfusion bei stabilen frühgeborenen sowie termingeborenen Neonaten und Thrombozyten <20.000/µl,
- Transfusion vor diagnostischen Eingriffen (beispielsweise Lumbalpunktion) bei Thrombozyten <50.000/µl und größeren operativen Eingriffen bei Thrombozyten <100.000/µl,
- Transfusion bei stabilen Frühgeborenen und kranken termingeborenen Neonaten bei Thrombozyten <30.000/µl.

Durchführung

Im Allgemeinen genügen zur Anhebung der Thrombozytenzahl auf 100.000/µl 10 ml/kg KG eines normalen Thrombozytenkonzentrats.

Alloimmunthrombopenie. Aufgrund einer fetomaternalen Inkompatibilität kommt es zur maternalen Antikörperproduktion (IgG) gegen fetale Thrombo-

zytenantigene. Diese Antikörper treten über die Plazenta in die Feten über und induzieren intrauterin oder postpartal einen Thrombozytenabbau. Die Inzidenz wird auf 1:2000 bis 1:5000 geschätzt. Klinisch imponiert eine Thrombopenie mit petechialen Blutungen, Ekchymosen und (bei 10–20% der Fälle auch intrazerebralen) Hämatomen. Bei intrazerebralen Blutungen, schwerer Blutungsneigung und Thrombozyten <30.000/µl müssen Thrombozyten homolog AB0-gleich bzw. maternal kompatibel transfundiert werden. Ist dies nicht möglich, sind evtl. Immunglobuline notwendig.

In den meisten Fällen einer neonatalen Alloimmunthrombozytopenie (NATP) können, genau wie bei der posttransfusionellen Purpura, Anti-HPA-1a nachgewiesen werden. HPA-1a und HPA-1b-Bindungsstellen befinden sich auf dem Membranglykoprotein IIIa.

Falls kein kompatibler Spender gefunden wird, kann die Mutter TK spenden. Die Konzentrate müssen aber gewaschen werden, um das antikörperhaltige Plasma weitgehend zu entfernen.

Autoimmunthrombopenie. Diese durch von der Mutter auf den Feten übertragene autoantikörperinduzierte Thrombopenie verläuft milder als die *Allo*immunthrombopenie. Therapeutisch werden primär Steroide und Immunglobuline eingesetzt, Thrombozytentransfusionen sind nur bei starker Blutung erforderlich.

Thrombopenie bei Chemotherapie und Sepsis. Die im Rahmen von Hochdosischemotherapien nötigen Thrombozytentransfusionen werden analog dem Vorgehen bei Erwachsenen eingesetzt.

In seltenen Fällen ist bei einer DIC im Rahmen einer Sepsis auch die Transfusion von Thrombozyten erforderlich.

10.4.4 Transfusion von Frischplasma (FFP)

Bei schweren kongenitalen und erworbenen Hämostasestörungen ist die Transfusion von Frischplasma indiziert. Vor allem die Aktivität der Vitamin-K-abhängigen Gerinnungsfaktoren und von Faktor XII und XI liegt beim Neonaten bei etwa 50% der Aktivität von Erwachsenen.

Indikationen

- Massivtransfusion (Operationen, Austausch-transfusion),
- Blutungen bei Vitamin-K-Mangel,
- disseminierte intravasale Gerinnung (DIC),
- kongenitale Gerinnungsstörungen, für die kein Faktorenkonzentrat erhältlich ist.

Durchführung

Normalerweise genügen 10–40 ml FFP/24 h zur Behandlung der Gerinnungsstörungen. Bei Neona-ten wird AB-Plasma von möglichst wenigen Spendern bevorzugt.

10.5 Transfusion bei Knochen-marktransplantationen

Als Substitution oder *Transfusion* wird die Übertragung nichtproliferationsfähiger peripherer Blutzellen mit begrenzter Lebenszeit bezeichnet. Eine *Transplantation* ist die Übertragung proliferations- sowie differenzierungsfähiger hämatopoetischer Stammzellen mit dem Ziel einer lebenslangen Blutbildung. In den letzten Jahren hat die Bedeutung der autologen und auch der allogenen Blutstammzelltransplantation in Deutschland enorm zugenommen. 1998 wurden insgesamt 1118 allogene Transplantationen durchgeführt, im Jahr 2000 waren es 1438 allogene Transplantationen. Dies ist ein Anstieg um knapp 29%. (Quelle: „Jahresbericht 1999/2000", Deutsches Register für Stammzelltransplantationen). Weltweit werden HLA-Register aufgebaut, um geeignete Spender zu finden.

Für die Transfusionsmedizin hat dies weitreichende Konsequenzen, da für Transplantationen hämatopoetische Stammzellen mittels Apheresetechniken aus peripheren Blut gewonnen werden. Indikationen für Stammzelltransplantationen sind:

- Leukämien:
  - akute myeloische Leukämien,
  - akute lymphatische Leukämie,
  - chronisch myeloische Leukämie,
  - chronisch lymphatische Leukämie,
  - myelodysplastisches Syndrom.
- Lymphoproliferative Erkrankungen:
  - Hodgkin-Lymphom,
  - Non-Hodgkin-Lymphom,
  - Plasmozytom (multiples Myelom),
- Systemerkrankungen (nichtmaligne):
  - aplastische Anämie,
  - Fanconi-Anämie (konst. Panmyelopathie),
  - Panmyelopathie (erworben),
  - Thalassämie,
  - Speicherkrankheiten (M. Gaucher),
  - Autoimmunerkrankungen,
  - schwerer kombinierter Immundefekt.
- Solide Tumoren:
  - Hoden-/Keimzellkarzinome,
  - Mammakarzinome,
  - Ovarialkarzinome,
  - Sarkome,
  - Ewing-Sarkom,
  - Nierenzellkarzinome,
  - chemo-/radiosensitive Tumoren,
  - Neuroblastome,
  - Gliome.

10.5.1 Verhinderung von Immunisierung und Infektion

Für Patienten vor Transplantation hämatopoetischer Stammzellen sollen Bluttransfusionen nur durchgeführt werden, wenn es eine „harte Indikation" (vgl. Kap. 8) gibt: Hämoglobin <7 g/dl, Thrombozyten <20.000/μl oder eine klinisch wirksame Gerinnungsstörung.

Bei nichtmalignen Grunderkrankungen steigt das Risiko einer Transplantatabstoßung nach Bluttransfusion stark an. Unbedingt zu vermeiden sind Transfusionen von Patienten mit Blutprodukten von potenziellen Knochenmarkspendern. Natürlich dürfen lebensnotwendige Transfusionen erfolgen. Gerade bei Leukämiepatienten unter Chemotherapie sind einem *restriktiven Transfusionsregime* enge Grenzen gesetzt. So zeigen bis zu 70% der transfundierten Patienten mit Leukämie keinen adäquaten therapeutischen Erfolg nach Thrombozytengabe (Slichter 1994). Es ist noch nicht gesichert, welche Thrombozytenpräparation die beste klinische Wirksamkeit hat (Zeiler et al. 2001), jedoch scheinen die Thrombapheresethrombozyten generell günstiger zu sein, zumal der Antigenkontakt minimiert werden kann.

Weitere Möglichkeiten sind die Leukozyten-filtration mit Verminderung auf <10^6/Einheit sowie die Bestrahlung. Für beide Verfahren ist die Effektivität (Wirksamkeit) noch nicht endgültig gesichert.

Neben dem allgemeinen Infektionsrisiko mit verschiedenen Erregern hat das humane Zytomegalievirus (HCMV) einen besonderen Stellenwert. Während Neugeborene etwa zu 1% intrauterin infiziert werden, beträgt die Prävalenz im Erwachsenenalter 40–100%. Etwa 70% der seropositiven Patienten erleiden nach KMT eine aktive Infektion, jedoch nur 30% der primär seronegativen (Meyers u. Flournoy 1986). Eine Serokonversion muss möglichst vermieden werden. Da die Leukozyten des Blutes neben dem Knochenmark ein wesentliches Reservoir darstellen, kann ein Infektionsrisiko durch leukozytendepletierte Präparationen weitgehend ausgeschlossen werden. Auf ein **Antikörper-Screening** kann nicht verzichtet werden, da selbst „depletierte" Präparationen noch ca. 10^6 Leukozyten enthalten und auch nach Leukozytendepletion vereinzelt Infektionen beobachtet wurden (Bowden 1995).

10.5.2 Transfusionsregime nach KMT

Da durch die Chemo- und Radiotherapie eine vollständige Knochenmarkaplasie induziert wird, kann innerhalb von 2–4 Wochen ein erheblicher Transfusionsbedarf entstehen, wobei es Unterschiede zwischen allogener und autologer KMT gibt. Bei allogenen Transplantationen wurde ein Bedarf bis zu 18 EK und 136 TK beschrieben (Bensinger u. Petersen 1989; Slichter 1986). Weiterer Bedarf entsteht bei Komplikationen wie einer „graft-versus-host-disease" (GvHD). Zur Prophylaxe sollten die zu transfundierten Einheiten daher zusätzlich mit einer mittleren Dosis von 30 Gy bestrahlt werden (s. Kap. 11). Eine autologe KMT scheint mit weniger Transfusionen einher zu gehen (Bensinger u. Singer 1993; Slichter 1994). Zusätzliche Einsparungen sind in Zukunft durch den Einsatz von Erythropoetin (rEPO), Thrombopoetin und Wachstumsfaktoren für Granulozyten zu erwarten.

10.5.3 Transfusion von Granulozyten und Thrombozyten

Die Transfusion von Granulozyten ist mit dem Risiko der CMV-Infektion und der Alloimmunisierung bei HLA-Inkompatibilität behaftet. Durch Entwicklung von spezifischen hämatopoetischen Stimulatoren (G-CSF, GM-CSF) konnten diese sehr aufwändigen Transfusionen deutlich reduziert werden. Eine Indikation besteht laut den Leitlinien der Bundesärztekammer von 2001 bei Patienten mit progredienten lebensbedrohlichen Infektionen (trotz G-CSF und optimaler antibiotischer sowie -mykotischer Therapie) mit <500 neutrophile Granulozyten/µl Blut.

Klinisch kann es erforderlich sein, durch Thrombozytentransfusion eine Thrombozytenzahl >50.000 Thrombozyten/µl zu erhalten, da es sonst zu ausgedehnten Schleimhautblutungen kommt. Es sollten ausschließlich Thrombaphereasepräparate von AB0-kompatiblen und CMV-negativen Spendern appliziert werden. HLA-kompatible Transfusionen sind nur in besonderen Fällen erforderlich, besonders bei Nachweis von plättchenspezifischen Antikörpern.

Nichtimmunologische Thrombozytopenien:
- Sepsis, DIC,
- Hepatosplenomegalie,
- Medikamente: Virostatika (Ganciclovir), Antibiotika (Cotrimoxazol, α-Laktame, Clindamycin),
- hämolytisch-urämisches Syndrom (HUS),
- thrombotisch-thrombozytopenische Purpura (TTP).

10.5.4 Immunglobuline

Nach Transplantation hämatopoetischer Stammzellen gibt es keine gesicherte Indikation für Immunglobuline, jedoch wurde in einigen Studien ein besseres „outcome" beobachtet (Sullivan u. Kopecky 1990).

Literatur

Adams WE, Thornton TF. The danger and the prevention of citrate intoxikation in massive transfusion of whole blood. Ann Surg 1944; 120: 556–669.

Andreu G, Dewailly J. Prevention of HLA immunization with leukozyte-poor packed red cells and platelet concentrates obtained by filtration. Blood 1988; 72: 964–969.

Artz CP. Historical aspects of burn management. Surg Clin North Am 1970; 50: 1193–1200.

Barthels M, Poliwoda H. Gerinnungsanalysen. Stuttgart: Thieme, 1998.

Basler Forum Technik und Gesellschaft. Stammzellen: Forschung und Anwendung. 15. Sept. 2000, http://bats.ch/forum2000/06. htm.

BensingerW, Petersen FB. Engraftment and transfusion requirements after allogeneic marrow transplantation for patients with acute non-lymphocytic leukemia in first complete remission. Bone Marrow Transplant 1989; 4: 409–414.

Bensinger W, Singer J. Autologous transplantation with peripheral blood mononuclear cells collected after administration of recombinant granulocyte stimulating factor. Blood 1993; 81: 3158–3163.

Bickell WH. Are victims of injury sometimes victimized by attempts at fluid resuscitation. Am J Empry Med 1993; 22 (2): 225–226

Bowden RA, Slichter SJ, Sayers M, Weisdorf D, Cays M, Schoch G, Banaji M, Haake R, Welk K, Fisher L. A comparison of filtered leukocyte-reduced and cytomegalovirus (CMV), seronegative blood products for the prevention of transfusion-associated CMV infec-tion after marrow transplant. Blood 1995; 86 (9): 3598–3603.

Brown KA, Bissonnette B. Hypercalemia during massive blood transfusion in paediatric craniofacial surgery. Can J Anesth 1990; 37: 401–408.

Bull MH, Huse WM, Bull BS. Evaluation of tests used to monitor Heparintherapy during extracorporal circulation. Anesthesiology 1975; 43 (3): 346–353

Cohen JA. Activated coagulation time method for control of heparin is reliable during cardiopulmonary bypass. Anesthiology 1984; 60: 121.

Cooper N, Brazier JR. Myocardial depression following citrated blood transfusion. Arch Surg 1973; 107: 756–763.

Deitch EA, Sittig KM. A serial study of the erythropoetic response to thermal injury. Ann Surg 1993; 217: 293–299.

Downing SW, Edmunds LH. Release os vasoactive substances during cardiopulmonary bypass. Ann Thorac Surg 1992; 54: 1236–1243.

Forth W, Rummel W. Antikoagulanzien, Aggregationshemmer, Fibrinolytika und Hemmstoffe der Fibrinolyse. In: Forth W, Henschler D, Rummel W, Hrsg. Pharmakologie und Toxikologie. Wissenschaftsverlag, 1987.

Gravlee GP, Whitaker CC, Mark CJ, Rogers AT, Royster RJ, Marrison GA. Baseline activated coagulation time should be measured after surgical incision. Anesth Analg 1990; 71 (5): 549–553.

Harding SA, Shakoor MA, Crindon AJ. Platekt support for cardiopulmonary bypass surgery. J Thorac Cardiovase Surg 1975; 70 (2): 350–353.

Hebert PC, Wells G, Blajchman MA. A multicenter, randomized, controlled clinical trial of transfusion requirements in critical care. N Engl J Med 1999; 340: 409–417.

Hellstern P, Hrsg. Hämotherapeutika: Plasma und Plasmaderivate, 1. Aufl. Bremen: Uni-Med, 2000.

Kretschmer V, Weippert-Kretschmer M. Notfall- und Massivtransfusion. In: Müller-Eckhardt C, Hrsg. Transfusionsmedizin. Berlin Heidelberg New York Tokyo: Springer, 1996.

Loebl EC, Marvin JA. The mechanism of erythrocyte destruction in the early postburn period. Ann Surg 1973; 178: 681–686.

Mann R, Heimbach DM. Changes in transfusion practices in burn patients. J Trauma 1994; 37: 220–222.

Marquez J, Martin D. Cardiovascular depression secondary to ionic hypocalcemia during hepatic transplantation in humans. Anesthesiology 1986; 65: 457–461.

Meyers JD, Flournoy N. Risk factors for cytomegalie virus infection after human marrow transplantation. J Infect Dis 1986; 153: 478–488.

Mustard WT, Keith JD. The surgical management of transposition of the great vessels. J Thorac Cardiovasc Surg 1964 48: 953–958.

Otte HJ, Brandis H. Lehrbuch der Medizinischen Mikrobiologie, 4. Aufl. Gustav Fischer, 1978.

Richard HC, Phillips H, Phillips L. Hematologic and acute phase response. In: Herndon DN, ed. Total burn care. Philadelphia: Saunders, 1997.

Sawyer PR, Harrison CR. Massive transfusion in adults: diagnosis, survival and blood bank support. Vox Sang 1990; 58: 199–203.

Schmied H., Schiferer A. The effects of red-cell scavenging, hemodilution, and active warming on allogenic blood requirements in patients undergoing hip or knee arthroplasty. Anesth Analg 1998; 86: 387–391.

Schmitt HJ, Lackes S. Massive Transfusion and its influence on oxygen transport and electrolyte balance. Infus Ther Transfus Med 2000; 27: 68–78.

Sittig KM, Deitch EA. Blood transfusions: for the thermally injured or for the doctor? J Trauma 1994; 36: 369–372.

Slichter SJ. Prevention of platelet alloimmunization. In: Murawski K, Peetom F, ed. Transfusion medicine: recent technological advances. New York: Liss, 1986.

Slichter SJ. Principles of transfusion support before and after bone marrow transplantation. In: Forman SJ, Blume KG, eds. Bone marrow transplantation. Cambridge: Blackwell, 1994.

Stover EP, Siegel LC, Parks R, Levin J, Body SC, Maddi R, D'Ambra MN, Mangano DT, Spiess BD. Variability in transfusion practice for coronary artery bypass surgery persists despite national consensus guidelines: a 24-institution study. Institutions of the Multicenter Study of Periperative Ischemia Research Group. Anesthesiology 1998; 88 (2): 327–333.

Strauss RG. Erythropoetin and neonatal anemia. N Engl J Med 1994; 330: 1227–1228.

Sullivan KM, Kopecky KJ. Immunomodulatory and antimicrobial efficacy of intravenous immunoglobulin in bone marrow transplantation. N Engl J Med 1990; 323: 705–712.

Talbott JH. A biographical history of medicine: excerpts and essays on the men and their work. New York: Grune & Stratton, 1970; 1104–1105.

Wallner S, Vautrin R. The anemia in thermal injury: partial characterization of an erythroid inhibitory substance. J Trauma 1987; 27: 639–645.

Wilson RF, Binkley LE. Electrolyte and acid base changes with massive blood transfusion. Am Surgeon 1992; 58: 535–545.

Wilson RF, Dulchavsky SA. Problems with 20 or more blood transfusions in 24 hours. Am Surg 1987; 53: 410–417.

Wudel JH, Morris JA. Massive transfusion: outcome in blunt trauma patients. J Trauma 1991; 31: 1–7.

Zeiler T, Wilbert U, Schulzki T, Kretschmer V. In vitro properties of platelet concentrates. Infus Thefus Med 2001; 28: 9–14.

11 Immunmodulation durch Transfusionen

Eine Bluttransfusion stellt eine Organtransplantation dar; somit gelangen neben den nur wenige Tage lebensfähigen Granulozyten auch teilungsfähige, lebende immunkompetente Zellen (in erster Linie Lymphozyten) des Spenders in den Empfängerorganismus. Weiterhin wird eine Vielzahl antigenwirksamer Strukturen übertragen. Die logische Folge ist eine zelluläre und humorale immunologische Reaktion des Empfängers.

Das Ausmaß der Immunantwort ist genetisch determiniert und damit interindividuell stark unterschiedlich ausgeprägt. Die Gene des „major histocompatibility complex" (MHC) im HLA-System spielen neben schwachen Histokompatibilitätsgenen die Hauptrolle.

Diese zellvermittelten immunmodulatorischen Effekte werden im Folgenden beschrieben, die antigen- und antikörpervermittelten Wirkungen wie z.B. hämolytische Transfusionsreaktionen werden in Kap. 14 abgehandelt.

11.1 Positive Wirkungen

Bei nierentransplantierten Dialysepatienten führt die vorherige Bluttransfusion zu verlängerten Transplantatüberlebensraten. Dieser positive Transfusionseffekt ist wahrscheinlich durch Lymphozyten vermittelt, da er bei Transfusion lymphozytenfreier Konserven nicht beobachtet wird (Lenhard et al. 1986). Durch die transfundierten Lymphozyten wird eine Antikörperbildung gegen T-Lymphozytenrezeptoren induziert; weiterhin wird die zelluläre Immunantwort supprimiert. Die Ausprägung beider Effekte steigt proportional zur Zahl der transfundierten Blutkonserven. Beide Mechanismen sind für die verlängerte Transplantatüberlebensrate verantwortlich.

Bei Patienten mit M. Crohn wurde nach Operationen, bei denen Bluttransfusionen erforderlich waren, eine geringere Rezidivhäufigkeit beschrieben (Williams u. Hughes 1989); dieser Effekt ist nicht sicher belegt und wird kontrovers diskutiert (Hollaar 1995).

11.2 Negative Wirkungen

Als negative Transfusionseffekte werden beobachtet:
- evtl. erhöhte Raten an Tumorrezidiven nach Tumoroperationen mit Bluttransfusionen,
- häufiger Infektionen nach perioperativen Bluttransfusionen,
- Graft-versus-Host-Disease (GvHD).

11.2.1 Tumorrezidive

In einer retrospektiven Studie (Blumberg et al. 1985) wurde ein signifikant häufigeres Auftreten von Tumorrezidiven nach kolorektaler Tumoroperation bei den Patienten beobachtet, die Bluttransfusionen erhielten. Als Ursache wird die lymphozytenvermittelte Immunmodulation angesehen; als Konsequenz werden die Verwendung leukozytendepletierter Konserven sowie die präoperative Eigenblutspende diskutiert. Dies konnte in anderen Studien nicht bestätigt werden – so wurde zwar eine Verkürzung der Überlebensrate, aber keine Häufung von Rezidiven bei transfundierten Tumorpatienten beschrieben (Van de Watering et al. 2001).

11.2.2 Perioperative Infektionen

Das gehäufte Auftreten von perioperativen Infektionen bei transfundierten Patienten (Tartter 1988) wird durch die lymphozytenvermittelte Einschränkung der Immunkompetenz erklärt.

11.2.3 Graft-versus-Host-Disease (GvHD)

Die GvHD wird durch die Übertragung von T-Lymphozyten des Spenders auf den Empfängerorganismus verursacht und gilt als die gravierendste Komplikation einer Transfusion.

Ätiopathogenese

Aufgrund der Unterschiede im HLA-System werden normalerweise Spenderlymphozyten vom Empfänger als körperfremd erkannt und eliminiert. Voraussetzung dafür ist die Immunkompetenz des Empfängers. Eine Einschränkung der Immunkompetenz mit Defiziten im Erkennen der körperfremden Lymphozyten ist bei Neugeborenen, kongenitalen Immundefekten, therapeutischer Immunsuppression und Neoplasien (besonders hämatologische Erkrankungen wie Leukämien) gegeben. Auch beim Fehlen solcher Erkrankungen ist bei es bei bestimmten HLA-Konstellationen möglich, dass der Empfänger die Lymphozyten nicht als körperfremd erkennt. Dies ist z.B. bei der Transfusion von Blutkomponenten, die von Verwandten 1. oder 2. Grades stammen, gegeben (Sazama u. Holland 1994).

Nach Übertragung der T-Lymphozyten des Spenders ist der Empfänger nicht im Stande, diese Zellen zu eliminieren – die lebens- und teilungsfähigen Spenderlymphozyten dagegen erkennen die Empfängerzellen als „fremd" und greifen diese an. Genaue Mechanismen der Krankheitsentwicklung sind nicht geklärt; am Ende des Prozesses stehen direkte T-Zell-vermittelte Wirkungen auf Haut, Knochenmark, Thymus, Gastrointestinaltrakt, Leber, und Milz sowie eine massive Zytokinfreisetzung.

Die GvHD wird erst unter bestimmten Bedingungen manifest:

- ausreichend hohe Menge an transfundierten Lymphozyten; die kritische Menge wird mit 10^7/kg KG angegeben (Leitman 1989),
- Überleben und Zirkulieren der transfundierten Lymphozyten, Erhalt ihrer Proliferationsfähigkeit und Immunkompetenz.

Klinik

Klinische Symptome des Vollbilds der GvHD sind Hautausschläge, Fieber, Hepatitis, Diarrhö, Darmkrämpfe, Markaplasie und Infektionen. Typische pathognomonische Symptome existieren nicht, die Diagnose ist schwierig. Die Letalität ist hoch.

Diagnostik

Der Nachweis von Spenderlymphozyten beim Empfänger erfolgt mittels genetischer Marker, DNA-Analyse und PCR (Sakurai et al. 1998). Hautbiopsien können hilfreich sein (Tanei et al. 1999).

Prävention

Die GvHD kann durch die Bestrahlung der Blutkomponenten mit 30 Gy verhindert werden.

Indikationen zum Einsatz bestrahlter Blutkomponenten sind nach Mueller-Eckhardt (1996):

- vor und nach Knochenmarkstransplantation,
- bekannte Immundefekte,
- intrauterine Transfusion,
- Austauschtransfusion,
- maligne hämatologische Erkrankungen (Leukämien, Lyphome),
- Neuroblastom, Glioblastom,
- Verwandtenblutspende,
- Empfänger HLA-typisierter Blutkomponenten.

Therapie

Die Behandlung erfolgt symptomatisch, eine spezifische Therapie existiert nicht. Eine immunsuppressive Behandlung mit Steroiden, Cyclosporin und Desoxypergualin wurde beschrieben (Sakurai et al. 1998).

Literatur

Blumberg N, Agarwal NM, Chuang C. Relation between recurrence of cancer of the colon and blood transfusion. Br Med J 1985; 290: 1037–1039.

Hollaar GL, Gooszen HG, Post S, Williams JG, Sutherland LR. Perioperative blood transfusion does not prevent recurrence in Crohn´s disease. A pooled analysis. J Clin Gastroenterol 1995; 21(2): 134–138.

Leitman SF. Use of blood cell irradiation in the prevention of posttransfusion graft-vs.-host-disease. Transfus Sci 1989; 10: 219–232.

Lenhard V, Fassbinder W, Hillebrand G, Persijn G, Wilms H. Bluttransfusion und Nierentransplantation. Nieren Hochdruckkrankh 1986; 15: 73–82.

Mueller-Eckhardt C. Transfusionsmedizin, 2. Aufl. Berlin Heidelberg New York Tokyo: Springer, 1996

Sakurai M, Moizumi Y, Uchida S, Imai Y, Tabayashi K. Transfusion-associated graft-versus-host disease in immunocompetent patients: early diagnosis and therapy. Am J Hematol 1998; 58(1): 84–86.

Sazama K, Holland PV. Transfusion-induced graft-versus-host-disease. In: Garraty, ed. Immunobiology of transfusion medicine. New York: Marcel Dekker, 1994; 631–656.

Tanei R, Ohta Y, Ishihara S, Katsuoka K, Yokono H, Motoori T. Transfusion-associated graft-versus-host disease: an in situ hybridization analysis of the infiltrating donor-derived cells in the cutaneous lesion. Dermatology 1999; 199 (1): 20–24.

Tartter PI. Blood transfusion and infectious complications following colorectal cancer surgery. Br J Surg 1988, 75: 789–792.

Van de Watering LM, Brand A, Houbiers JG et al. Cancer recurrence and blood transfusion study group. Br J Surg 2001; 88: 267–272.

Williams JG, Hughes LE. Effect of perioperative blood transfusion on recurrence of Crohn´s disease. Lancet 1989; 15 (2): 131–133.

12 Autologe Bluttransfusion und blutsparende Verfahren

▸ Ursprung und Entwicklung
▸ Verfahren
▸ Eigenblutspende
▸ Hämodilution
▸ Maschinelle Autotransfusion (MAT)
▸ Retransfusion ohne Aufbereitung
▸ Anästhesiologische Methoden
▸ Chirurgische Methoden
▸ Pharmakologische Methoden

12.1 Ursprung und Entwicklung

Autologe Bluttransfusion bedeutet, dass Blutverluste durch patienteneigenes Blut ausgeglichen werden. Spender und Empfänger sind somit identisch. Bis in die 80er-Jahre des letzten Jahrhunderts wurden autologe Bluttransfusionen nur vereinzelt bei Patienten mit seltener Blutgruppe oder problematischen irregulären Antikörpern eingesetzt. Erst nach der Entdeckung des HIV 1983 (Amman et al. 1983) entwickelte sich eine breite Akzeptanz dieser therapeutischen Strategie. In den USA nahm die autologe Eigenblutspende seither um den Faktor 17 von 0,41% auf 7% aller Patienten mit planbaren, potenziell transfusionsbedürftigen operativen Eingriffen zu. In Europa erhöhte sich die Anzahl autologer Transfusionen in den frühen 90er-Jahren schlagartig, in Deutschland wurde sie maßgeblich durch juristische Vorgaben beschleunigt (BGH-Urteil vom 17.12.1991). Dieses Urteil fordert die *Aufklärung über die Möglichkeit* der Eigenblutspende, wenn diese im konkreten Fall ernsthaft in Betracht kommt. Für alle Patientengruppen beträgt heute der Anteil der autolog transfundierten Erythrozyten- und Vollbluteinheiten etwa 2,5–5%. Beim primären Einsatz von Hüft- und Knieendoprothesen kann jedoch in 90–100% der Fälle vollständig auf die homologe Transfusion verzichtet werden. Neben der Risikoverminderung für Infektionen mit HIV, HBV, HCV und CMV und anderen Erregern (s. Kap. 14) ist auch die fehlende Immunmodulation nach Transfusion autologer zellhaltiger Blutprodukte

gegenüber homologen Präparaten ein möglicher Vorteil der autologen Transfusion (vgl. auch Kap. 11). Bei der elektiven Hüft- und Kniechirurgie konnte durch die Etablierung der autologen Transfusion die postoperative Gesamtinfektionsrate von 7% auf 4% reduziert werden. Zusätzlich tragen autologe Blutprodukte zur Minderung von Versorgungslücken bei. Schließlich haben moderne autologe Verfahren zur Herstellung und Anwendung von autologen Blutprodukten zu einer kritischeren Indikationsstellung für Bluttransfusionen im Allgemeinen und autologe Transfusionen im Besonderen geführt.

12.2 Verfahren

Folgende Verfahren der autologen Transfusion sind bezüglich ihrer Wirksamkeit und Effizienz bisher bereits etabliert:
■ präoperative Eigenblutspende (EBS),
■ maschinelle Autotransfusion (MAT).

Bei anderen Verfahren gibt es noch keine abschließende, einheitliche wissenschaftliche Bewertung:
■ akute normovolämische Hämodilution (ANH),
■ präoperative autologe Plasmapherese und Thrombozytapherese,
■ präoperative Eisentherapie,
■ perioperative Erythropoetingabe,
■ kontrollierte Hypotension,
■ Regionalanästhesie,
■ Hämoglobinlösungen,
■ Perfluorkarbone,
■ hämostyptische Pharmaka.

12.3 Eigenblutspende

Die präoperative Eigenblutspende (EBS) wird häufig mit der autologen Transfusion gleichgesetzt. Sie gilt als einfache Maßnahme, die überall und jederzeit durchführbar ist. So beschäftigen sich die mei-

Tabelle 12.1 Unterschiede bei der Herstellung homologer und autologer Blutprodukte

Homologe Blutprodukte	Autologe Blutprodukte
Einheitliche Beschriftung	Uneinheitliche Beschriftung
Herstellungsleiter ≠ Kontrollleiter	Herstellungsleiter = Kontrollleiter erlaubt
Qualifikation "Facharzt für Transfusionsmedizin"	Geringere Qualifikation
Klare Regelung für die verantwortlichen Personen	"Personalunion"
Gesetzliche Qualitätskontrolle	Abweichende Qualitätsstandards

sten Publikationen zur autologen Transfusion mit der Eigenblutspende. Es konnte gezeigt werden, dass sie Fremdbluttransfusionen reduzieren oder gänzlich vermeiden kann (Karger u. Kretschmer 2000). Kontrollierte Studien an Patienten in der prothetischen Orthopädie, kolorektalen Karzinomchirurgie, Herzchirurgie, Urologie sowie Leberchirurgie haben nachgewiesen, dass 70–100% des Blutbedarfs durch präoperativ gewonnenes Eigenblut gedeckt werden kann (Thomas et al. 1996). Während transfusionsassoziierte Infektionen (vgl. Kap. 14) sowie eine Immunmodulation sicher vermieden werden können, verbleibt, wie auch bei homologen Hämotherapeutika, ein Risiko durch bakterielle Kontamination, Lagerungsschäden und Verwechslungen bei Dokumentationsfehlern. Mittlerweile gelten für die Eigenblutspende nahezu alle Kriterien der Spendetauglichkeit, wie sie gemäß den deutschen und europäischen *Richtlinien* (2000) für die Fremdblutspende festgelegt sind. Unterschiede bestehen nur hinsichtlich Altersbegrenzung, Vorerkrankungen und Voruntersuchungen (Tab. 12.**1**).

Es ist verboten, autologe Hämotherapeutika anderen Empfängern zu transfundieren.

Ziel der Eigenblutspende ist eine Nettoeinsparung von Fremdblut. „Entscheidend ist, dass es zu einem *Nettozuwachs an Erythrozyten* kommt und nicht nur zu einem *„Verschiebebahnhof*" (Kasper 2000). Bei einem geeigneten Spendeschema ist ein Nettogewinn von 350–500 ml Erythrozyten im Rahmen einer präoperativen Spendenserie bei männlichen Patienten realistisch, bei Frauen wegen niedrigerer Hb-Werte weniger (Gesemann et al. 1999; Kasper 2000).

Merke: Der Nettoerythrozytengewinn unterliegt großen Schwankungen: 9–700 ml, entsprechend 0–4 EK.

12.3.1 Indikationen und Spenderauswahl

Die Eigenblutspende ist ausschließlich vor planbaren Eingriffen indiziert. Die Auswahl der Patienten für die präoperative Eigenblutspende richtet sich nach dem zu erwartenden Blutverlust und der klinischen Eignung des Patienten. Der Blutverlust ist krankenhausspezifisch anhand von Bedarfslisten zu ermitteln. Kommt eine Transfusion mit einer Wahrscheinlichkeit von >10% in Betracht, muss über die Möglichkeit der Anwendung von Eigenblut aufgeklärt werden.

Bei der Festlegung der Spendereignung gilt der Grundsatz:

Merke: Wenn das Anästhesierisiko eine elektive Operation ermöglicht, sollte eine sichere autologe Spende möglich sein.

Andererseits sollte die Indikation sehr streng gestellt werden, um die Gefährdung des Patienten so klein wie möglich zu halten. Eine generelle Altersgrenze (bei der Fremdblutspende 18–68 Jahre) gibt es nicht und der Blutdruck spielt eine untergeordnete Rolle (bei der Fremdblutspende 100–180 mmHg systolisch, ≤100 mmHg diastolisch). Die chronische Einnahme von Medikamenten, die eine Fremdblutspende ausschließen, ist ebenfalls kein Hindernis (auch nicht die Therapie mit oralen Antikoagulanzien). Folgende Kriterien sollten aber weitgehend zum Ausschluss der Eigenblutspende führen:

- Hämoglobin <11,5 g/dl,
- Verdacht auf fokale oder generalisierte Infektionen (Fieber, CRP ↑↑, Leukozytose, Diarrhö etc.),
- Herzinsuffizienz III–IV° NYHA,
- Herzinfarkt <3–6 Monaten,
- Herzvitien (Druckgradient >70 mmHg),
- Angina pectoris und höhergradige Koronarstenosen,
- respiratorische Globalinsuffizienz
  - SaO_2 <90% bei Raumluft
  - paO_2 <60 mmHg
  - pCO_2 >60 mmHg,
- Zahnextraktionen <3 Tagen (Gefahr der Bakteriämie). Die normalen Spenderkriterien sehen eine Rückstellfrist von einer Woche nach Zahnextraktion vor,

■ Impfungen (<3 Tage bei Totimpfstoffen wie Cholera und Typhus sowie bei Diphterie-/Tetanus-/Hepatitis-B-Impfung). Die normalen Spenderkriterien sehen drei Wochen Rückstellung nach Hepatitis-B-Impfung vor; und vier Wochen bei Lebendimpfstoffen (Gelbfieber, Röteln).

Weitere Einschränkungen bestehen bei einem Venenstatus, der die Punktion mit einer größerlumigen Kanüle nicht erlaubt sowie bei Kindern <10 kg, die nur ein Blutvolumen von < 700–800 ml haben.

Neoplastische Erkrankungen bilden nicht grundsätzlich eine Kontraindikation, die Indikation ist allerdings umstritten.

Eine absolute Indikation zur Eigenblutspende sind irreguläre Antikörper, die kaum eine kompatible homologe Transfusion zulassen (Anti-k, Anti-Kp^b, Anti-Js^b.)

12.3.2 Eisenstoffwechsel und autologe Blutspende

Der Füllzustand der Eisenspeicher ist eine limitierende Größe für die Erythropoese. Der normale Körpereisenbestand beträgt 3–5 g und verteilt sich auf mehrere Kompartimente (Tab. 12.**2**).

Die physiologischen täglichen Eisenverluste betragen 1–1,5 mg und können problemlos durch die Nahrung ersetzt werden: täglich 20–30 mg bei 10% Resorption. Bei einer Blutspende von 450 ml gehen beim Mann 6% und bei der Frau 9% des Gesamtkörpereisens verloren:

Merke: Eine Vollblutkonserve von 500 ml enthält 200–250 mg Fe^{++}.

Hochgerechnet auf eine mehrmalige präoperative Eigenblutspende resultieren Verluste, die die Menge des Speichereisens übersteigen. Hierbei kommt

Tabelle 12.2 Verteilung des Körpereisenbestands auf die Kompartimente

Kompartiment	Eisengehalt [g]	Gesamtkörpereisen [%]
Hämoglobin	2–3,0	69,7
Enzyme, Myoglobin	0,5	11,6
Ferritin (Depot)	0,8	18,6
Transferrin	0,004	0,1

Tabelle 12.3 Gesamtspeichereisen, errechnet aus dem Ferritinwert

Serumferritin [µg/l]	Speichereisen[mg]
20	204
50	571
100	848
150	1010
200	1125

es zu einer Zunahme der totalen Eisenbindungskapazität (TEBK). Ein Abfall der Transferrinsättigung <15% wird als *eisendefizitäre Erythropoese* bezeichnet. Bei welchem Füllungszustand des Eisenspeichers (Ferritinwert) dieser Prozess mit dem Ergebnis einer *Eisenmangelanämie* einsetzt, ist nicht genau bekannt (Tab. 12.**3**).

Obwohl die Eisenresorptionsrate von 10% auf 20%–30% gesteigert werden kann (5 mg/Tag), muss rein rechnerisch eine orale oder parenterale Eisenzufuhr erfolgen, da sonst zwei Monate für den Ausgleich des Eisenverlustes durch eine Spende benötigt werden. Die Frage nach der Applikationsart, Dosierung und Wirksamkeit dieser Therapie ist umstritten.

Es hat sich aber gezeigt, dass die orale Eisensubstitution bei der EBS trotz eindeutiger theoretischer Notwendigkeit oft *ineffektiv* ist. So hat sich kein Unterschied zwischen 100 mg Fe^{++} und 300 mg Fe^{++} pro Tag bezüglich der Hb-Werte sowie des gebildeten Nettoerythrozytenvolumens ergeben (Biesma u. Kraajenhagen 1992). Nur bei entleerten Eisenspeichern (Ferritin <20 µg/l) konnte ein signifikanter Anstieg des Hämoglobins gezeigt werden (Mackintosh u. Jacobs 1988). Somit ist ein Nutzen der Eisentherapie nur bei sehr ausgeprägtem Eisenmangel gesichert.

Angesichts fehlender kontrollierter Studien und der teilweise erheblichen unerwünschten Wirkungen der *Eisentherapie* (Bauchschmerzen, Übelkeit, Obstipation, Diarrhö, lebensbedrohliche Vergiftungen bei starker Überdosierung) kann heute eine Eisentherapie nur bei Ferritinwerten <50–100 µg/l und bei mehr als drei Spendeterminen empfohlen werden (Weisbach u. Eckstein 1996).

Intravenös appliziertes Eisen hat ohne zusätzliches Erythropoetin keinen Vorteil gegenüber der oralen Gabe und ist mit einer beträchtlichen Rate an anaphylaktoiden Reaktionen, Gesichtsrötung, Herzklopfen, Schwindel, Übelkeit sowie Brustschmerzen verbunden.

Merke: Eisensaccharat: Anaphylaxierate = 1:200.000

Eisenglukonat scheint noch schlechter verträglich zu sein als Eisensaccharat.

Patienten mit Eisenverwertungsstörungen bei chronisch-entzündlichen Erkrankungen (z.B. sideroachrestische Anämie) profitieren offenbar im Rahmen der präoperativen Eigenblutspende nur von der Eisentherapie, wenn gleichzeitig 150–300 IE Erythropoetin s.c. zweimal pro Woche verabreicht werden (Mercuriali u. Gualtieri 1995; Weisbach u. Eckstein 1996).

12.3.3 Organisation

Bezüglich Organisation, Herstellung und Lagerung von autologen Blutprodukten gelten grundsätzlich die Gesetze, Verordnungen und Richtlinien für homologe Blutprodukte. Wenn bei Planung eines Eingriffs der Patient über Bluttransfusionen aufgeklärt und auf die Eigenblutspende aufmerksam gemacht wird, muss eine Zuweisung in eine transfusionsmedizinische Einrichtung oder in eine Eigenblutambulanz erfolgen. Dies ist primär Aufgabe des Operateurs. Der Transfusionsmediziner oder Anästhesist, der die Eigenblutspende abnimmt, muss prüfen, ob der Patient über autologe und homologe Bluttransfusionen aufgeklärt worden ist und dies ggf. mit geeigneten Aufklärungsbögen in schriftlicher Form nachholen. Eine gute Aufklärung kann irrationale Ängste beheben und sich als vertrauenbildend erweisen. Gemäß Weissauer (1996) ist der Operateur am besten geeignet, den Stellenwert der extrem seltenen HIV-Infektion als Folge der Fremdbluttransfusion (1:1 Mio. bis 1:3 Mio.) innerhalb der Nutzen-Risiko-Bilanz der Operation zu erläutern. Wie Nussbaumer 1996 zeigen konnte, kommen fast 60% der Patienten unaufgeklärt zum Transfusionsmediziner, über 80% dieser Patienten gaben HIV als Hauptgrund ihrer Fremdblutangst an. Eine gute Organisation erfordert somit eine gute Zusammenarbeit aller Ärzte einschließlich des Hausarztes.

Wenn ein Patient mit der Eigenblutambulanz Kontakt aufgenommen hat, muss nach Überprüfung der Eignung zur Blutspende ein Spendeschema erstellt werden:

▨ wöchentliche Termine (Tag 0–7–14–21–28),
▨ begl. Eisentherapie (200–300 mg Fe⁺⁺/Tag),
▨ letzte Spende spätestens 3–4 Tage vor der Operation.

Aggressivere Schemata mit einem Spendeabstand von nur drei Tagen ergaben keinen wesentlich höheren Nettoerythrozytengewinn. Außerdem stellen derart kurze Spendenintervalle eine erhebliche Belastung für die Patienten dar und sind oft klinisch nicht vertretbar (Herzpatienten). Der Zeitraum der Eigenblutspenden hat sich neben dem Körpergewicht der Patienten und dem Ausgangs-Hb-Wert als entscheidender Prädiktor für den Nettoerythrozytengewinn erwiesen, da täglich etwa 8–12 ml rote Blutkörperchen zusätzlich gebildet werden. Die Spendephase kann bis 42 Tage vor Operationstermin ausgedehnt werden, da sich Erythrozyten, z.B. in der additiven Lösung PAGGS-Mannitol, bis zu 49 Tagen lagern lassen.

Merke: Ausgangs-Hb und Zeitraum der autologen Blutspenden sind entscheidend für den Nettoerythrozytengewinn.

Die Leistungsfähigkeit des Knochenmarks zur Steigerung der Erythropoese ist jedoch selbst bei hormoneller Unterstützung durch Erythropoetin nicht unbegrenzt. Es konnte bei orthopädischen Patienten gezeigt werden, dass bei drei Spendeterminen in 6% der Fälle der letzte wegen Anämie abgesagt werden musste, bei vier Terminen dagegen bei 40% (Eckstein 1992).

Die **Eisentherapie** wird derzeit mit den erwähnten Einschränkungen noch empfohlen, ohne einen entscheidenden Einfluss auf den Nettoerythrozytengewinn zu haben. Aus Kostengründen ist **Erythropoetin** im Rahmen der Eigenblutspende nur in Ausnahmefällen indiziert, z.B. bei seltenen Blutgruppen, irregulären Antikörpern gegen häufige Blutgruppeneigenschaften sowie bei extrem kurzen Spendeintervallen (z.B. bei dringlich zu operierenden malignen Tumoren).

12.3.4 Praktische Durchführung

Der Verlauf jeder Spende muss durch ein geeignetes Dokumentationssystem erfasst werden, eine entsprechende Ausstattung muss an jedem Arbeitsplatz und in jeder Einrichtung, wo Eigenblutspende durchgeführt wird, vorhanden sein. Die ärztliche **Eignungsuntersuchung** beim ersten Termin erfasst die Spendefähigkeit und beinhaltet:

▨ Identitätssicherung: (Name, Vorname, Geburtsdatum mit Ausweis und ggf. anderen Unterlagen),

- Anamnese,
- Blutdruck und Puls,
- Temperatur,
- Auskultation sowie Perkussion von Herz und Lunge,
- Untersuchung auf periphere Ödeme und Stauungszeichen,
- Blutentnahme für Laboranalysen (obligat: Blutbild bzw. Hb oder Hk, Blutgruppenbestimmung mit Antikörpersuchtest (AST), HIV 1+2, HBs-Ag, Anti-HCV, fakultativ CRP, ALT/GOT, TPHA),
- Gewicht und Größe,
- Pulsoxymetrie (fakultativ),
- Zusatzuntersuchungen (fakultativ: HCV-NAT, Koronarangiographie, Röntgen, Lungenfunktion etc.).

Bei **jeder weiteren Spende** ist die *aktuelle* Spendefähigkeit erneut festzulegen, außerdem sind Hämoglobinkonzentration und Temperatur neu zu ermitteln. Im Rahmen der letzten Spende und der Eisensubstitution wird der Patient nach Beschwerden befragt. Die Unterlagen werden nach früheren Spendereaktionen durchgesehen. Bei positiven serologischen Befunden oder sonstigen Besonderheiten muss das weitere Vorgehen besprochen werden.

In der Dienstanweisung muss geregelt sein, welche Konsequenzen ein positives Ergebnis der Infektserologie hat. Regulär wird dann keine Eigenblutspende durchgeführt. Wird davon abgewichen, ist eine besondere Lagerung und Kennzeichnung der Eigenblutprodukte sowie getrennte Aufbewahrung in der Blutbank zwingend erforderlich, um Verwechslungen sicher zu vermeiden. Anschließend erfolgt die Lagerung des Patienten auf einer geeigneten Liege und nach standardisierter Hautdesinfektion die Punktion einer Kubitalvene (vorzugsweise) mit der eingeschweißten Nadel (16 G/17 G) eines zugelassenen Blutbeutelsystems. Die Blutbehältnisse sind vor Befüllung mit geeigneten Etiketten zu bekleben, die folgende Angaben enthalten müssen:

- Hersteller,
- Produktbezeichnung; die Bezeichnung „Eigenblut" ist zwingend vorgeschrieben,
- Komponentennummer (Chargennummer),
- Name, Vorname, Geburtsdatum, Patientennummer,
- Mengenangabe,
- Entnahme und Verfalldatum,
- Stabilisator und Lagertemperatur,
- Unterschrift Arzt und ggf. Patient,
- Blutgruppe (**fakultativ**).

Bei der Abnahme des Blutes können unerwünschte Wirkungen auftreten:

- Verletzung von Gefäßen und Nerven,
- Blutdruckabfall durch Volumenmangel oder vasovagale Reaktion,
- Tachykardie, Bradykardie, Arrhythmie,
- Übelkeit, Erbrechen,
- akute Minderdurchblutung von parenchymatösen Organen: Herz, Gehirn etc. (apoplektischer Insult, Krampfanfall, Herzinfarkt),
- allergische Reaktion auf kolloidalen Volumenersatz.

Es muss personell und ausstattungsmäßig immer die Möglichkeit bestehen, diese Ereignisse medizinisch zu beherrschen.

Nach den aktuellen Richtlinien (2.7.1.6) gilt:

Merke: Bei der Eigenblutspende kann im Gegensatz zur Fremdblutspende leukozytendepletiertes Vollblut hergestellt werden.

Eigenblut darf als **leukozytendepletiertes** Vollblut oder in Blutkomponenten aufgetrennt, letztere auch tiefgekühlt, gelagert werden. Durch Auftrennung wird eine Verlängerung der Lagerungsdauer von bis zu zwei Wochen erreicht.

Dauer und Temperatur der Lagerung von Eigenblutpräparaten entsprechen den für homologe Hämotherapeutika vorgeschriebenen Bedingungen: +2 bis +6 °C in speziellen, überwachten und erschütterungsfreien Kühlschränken; Lagerungszeit entsprechend den Angaben des Blutbeutelherstellers, also abhängig von der additiven Lösung 35–49 Tage. Autologe Vollblutpräparate sind entsprechend 28–35 Tage haltbar.

Autologes GFP wird gemäß der Europäischen Richtlinien wie homologes GFP unter folgenden Bedingungen gelagert:

- unter -30 °C, Haltbarkeit 24 Monate,
- zwischen -25 °C und -30 °C, Haltbarkeit 12 Monate,
- zwischen -18 °C und -25 °C, Haltbarkeit 3 Monate.

Die Lagerung erfolgt in speziellen Tiefkühlschränken (Temperaturüberwachung).

Merke: Eine geeignete Dokumentation muss gewährleisten, dass ein Patient keine homologen EK und kein homologes GFP erhält, bevor der Vorrat an seinen autologen Präparaten nicht aufgebraucht ist!

12.3.5 Qualitätskontrolle

Bei Eigenblut sind bezüglich der Erythrozytenzahl und des Hämoglobingehaltes durch die kurzen Spendeintervalle andere Grenzwerte anzusetzen als bei homologen Blutprodukten (z.B. Hb = 11 g/dl). Alle Eigenblutpräparationen sind stets vor Retransfusion einer visuellen Kontrolle zu unterziehen: Hämolyse, Unversehrtheit, Verfärbungen. Die weitergehende Untersuchung am Blutprodukt unterscheidet sich grundsätzlich nicht von allogenen Präparaten. Nicht benötigte Einheiten am Ende ihrer Laufzeit eignen sich für Qualitätskontrollen. Autologe Plasmen sind auf Sterilität zu untersuchen (Tab. 12.**4**).

> **Merke:** Die monatliche Prüfhäufigkeit beträgt 1% der hergestellten Einheiten, mindestens 4; ausgenommen ist die Sterilitätstestung mit einer Prüfhäufigkeit von $0{,}4 \times \sqrt{n}$ (n = Zahl der hergestellten Einheiten pro Monat).

Die **klinische Qualitätskontrolle** hat sich auf folgende Fragen zu konzentrieren:

- Wie hoch ist die Verfallquote bei den Eigenblutpräparationen?
- Wie hoch ist der Bedarf an zusätzlichen homologen EK?
- Wie häufig sind entnahmebedingte Vorkommnisse (EBV)?
- Wie ist die Kosteneffektivität?

12.3.6 Effektivität und Effizienz

Autologe Blutprodukte sind wesentlich teurer als die vergleichbaren homologen Präparate. Die in den letzten Jahren weiter zurückgegangenen Risiken der Fremdbluttransfusion, insbesondere die potenzielle Übertragung transfusionsassoziierter Infektionen und die Immunmodulation, haben Zweifel am Wert der präoperativen Eigenblutspende für die Sicherheit aufkommen lassen. Medizinische Maßnahmen müssen in zunehmendem Maße einer Kosten-Nutzen-Betrachtung unterzogen werden, die in Einklang stehen muss mit:

- evidenzbasierter Medizin („evidence based medicine", wissenschaftlich gesicherte Erkenntnisse als Grundlage medizinischer Entscheidungen),
- „good clinical practice" (ethisch-moralischer ärztlicher Verantwortung),
- „Qualitätssicherung" (hoher, gleich bleibender Qualität),
- Berücksichtigung begrenzter finanzieller Ressourcen.

Auch die präoperative autologe Blutspende (EBS) muss sich diesen Herausforderungen stellen. Die grundlegenden Konzepte zur medizinischen und ökonomischen Bewertung entstammen der klinischen Epidemiologie und werden mit der Unterteilung in „Effektivität" und „Effizienz" gut beschrieben.

Tabelle 12.**4** Qualitätskontrollen bei autologen Erythrozytenkonzentraten

Prüfparameter	Prüfkriterium	Prüfzeitpunkt
Volumen	nach Festlegung (abhängig vom Entnahmevolumen)	nach Herstellung
Hämatokrit	50–70%	a. nach Herstellung b. am Ende der Laufzeit
Gesamt-Hb	>43 g/Einheit	a. nach Herstellung b. am Ende der Laufzeit
% Hämolyse (freies Hb*)	<0,8% der Erythrozytenmasse	am Ende der Haltbarkeit
Restleukozyten	$<10^6$/Einheit (leukozytendepletiert) $<1{,}2 \times 10^9$/Einheit	nach Herstellung
Visuelle Kontrolle	a. Beutel unversehrt b. keine sichtbare Hämolyse	a. nach Herstellung b. am Ende der Haltbarkeit
Sterilität	Steril	am Ende der Haltbarkeit

Effektivität

Als Maß für die Wirksamkeit autologer Blutprogramme kann die Einsparung homologer Blutprodukte und damit die anzunehmende Reduktion unerwünschter Arzneimittelwirkungen (UAW) als Folge der Fremdbluttransfusion herangezogen werden. Wenige prospektive, randomisierte Studien konnten bislang die Wirksamkeit in der kolorektalen Krebschirurgie, bei Knie- und Hüftendoprothesenimplantaten und im Rahmen von Leberresektionen nachweisen. Kohortenstudien fanden zudem eine fremdblutsparende Wirksamkeit der Eigenblutspende für viele chirurgische Elektiveingriffe mit hohem Blutverlust.

Unter Berücksichtigung der etablierten Indikationen und Kontraindikationen für die Eigenblutspende zeigen Eigenblutprogramme ein günstiges Nutzen-Risiko-Verhältnis.

Effizienz

Die Eigenblutspende ist in Bezug auf das Kosten-Nutzen-Verhältnis wenig effizient. Folgende Kostenfaktoren müssen berücksichtigt werden:
- direkte Kosten: Personal, Verbrauchsmaterial, apparative Ausrüstung, organisatorischer Aufwand (z.B. Qualifikation des Personals, Dokumentation, Kosten für Aufsichtsbehörden etc.);
- indirekte Kosten: Arbeitsausfall, Verdienstausfall, Reisekosten, Transportkosten;
- Folgekosten: zusätzliche Behandlung, Erwerbsminderung;
- intangible Kosten: nicht quantifizierbar (psychischer Druck, Angst, subjektive Lebensqualität etc.).

Die vorliegenden Studien zur Kostenanalyse (Etchason u. Petz 1995; Birkmeyer u. Goodnough 1993; Healy u. Frankforter 1994, Yeh 2002) kommen mit unterschiedlichen Methoden zu unterschiedlichen Ergebnissen: Ein „quality of life year" (qualy) wurde mit 40.000–1.467.000 US-Dollar berechnet (Popovsky 1992).

Entsprechende Zahlen liegen für Deutschland nicht vor. Zum Vergleich: eine aortokoronare Bypass-Operation wird mit 6000 Dollar berechnet.

Bei einem eigenblutspendeassoziierten Todesfall pro 100.000 Patienten wären die Kosten noch viel höher, da das Risiko durch die Eigenblutspende

mit Null angesetzt wurde. Eine möglichst effiziente Eigenblutspende muss unter Beachtung der gesetzlichen Vorgaben (TFG, RILIBÄK) Folgendes berücksichtigen:
- Beschränkung auf Eingriffe mit hoher Transfusionswahrscheinlichkeit (mindestens 10%),
- Patienten sollten eine günstige Prognose und ein niedriges Spenderisiko haben,
- hoher individueller Nutzen (beispielsweise seltene Blutgruppeneigenschaften; niedrige Wahrscheinlichkeit, aufgrund seltener Antikörper kompatible EK zu finden),
- optimale Spendeplanung,
- Senkung der Herstellungskosten (Blutbeutel, Laborwerte, Lagerung),
- Verzicht auf Erythropoetin (von Ausnahmen abgesehen),
- Verzicht auf Volumenersatzmittel.

12.3.7 Risiken

Die Eigenblutspende ist nicht frei von Risiken, die sich wie folgt unterteilen lassen:
- Risiko der Verzögerung von Operationen,
- Risiko der Spende,
- Risiko der Lagerung,
- Risiko der Logistik.

Das Verspätungsrisiko bezieht sich auf die Verzögerung der Operation durch die 2- bis 4-wöchige Spendephase. Es ist möglich, dass bei Herz-, Gefäß- und Tumorpatienten ein potenzielles Fortschreiten der Grunderkrankung nicht toleriert werden kann und somit die autologe Spende kontraindiziert ist. Kruskall u. Glazer (1986) berichteten von zwei möglicherweise vermeidbaren kardialen Todesfällen während der Wartezeit bis zur Operation. Das Verzögerungsrisiko für eine Tumoroperation ist kaum exakt erfassbar, da in vielen Fällen bei Entdeckung des Primärtumors bereits Metastasen vorliegen und die Vorteile der EBS zu überwiegen scheinen (Heal u. Chuang 1988; Popovsky 2000), besonders wenn mit einem hohen Blutverlust zu rechnen ist, wie z.B. bei der radikalen transvesikalen Prostatektomie.

Die bedeutendsten Risiken gehen mit dem Spendevorgang einher, womit sich die meisten Studien befassen. So konnte gezeigt werden, dass die autologe Spende 12-mal häufiger zur nicht geplanten Krankenhauseinweisung infolge kardialer Ereignisse führte als der Verzicht (Popovsky u. Whitaker 1995). Vasovagale Reaktionen und Angina pectoris waren die häufigsten Ereignisse. Es wurden aber auch Kompartmentsyndrome, a.v.-Fisteln und Pseudoaneurysmen beobachtet. Die absolute Häufigkeit von Komplikationen der autologen Spende war aber mit 1:16.783, entsprechend 0,006%, gering. Dagegen fanden Kasper u. Ellering (1998) bei einer Literaturrecherche (1977–1997) neun Todesfälle bei 7519 Patienten, die 17.227 Einheiten autologes Blut gespendet hatten, was einer Rate von 0,12% entsprach. Die Mortalität als Folge der Verzögerung der Operation war mit 2,2% jedoch deutlich höher. Demzufolge müssen Herzpatienten wegen des Risikos von Angina pectoris, Arrhythmien und Myokardinfarkt besonders sorgfältig überwacht werden. Sorgfältiges Monitoring und bilanzierte Flüssigkeitstherapie können das Risiko der Eigenblutentnahme deutlich reduzieren, da der reine Volumenverlust größere Auswirkungen auf Herzfrequenz, Blutdruck und Sauerstoffaufnahme hat als das Defizit an Erythrozyten (Daneshvar 1988).

Felleiter u. Freudenberg (1999) fanden in 3,8% der Fälle leichte und mittelschwere Reaktionen (Hypertensionen, Tachykardien, Konvulsionen, vasovagale Reaktionen), und 2,7% der Patienten wurden von der Spende ausgeschlossen. Demgegenüber gaben sie das Risiko, im Zusammenhang mit einer Eigenblutspende einen Verkehrsunfall zu erleiden, mit 1:9523 an und das Risiko für einen tödlichen Unfall mit 1:230.000 bei zwei Spendeterminen.

Bei der *Lagerung* von Vollblut oder EK kann es als Folge einer bakteriellen Kontamination bei der Blutentnahme zum Bakterienwachstum kommen. Besonders eine Verkeimung mit Yersinia enterocolitica stellt ein hohes Risiko dar, da diese Bakterien bei Kühlschranktemperatur besonders gut wachsen. Seit 1982 wurden 32 Fälle einer Yersinia-enterocolitica-Sepsis publiziert, davon zwei im Rahmen der Eigenblutspende (Haditsch u. Binder 1994; Richards u. Kolins 1992).19 der 32 Patienten verstarben (Caspari et al. 1996).

Goldmann u. Remy-Prince (1997) zeigten, dass im Rahmen der Herstellung, Lagerung und des Transports von Eigenblut gravierende logistische Probleme auftreten können. Bei 16.873 Einheiten, die in einem überregionalen Zentrum in Montreal gewonnen wurden, kam es in 113 Fällen (!) zu einem Fehler (1:149). In 25% dieser Fälle wurden die Blutprodukte zu spät geliefert, in 23% an das falsche Krankenhaus. Weitere Fehler betrafen die Etikettierung (13%), die Herstellung (20%) den Transport

und die Lagerung (7%). Auch von anderen kanadischen Zentren wurden mit einer Fehlerhäufigkeit von 1:322 ähnliche Probleme berichtet.

> **Merke:** Keine Transfusion ist die sicherste Transfusion. In jedem Einzelfall muss der Vorteil der Eigenblutspende dem Risiko der Fremdbluttransfusion gegenüber gestellt werden. Die Indikation zur EBS ist immer streng zu stellen.

12.4   Hämodilution

Das Prinzip der *akuten normovolämischen Hämodilution (ANH)* besteht darin, vor elektiven Eingriffen eine definierte Menge Vollblut in Blutbeutel, die gerinnungshemmende Stabilisatorlösungen enthalten, zu überführen. Bei Raumtemperatur kann das Blut dann etwa 8 h, bei 4 °C sogar bis zu 24 h bis zur Retransfusion gelagert werden. Durch die Infusion von zellfreien kristalloiden oder kolloidalen Lösungen wird ein isovolämischer Zustand gesichert. Bei Monitoring von Blutdruck, Puls und Sauerstoffsättigung kann in der Regel auf einen zentralvenösen oder pulmonal-arteriellen Katheter verzichtet werden. Entscheidend ist ein konstantes Sauerstoffangebot (DO_2). Im *gelagerten* Blut bleiben die Plättchenfunktion und die Aktivitäten der Gerinnungsfaktoren, abhängig von der Art des Plasmaersatzes, weitgehend erhalten (Mortelmans et al. 1995). Alle Volumenersatzmittel haben eine (geringe) Beeinträchtigung der Blutgerinnung zur Folge (Egli u. Zollinger 1997; Mortelmans et al. 1995), eine zusätzliche geringe Beeinträchtigung der primären Hämostase (Thrombozyten-vWF-Gefäßwandinteraktion) kommt durch die Hk-Erniedrigung zustande.

Die Menge des abgenommenen Blutes ist abhängig vom Ziel-Hb-Wert, der mithilfe von geeigneten Formeln errechnet werden kann (Gesemann et al. 1999; Nadler u. Hidalgo 1962):

$$V = EBV \times (H_0 - H_f/H_{av})$$

(V = Entnahmevolumen, *EBV* = Blutvolumen (ca. 70 ml/kg), H_0 = initialer Hk, H_f = gewünschter Hk, H_{av} = mittlerer Hk, arithm. Mittel von H_0 und H_f)

In der klinischen Routine gibt es folgendes Vorgehen:

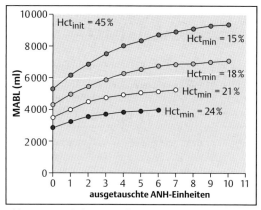

Abb. 12.1 Verhältnis zwischen ausgetauschten ANH-Einheiten und max. erlaubtem Blutverlust (MABL).

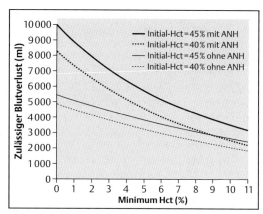

Abb. 12.2 Maximal erlaubter Blutverlust eines Patienten mit einem Blutvolumen von 5000 ml und einem Initial-Hct von 45 oder 40%, mit und ohne ANH, wenn der Patient transfundiert wird, um einen Minimal-Hct zu erhalten. Bei anderen Blutvolumina wäre der Blutverlust direkt proportional, bei einem Blutvolumen von 2500 ml beispielsweise müsste jede Zahl auf der y-Achse halbiert werden (aus Goodnough 1998).

1. minimale ANH: Abnahme bis Hkt von 37,5%,
2. moderate ANH: Abnahme bis Hkt von 25–30%, überwiegend genutztes Verfahren, Gewinnung von 1000–1500 ml Vollblut, auch als „limitierte Hämodilution" bezeichnet,
3. extreme ANH: Abnahme bis Hkt 15–20%,
4. augmentierte ANH: Abnahme bis 5–10% mittels Perfluorkarbonen (noch experimentell),
5. Bestimmung von Virusmarkern ist nicht erforderlich,
6. Entnahme mit geeignetem Beutelsystem und Mischwaage,
7. Beschriftung der Blutbeutel (Name, Vorname, Geburtsdatum, Datum, Arzt, Vermerk „ungekreuztes Blut"),
8. Verbleiben des Entnahmeblutes beim Patienten bis zu 8 h bei Raumtemperatur in einem geeigneten Behältnis,
9. Retransfusion vorzugsweise im OP, andernfalls gemäß SOP,
10. Dokumentation (Entnahmemenge, Retransfusion, ggf. Anzahl der verworfenen Einheiten),
11. Abschweißen der Schläuche mit geeignetem Gerät,
12. Meldung von Zwischenfällen an die Transfusionskommission/den Transfusionsbeauftragten bzw. Transfusionsverantwortlichen.

Während die Sicherheit der moderaten Abnahme am höchsten ist, wird die Wirksamkeit (Einsparung von homologem Blut) von vielen Autoren bezweifelt (Gregory u. Laupacis 1998). Sie sehen erst bei Abnahme von 40% des Blutvolumens einen deutlichen Einspareffekt an Fremdblut (Abb. 12.**1** und 12.**2**; Singbartl u. Schleinzer 2000).

Die isovolämische Hämodilution muss immer in das Gesamtkonzept zur Vermeidung bzw. Verminderung von Fremdbluttransfusionen integriert werden. Die nachfolgenden Bedingungen müssen erfüllt sein, wenn sie wirksam und effektiv sein soll:

- junge Patienten ohne wesentliche Vorerkrankungen (Toleranz von Hb-Werten <7 g/dl, stabiler Kreislauf),
- die Operation darf nicht dringend sein (Zeitbedarf für die ANH 30–60 min),
- Ausgangs-Hb sollte >13 g/dl sein, was einem Hkt >39% entspricht,
- Abnahme von ca. 40% des Blutvolumens (ca. 2 l bei 70 kg Körpergewicht),
- erwarteter Blutverlust durch die Operation sollte mehr als 40% des Blutvolumens betragen (größer als die abgenommene Menge),
- Aufrechterhaltung der Normovolämie mit geeigneten Volumenersatzmitteln (HES, Gelatine, Ringer-Laktat),
- kontinuierliches Monitoring (Blutdruck, Herzfrequenz, Sauerstoffsättigung, EKG),
- blutsparende Operationstechnik,
- Normothermie.

Das **bedeutendste Risiko** einer isovolämischen Hämodilution ist eine stumme Ischämie, sodass Patienten mit wesentlichen kardialen Vorerkrankungen, wie beispielsweise schwerer koronarer

Herzkrankheit, instabiler Angina pectoris, Aorten- oder Hauptstammstenosen, ausgeschlossen oder intensiv überwacht werden müssen. Physiologisch wird die Verminderung des arteriellen Sauerstoffangebotes DO_2 durch eine Steigerung des Herzzeitvolumens und der O_2-Extraktion sowie durch Umverteilung der Organdurchblutung ausgeglichen, sodass die kardiale Sauerstoffversorgung in weiten Grenzen gesichert werden kann. Bei einem kurzfristigen Hb von 1,1 g/dl gibt es in Einzelfällen keine Folgeschäden, wenn bei Isovolämie noch zusätzlich mit 100% Sauerstoff beatmet wird (Zollinger et al. 1997).

Eine Infektion an der Punktionsstelle schließt eine Blutentnahme ebenfalls aus.

Entscheidende **Vorteile** der isovolämischen Hämodilution sind:

- kostengünstige Durchführbarkeit, vorzugsweise in OP-Vorbereitungsräumen,
- nicht erforderliche Vorplanung und Vermeidung von Verwechslungen, wenn die Blutbeutel nicht aus dem OP und vom Patienten entfernt werden.

Es wurde auch versucht, durch hypervolämische Hämodilution (HHD) einen besseren Blutspareffekt zu erreichen. Bis heute konnte aber kein Vorteil dieser Methode gezeigt werden, was auch theoretisch nicht zu erwarten ist (Singbartl u. Schleinzer 2000).

> **Merke:** Normovolämie ist bei extremer Hämodilution eine der wichtigsten Voraussetzungen für ein Ausbleiben unerwünschter Wirkungen

12.4.1 Therapeutische Hämodilution

Neben der Vermeidung von Fremdblutrisiken kann die isovolämische Hämodilution auch eingesetzt werden, um in der Aortenchirurgie das Risiko der kardialen Belastung beim Abklemmen zu vermindern. Bei akuten ischämischen Insulten wurde ein günstigerer Verlauf beobachtet, wenn innerhalb 12–18 h eine ANH durchgeführt wurde (Spahn u. Bruce 1994). Auch bei retinalen Venenthrombosen oder peripherer arterieller Verschlusskrankheit wurden günstige Effekte beschrieben. Der Einsatz bei akuter Pankreatitis ist bisher nur tierexperimentell erprobt.

12.5 Maschinelle Autotransfusion (MAT)

Während einer Operation im Wundgebiet austretendes Blut aufzufangen und dem Patienten zurückzugeben, war schon von Blundell 1818 praktiziert worden.

Für die maschinelle Autotransfusion gibt es seit über 20 Jahren geeignete, zuverlässige Geräte, die in verschiedenen chirurgischen Disziplinen helfen, Fremdblut einzusparen oder gänzlich zu vermeiden. Es stehen unterschiedliche Systeme mit spezifischen Vor- und Nachteilen zur Verfügung. Voraussetzung ist, dass das Blut in eine Körperhöhle fließt und nicht bakteriell verunreinigt ist.

Beim **diskontinuierlichen System** (in Deutschland gebräuchlich sind der Cell Saver der Fa. Haemonetics, der Autolog der Fa. Medtronic und der Compact A der Fa. Dideco) wird das aufgefangene Blut mit Heparin versetzt und zunächst in einem sterilen Reservoir gesammelt. Wenn eine ausreichende Menge vorhanden ist, wird automatisch oder manuell ein Waschvorgang mit physiologischer Kochsalzlösung in einer Latham-Glocke gestartet. Bei etwa 5000 U/min werden die zellulären Bestandteile an den Rand der Zentrifugenglocke gedrängt und die Plasmaanteile sowie der wässrige Überstand über die Abflussöffnung an der Glockenspitze in den Abfallbeutel gepumpt. Am Ende des Waschvorgangs wird die Zentrifugenglocke angehalten. Das Blut vermischt sich mit dem Rest des Überstandes im Glockenzentrum, der nicht verworfen wurde. Dieses wieder vermischte Blut wird nun in den Retransfusionsbeutel gepumpt.

Mit dem CATS steht ein **kontinuierlich** arbeitendes Autotransfusionsgerät zur Verfügung. Im Gegensatz zu dem vorher beschriebenen Verfahren erfolgen alle Arbeitsschritte parallel. Statt in eine Glocke wird das Blut in eine scheibenförmige, rotierende Doppelspiralkammer gepumpt. Es kommt zu einer zweimaligen Separation von Erythrozyten vom Überstand und der räumlichen Abtrennung des Überstands. Da die Zentrifugalkräfte kontinuierlich wirken, kommt es zu keiner erneuten Durchmischung. Dies erklärt die höhere Effektivität der Fettabscheidung mittels CATS im Vergleich zu den diskontinuierlichen Verfahren (Booke u. Fobker 1997). In welchem Maß die Retransfusion von Fett zu postoperativen Verwirrtheitszuständen, zu verzögertem Aufwachverhalten oder gar zu neurologischen Defiziten beiträgt, ist noch nicht endgültig geklärt (Ozelsel u. Tillman Hein 1988; Byrick 1999).

Ein in der pulmonalen Strombahn vorhandener Fettembolus ist sicher nicht toxisch. Durch körpereigene Lipasen können jedoch freie Fettsäuren entstehen, darunter auch die Ölsäure (C_{18}). Diese einfach ungesättigte Fettsäure ist physiologisch wichtig als Energie- und Baustoffsubstrat für die Synthese von Phospholipidmembranen. Aus dem Tierexperiment ist jedoch bekannt, dass die Infusion weniger Milliliter Ölsäure ein ARDS auslösen kann (Grotjohan u. van der Heijde 1996). Es kommt zu einem Endothelschaden infolge proinflammatorischer Mechanismen mit konsekutiver Erhöhung der pulmonalen Permeabilität und Zunahme des extravaskulären Lungenwassers (Fettemboliesyndrom).

Vor der Aufbereitung beträgt der Hkt etwa 20–30%, nachher zwischen 40% und 80%, je nach Waschmethode und Ausgangs-Hkt. Die Auswascheffektivität ist bei allen Geräten hoch (70–90%), nach der Retransfusion ist nicht mit wesentlichen pathologischen Veränderungen im Patientenblut zu rechnen, insbesondere nicht mit einer Gerinnungsaktivierung, einer unerwünschten Heparinisierung oder einem Anstieg des freien Hämoglobins (Geiger u. Platow 2000). Es ist zu beachten, dass auch die Leukozyten und Thrombozyten zu 80–95% eliminiert werden, ebenso die plasmatischen Gerinnungsfaktoren.

Die klinische Anwendung der MAT ist dann sinnvoll, wenn der Blutverlust >1 l beträgt und damit mit der Aufbereitung von mindestens 500–600 ml Erythrozytenkonzentrat gerechnet werden kann. Entsprechende Indikationen sind ausgedehnte Eingriffe in der Herzchirurgie, Gefäßchirurgie, Neurochirurgie, Orthopädie, Unfallchirurgie, Gynäkologie oder Urologie. Bis zu 50% des intraoperativen Blutverlustes kann aufbereitet werden (Dzik u. Jenkins 1985). Eine Metaanalyse (Huët u. Rachid Salmi 1999) konnte zeigen, dass die klinische Effektivität der intraoperativen maschinellen Autotransfusion eindeutig gesichert ist, wenn auch die ausgewählten Studien ausschließlich aus der Orthopädie und Herzchirurgie stammten.

Die MAT bietet den Patienten weitere Vorteile:
- Es kann häufig auf die Gabe von fremdblutsparenden Medikamenten, wie Aprotinin oder Erythropoetin, verzichtet werden, sodass nicht mit UAW dieser Pharmaka gerechnet werden muss.
- Unannehmlichkeiten durch präoperative Eigenblutspende und Eisensubstitution können vermieden werden, obwohl sich mit diesen Verfahren möglicherweise ein zusätzlicher Nettoerythrozytengewinn erzielen lässt.

In jeder Einrichtung, in der die MAT angewendet wird, sollte eine Kosten-Nutzen-Analyse durchgeführt werden.

Bei nur mäßigem Blutverlust, präoperativ ausreichendem Hkt und der ausreichenden Verfügbarkeit von Eigenblut kann bei entsprechenden Operationen auf die MAT verzichtet werden (Lorentz u. Konermann 2000). Im Umkehrschluss können beim Einsatz der MAT die Strategien zur präoperativen Eigenblutspende neu evaluiert werden.

In der Abb. 12.**3** wird eine mögliche Vorgehensweise skizziert.

12.5.1 Kontraindikationen, Gefahren und Einschränkungen

Die wichtigsten Kontraindikationen für die MAT sind **Infektionen** und **maligne Erkrankungen**, da weder Tumorzellen (Hansen 2000) noch Bakterien und Toxine ausreichend durch Filter entfernt werden können. Es konnte jedoch gezeigt werden, dass nach Bestrahlung der Retransfusionsprodukte mit 50 Gy eine Eliminierung der Tumorzellkolonien zu erreichen ist. Dieses Verfahren ist aber einerseits nicht immer und überall verfügbar und andererseits kostenintensiv.

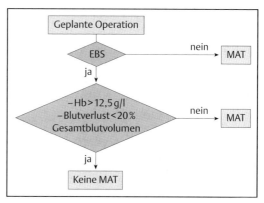

Abb. 12.3 Vorgehensweise bei MAT.

Derzeit besteht für die Bestrahlung von Wundblut keine Zulassung gemäß § 7 AMG (*radioaktive und mit ionisierenden Strahlen behandelte Arzneimittel*). Da Cell-Saver-Blut kein Arzneimittel ist, ist es sehr schwierig, beim PEI eine Zulassung zu bekommen. Außerdem ist die von Hansen (2000) empfohlene Methode nach § 1 AMRadV verboten.

Obwohl bei Traumapatienten unter Studienbedingungen bakteriologisch kontaminiertes Blut retransfundiert wurde (Ozmen u. McSwain 1992; Timberlake u. McSwain 1988) und bei begleitender Antibiotikatherapie septische Komplikationen nicht vermehrt auftraten, sollte man bei diesen Patienten sehr zurückhaltend sein und nur in Ausnahmefällen eine MAT durchführen (extremer Blutverlust in kurzer Zeit ohne verfügbare homologe Konserven).

Eine *Verwechslung* sollte nicht eintreten können, wenn ein Gerät einem Patienten zugeordnet wird. Nur wenn in mehreren Operationssälen nur ein Autotransfusionsgerät verfügbar ist, kann bei mangelhafter Dokumentation und Identitätssicherung eine Fehltransfusion vorkommen.

Bei Aufbereitung großer Blutvolumina (>10–15 Einheiten Erythrozytenkonzentrat) kann es zu Blutungen als Folge der *Verdünnungskoagulopathie*, der *Thrombopenie* und der *Heparinwirkung* kommen. Die Patienten benötigen unter Umständen Substitutionen mit gerinnungsaktiven Präparaten (z.B. gefrorenes Frischplasma, Thrombozytenkonzentrate.

Insbesondere bei intraoperativer Absaugung von kollagen- und gerinnungsfaktorenhaltigem Material (z.B. Tissucol, Tachotop N, TissuVlies-Kegel) ist mit disseminierten Mikroembolien zu rechnen, da diese Substanzen durch den Waschvorgang nicht eliminiert werden (Orr u. Ferdman 1994).

Das sehr seltene „*salvaged blood syndrome*" besteht aus einer ausgeprägten Steigerung der Endothelpermeabilität mit der Folge eines ARDS und einer disseminierten intravaskulären Gerinnung (DIC). Es wird ausgelöst durch Ablagerung und Aktivierung von Thrombozyten und Leukozyten im System, die vasoaktive und gerinnungsaktivierende Inhaltsstoffe freisetzen. Das Absaugen aus sehr flachen Blutansammlungen mit hohem Sog (>200 mmHg) sowie fehlerhafte Veränderungen des Waschzyklus können dazu beitragen.

Der Gefahr der *Luftembolie* wird dadurch begegnet, dass an dem Retransfusionsbeutel kein Druckbeutel angebracht werden darf und dass bei erneuter Füllung aus der Glocke die Verbindung zum Patienten verschlossen sein muss. Manche Geräte besitzen Luftdetektoren.

Bei Patienten mit *Phäochromozytom* kann es bei Retransfusion zur Hypertension und Tachykardie kommen, wenn Adrenalin und Noradrenalin nicht vollständig ausgewaschen wurden (Smith u. Mihm 1983).

Nach Operationen am offenen Thorax kann es postoperativ zu *erhöhten Laborparametern* von CK, Myoglobin, Troponin, LDH und GOT kommen, die eine stattgehabte myokardiale Ischämie vortäuschen können.

12.6 Retransfusion ohne Aufbereitung

Die Retransfusion von Blut ohne spezielle Wiederaufbereitung stammt aus der Herzchirurgie bei voll antikoagulierten Patienten, bei denen das Blut aus dem Sauger direkt in den Oxigenator zurückgeführt wird. 1978 retransfundierte Schaff das postoperativ gesammelte Blut direkt, ohne weiteren Waschvorgang. Bis heute ist dieses Verfahren umstritten. Eine Metaanalyse der vorliegenden Studien ergab, dass dieses kostengünstige Verfahren nicht zu einer wesentlichen Einsparung von Fremdblut führt (Huët u. Rachid Salmi 1999).

Darüber hinaus hat diese Methode eine Reihe von spezifischen Risiken:

- *Anämie:* durch die fehlende Konzentration ist der Hämatokrit nur etwa 25% (Hb 8 g/dl), die Transfusion ist nicht sehr wirksam;
- *Koagulopathie:* das gesammelte Material enthält die Faktoren des Hämostase- und Fibrinolysesystems sowie des Komplementsystems einschließlich ihrer Aktivierungsprodukte. Es besteht daher die Gefahr einer DIC und thromboembolischer oder thrombohämorrhagischer Komplikationen;
- *Sepsis:* bakterielle Kontamination;
- *Mikroembolie:* Fettembolie oder Methylmethacrylat-Embolien in der Orthopädie;
- *freies Hämoglobin:* mögliche toxische Wirkung (Vasospasmus, Nierenversagen);
- *Antikoagulation:* Heparin verbleibt in voller Menge im Sammelsystem.

Dennoch wurde in einer Reihe von Studien die Retransfusion von ungewaschenem Blut als ungefährlich und effektiv beschrieben (Dzik u. Jenkins 1985; Schaff u. Hauer 1978; Ouriel u. Shortell 1993). Offensichtlich spielt das Zeitintervall bis zur Retransfusion eine Rolle. Wie auch bei der maschinellen Autotransfusion mit Waschvorgang wird eine maximale „6-Stunden-Frist" zwischen Operationsende und Retransfusion empfohlen. Dadurch treten Komplikationen durch Gerinnungsaktivierung, freies Hb oder bakterielle Kontamination offenbar nicht auf.

12.7 Anästhesiologische Methoden

Neben den Verfahren der Eigenblutspende, der Hämodilution und der maschinellen Autotransfusion existieren anästhesiologische Methoden, die dazu beitragen, den Blutverlust zu minimieren und somit auf eine homologe Transfusion verzichten zu können:
- Beatmungstechniken,
- kontrollierte Hypotension,
- optimale Flüssigkeits- und Volumentherapie,
- Sicherung eines ausgeglichenen Gerinnungsstatus,
- Aufrechterhaltung der Normothermie,
- Durchführung von Regional- an Stelle von Allgemeinanästhesien.

Da bei der kontrollierten **Beatmung** positive intrathorakale Drücke auftreten, entwickelt sich ein erhöhter peripherer Gefäßwiderstand, der wiederum zu einem erhöhten Blutverlust führen kann. Durch Verwendung von Spontanatmungstechniken ist bei Inspiration der intrathorakale Druck dagegen negativ, wodurch der Blutverlust reduziert wird (Hemstad 2000).

Bei geeignetem Beatmungsmuster kann durch individuelle Optimierung der Atemwegsdrücke eine bessere Herzfunktion mit höheren Herzminutenvolumina erreicht werden. Dadurch sinkt über den höheren venösen Abfluss ebenfalls der intraoperative Blutverlust.

Bedingt durch den höheren physikalisch gelösten Anteil, lassen sich durch Beatmung mit 100%

Tabelle 12.5 Pharmakologische Techniken der kontrollierten Hypotension

Zentrale Nervenblockaden	Periduralanästhesie Spinalanästhesie
Inhalationsanästhetika	Isofluran Desfluran Sevofluran
Intravenöse Pharmaka	Betablocker (Esmolol) Alphablocker (Phentolamin) Kalziumantagonisten (Diltiazem) Vasodilatatoren (Na⁺-Nitroprussid, Nitroglyzerin, Hydralazin) Purinderivate (Adenosin) Prostaglandine (PGE1)

Sauerstoff niedrigere Hb-Werte tolerieren. So konnte z.B. gezeigt werden, dass selbst bei einem kurzfristigen Hb von 1,1 g/dl noch eine ausreichende O_2-Versorgung gesichert war (Zollinger et al. 1997).

Bei der **kontrollierten Hypotension** geht man davon aus, dass ein mittlerer arterieller Druck (MAP) von 60–70 mmHg für eine ausreichende Organperfusion genügt. Der Zusammenhang zwischen Blutverlust und dem MAP ist aber nicht immer konsistent; dies konnte bei Vergleichen von einem MAP bei 55–60 mmHg, 75–85 mmHg und 90–100 mmHg gezeigt werden (Sharrock u. Mineo 1993; Fromme u. MacKenzie 1986). Obwohl die drucksenkenden Anästhesietechniken (Tab. 12.**5**) als sicher gelten, ist nicht geklärt, ob dies auch bei gleichzeitiger Anwendung anderer blutsparender Verfahren der Fall ist, z.B. bei gleichzeitiger Hämodilution oder Tolerierung eines sehr niedrigen Hb-Wertes (Spahn 1994).

Bei der radikalen Zystektomie sowie bei pelvinen Lymphknotenexstirpationen kann der perioperative Blutverlust durch die kontrollierte Hypotension bis zu 50–70% gesenkt werden (Ahlering u. Henderson 1983; Powell u. Mogelnicki 1983).

Auf Kontraindikationen ist jedoch zu achten: Schwangerschaft, Anämie, schwere Organdysfunktionen der Leber, des Herzens, des Zentralnervensystems und der Lunge.

Die adäquate Volumentherapie setzt voraus, dass immer eine Normovolämie und eine Normoxie gewährleistet werden. Neben der Erzeugung einer Verdünnungskoagulopathie durch ausgeprägte Hämodilution können Volumenersatzmittel die Hämostase spezifisch beeinflussen. Die heute kaum mehr verwendeten Dextrane und bestimmte, heute ebenfalls nicht mehr gebräuchliche Hydroxethylstärkepräparate beeinträchtigen die Funktionen von Faktor VIII und Willebrand-Faktor. Darüber hinaus können Dextrane über einen „Coating-Effekt" die Thrombozytenfunktion stören (Hellstern 2000; Mortelmans et al. 1995). Wenn der Anteil an kristalloiden und kolloidalen Volumenersatzmitteln zu hoch ist, entwickelt sich außerdem eine progrediente Kreislaufinstabilität, die vorübergehend nur mit vasoaktiven Pharmaka (Katecholamine) behoben werden kann.

Eine Einsparung von homologem Blut durch Verfahren der **Regionalanästhesie** ist insgesamt nicht gesichert. Die Mechanismen der diskutierten Effekte sind nicht eindeutig geklärt. Als Ursache kommt eine Abnahme des venösen und arteriellen Gefäßtonus ebenso infrage, wie die bereits erwähnten intrathorakalen Druckverhältnisse bei Spontanatmung vermuten lassen. In mehreren Studien wurde ein verminderter Blutverlust bei Hüfttotalendoprothesen (−414 ml), bei Prostataresektionen (−30% bis −40%), bei Einriffen an der unteren Extremität (−20% bis −40%), beim Kaiserschnitt, bei Zystektomien und bei Beckenoperationen aufgezeigt. Der Effekt ist bei Gefäßoperationen und Schenkelhalsfrakturen deutlich geringer oder nicht nachweisbar. Hier haben wahrscheinlich andere Einflüsse eine höhere Bedeutung für den Blutverlust (Hemstad 2000; Modig 1988).

12.8   Chirurgische Methoden

Optimierte chirurgische Techniken bilden die entscheidende Grundlage für einen minimalen perioperativen Blutverlust. So ist heute eine Lebertransplantation, die früher 20–30 homologe EK erforderte, auch ohne Fremdbluttransfusion möglich (Ramos u. Todo 1994). Bei einer Operationen an den Extremitäten kann durch die Verwendung von Blutsperren weitgehend auf die Substitution von Erythrozyten und Frischplasma verzichtet werden. Allerdings muss besonders bei der Implantation von Kniegelenkprothesen mit postoperativen Blutungen gerechnet werden. In diesen Fällen muss das Drainageblut mit geeigneten Methoden zurückgeführt werden (vgl. Abschn. 12.5 und 12.6).

Die hydrostatische Wirkung kann bei **Hochlagerung** des zu operierenden Körperteiles eine Verminderung des Blutverlustes bewirken, da weniger Blut in das Operationsgebiet fließt. Dies gilt besonders in der Wirbelsäulen- und Rückenmarkschirurgie, wobei zusätzlich noch die Schultern und das Becken unterstützt werden (kein erhöhter intraabdominaler Druck). Bei Operationen am Kopf muss bei erhöhter Lagerung mit **Luftembolien** gerechnet werden.

12.9   Pharmakologische Methoden

Nach dem Einsatz von rekombinantem humanem Erythropoetin (rh-EPO) bei der Anämie infolge chronischer Niereninsuffizienz (Eschbach 1989), wurde rh-EPO auch in der Eigenblutspende eingesetzt. Die Applikation von mindestens 150–300 IE/kg rh-EPO s.c. einmal pro Woche führt zu einem messbaren Anstieg des Hämatokrits, wenn gleichzeitig intravenöses Eisen appliziert wird (Goodnough 1999; Kindler u. Tryba 1997). Die Therapie wird meist gut toleriert und die aus der Nephrologie bekannten thromboembolischen und hypertonen Komplikationen treten im Rahmen der Eigenblutspende seltener auf. Wegen des größeren Zeitaufwandes, erheblich höherer Therapiekosten (10.000 IE kosten ca. 200–300 Euro) und auch wegen höherer Nebenwirkungsraten durch intravenös verabreichtes Eisen, wird die EPO-Therapie im Rahmen der Eigenblutspende nur selten durchgeführt. So genannte „non-responder" haben keinen Nutzen von der EPO-Therapie. Der Einsatz ist auf spezielle Indikationen begrenzt, z.B. Zeugen Jehovas, seltene Blutgruppe oder Antikörper.

Da die extrakorporale Zirkulation im Rahmen kardiochirurgischer Eingriffe zu erheblichen Hämostasestörungen führt, wurden in diesem Fachgebiet viele Ansätze zur Reduktion des Blutverlusts entwickelt. Vorwiegend werden Antifibrinolytika wie der Proteaseninhibitor Aprotinin und die Lysinanaloga Tranexamsäure und ε-Aminocapronsäure (EACA) eingesetzt. Die Reduktion des Blutverlustes kann bis 70% betragen (Levy et al. 2000).

Aprotinin inaktiviert Plasmin sowie eine Reihe anderer Proteasen und wirkt damit antifibrinolytisch. Der klinisch zu beobachtende hämostyptische Effekt ist jedoch nicht vollständig geklärt.

Obwohl sich Aprotinin als wirksam gezeigt hat, wird in letzter Zeit auch versucht, die indirekt wirkenden Fibrinolytika EACA und Tranexamsäure in der Herzchirurgie einzusetzen, da diese Medikamente bei gleicher Effektivität preisgünstiger sind (Kaspar u. Ramsay 1997; Munoz u. Birkmeyer 1999). Tranexamsäure und EACA hemmen auch die physiologischen Fibrinolyseaktivatoren und könnten thrombotische Komplikationen auslösen!

Dosierungen:

- **Aprotinin:** initial 2 Mio KIE als Bolus, anschließend 500.000 KIE/h als Dauerinfusion bis Operationsende;
- **Tranexamsäure:** 2 mg/kg/h als Dauerinfusion.

Literatur

Ahlering TE, Henderson JB. Controlled hypotensive anesthesia to reduce blood loss in radical cystectomiy for bladder cancer. J Urol 1983; 129: 953–954.

Ammann JA, Cowan MJ, Wara DW. Acquired immunodeficiency in an infant: possible transmission by means of blood products. Lancet 1983; 1: 956–958.

BGH. Urteil vom 17.12. 1991 zur Aufklärung der Patienten über eine mögliche Bluttransfusion und über die Eigenblutspende. Az.: VI ZR 40/91, JZ 1992, S 421.

Biesma DH, Kraajenhagen RJ. The effect of oral iron supplementation on erythropoiesis in autologous blood donors. Transfusion 1992; 32: 162–165.

Birkmeyer JD, Goodnough LT. The cost-effectiveness of preoperative autologous blood donation for total hip and knee replacement. Transfusion 1993; 33: 544–551.

Booke M, Fobker M. Fat elimination during intraoperative autotransfusion: an in vitro investigation. Anesth Analg 1997; 85: 959–962.

Booke M, Meyer J. Pulmonalarterielle Lungenembolie. In: van Aken H, Reinhart K, Zimpfer M, Hrsg. Intensivmedizin/ains, Bd 2. Stuttgart: Thieme, 2001.

Bormann von B, Wirtz St, Weiler J. Die Qualität von Vollblut in Abhängigkeit von Herstellungsverfahren (Leukozytendepletion) und Lagerungsdauer. Bedeutung für die operationsvorbereitende Eigenblutspende. AINS 2000; 35: 326–332.

British Committee For Standards in Haematology Blood Transfusion Task Force. Guidelines for autologous transfusion. II Perioperative haemodilution and cell salvage. Br J Anaesth 1997; 78: 768–771.

Byrick RJ. Fat embolism and neurological dysfunction. Anesth Analg 1999; 88: 1427.

Caspari G, Gerlich WH, Kühnl P. Durch Blut übertragbare Krankheiten. In: Müller-Eckhardt C, Hrsg. Transfusionsmedizin. Berlin Heidelberg New York Tokyo: Springer, 1996.

Council of Europe. Guide to the preparation, use and quality assurance of blood components, 6th edn. Strasbourg: Council of Europe Publishing, 2000.

Daneshvar A. Fluid replacement after blood donation: implications for elderly and autologous blood donors. Md Med J 1988; 37: 787–791.

Desmond MJ, Thomas MJG. Perioperative red cell salvage – consensus conference in autologous transfusion. Transfusion 1996; 36: 644–651.

Dzik WH, Jenkins R. Use of intraoperative blood salvage during orthotopic liver transplantation. Arch Surg 1985; 120: 946–948.

Eckstein R, Emmler J, Fellmer F, Zeiler T, Zimmermann R, Zingsem J, Henft HG, Kirgis A, Weissbach V. Erythropoisis and iron metabolism in autologous blood donation. Infusionsther Transfusionsmed 1992; 19 (2): 56-58

Egli GA, Zollinger A. Effect of progressive haemodilution with hydroxyethyl starch, gelatin and albumin on blood coagulation. Br J Anesth 1997; 78: 684–689.

Ereth MH, Oliver WC Jr. Intraoperative techniques to conserve aurologous blood: Red cell salvage, platelet rich plasma, and acute normovolemic hemodilution. In: Spiess BD, Counts RB, Gould SA, eds. Perioperative Transfusion Medicine. Baltimore: Williams & Wilkins, 2000.

Eschbach JW, Kelly MR, Haley NR, Abels RI, Adamson JW. Treatment of the anemia of progressive renal failure with recombinant human erythropoietin. N Engl L Med 1989; 321 (3): 158-163

Etchason J, Petz I. The cost-effectiveness of preoperative autologous blood donation. NEJM 1995; 332: 719–724.

Felleiter P, Freudenberg J. Donor reactions and traffic risks in autologous blood predeposits. Infus Ther Transfus Med 1999; 26: 267–271.

Forgie MA, Wells PS et al. for the International Study of Perioperative Transfusion (ISOP) Investigators. Preoperative autologous donation decreases allogeneic transfusion but increases exposure to all red blood cell transfusion. Results of a meta-analysis. Arch Intern Med 1998; 158: 610–616.

Forth W. Die biochemischen und physiologischen Grundlagen für die Pharmakotherapie mit Eisen. Hämatologie. München: Sympomed 1997; 6: 89–99.

Fromme GA, MacKenzie RA. Controlled hypotension for orthognathic surgery. Anesth Analg 1986; 65: 683–686.

Geiger P, Platow K. Maschinelle Autotransfusion. AINS 2000; 35: 695–697.

Gesemann M, Gentner P R, Scheiermann N. Association of erythropoiesis during autologous blood donation with initial hemoglobin concentration and length of donation period. Infus Ther Transfus Med 1999; 26: 353–359.

Gillon J, Thomas MJG. Acute Normovolaemic Haemodilution. Transfusion 1996; 36: 640–643.

Goldman, M, Remy-Prince S. Autologous donation error rates in Canada. Transfusion 1997; 37: 523–527.

Goodnough LT, Brecher ME, Kanter MH. Transfusion medicine, blood transfusion. NEJM 1999; 340/6: 438–468.

Goodnough LT, Monk TG. Acute normovolemic hemodilution should replace the preoperative donation of autologous blood as a method of autologous-blood procurement. Transfusion 1998; 38: 473–476.

Goodnough LT, Monk TG. Current concepts: Erythropoietin therapy. NEJM 1997; 336: 933–938.

Gregory LB, Laupacis A. Does acute normovolemic hemodilution reduce perioperative allogeneic transfusion? A meta-analysis. Anesth Analg 1998; 86: 9–15.

Grotjohan HP, van der Heijde RMJL. A stable model of respiratory distress by small injections of oleic acid in pigs. Intensive Care Med 1996; 22: 336–344.

Haditsch M, Binder L. Yersinia enterocoliticasepticemia in aurologous blood transfusion. Transfusion 1994; 34: 907–909.

Hansen E, Knuechel R. Blood irradiation for intraoperative autotransfusion in cancer surgery: demonstration of efficient elimination of contaminating tumor cells. Transfusion 1999; 39: 608–614.

Hansen E. Maschinelle Autotransfusion in der Tumorchirurgie. AINS 2000; 35: 699–701.

Heal JM, Chuang C. Perioperative blood transfusions and prostate cancer recurrence and survival. Am J Surg 1988; 156: 374–379.

Healy JC, Frankforter SA. Preoperative autologous blood donation in total hip arthroplasty. A cost-effectiveness analysis. Arch Pathol Lab Med 1994; 118: 465–470.

Hellstern P. Hämotherapeutika: Plasma und Plasmaderivate. Bremen: UNI-MED Verlag, 2000.

Hemstad J. Blood conservation techniques in anesthesia. In: Spiess B D, Counts RB, Gould SA, eds. Perioperative transfusion medicine. Baltimore: Williams & Wilkins, 2000.

Huët C, Rachid Salmi L. A meta-analysis of the effectiveness of cell salvage to minimize perioperative allogeneic blood transfusion in cardiac and orthopedic surgery. Anesth Analg 1999; 89: 861–869.

Karger R, Kretschmer V. Preoperative autologous blood donation – efficacy, effectiveness, efficiency. Infus Ther Transfus Med 2000; 27: 16–22.

Kaspar M, Ramsay AER. Continous small dose Tranexamic acid reduces fibrinolysis but not transfusion requirements during orthotopic liver transplantation. Anesth Analg 1997; 85: 281–285.

Kasper SM, Ellering J. All adverse events in autologous blood donors with cardiac disease are not necessarily caused by blood donation. Transfusion 1998; 38: 669–673.

Kasper S-M. Präoperative Eigenblutspende: Nettozuwachs an Erythrozytenmenge oder nur „Verschiebebahnhof"? AINS 2000; 35: 649–650.

Kindler D, Tryba M. Erythropoetin in der präoperativen Eigenblutspende. Hämatologie, vol 6. München: Sympomed, 1997; 114–121.

Kretschmer V, Karger R. Neue Richtlinien zur Gewinnung von Blut und Blutbestandteilen und zur Anwendung von Blutprodukten (Hämotherapie) – Änderungen, Interpretationen und Kommentar. Infus Ther Transfus Med 2001; 28: 24–43.

Kruskall MS, Glazer EE. Utilization and effectiveness of a hospital autologous preoperative blood donor program. Transfusion 1986; 26: 335–340.

Levy J H, Morales A, Lemmer JH Jr. Pharmacological approaches to prevent or decrease bleeding in surgical patients. In: Spiess BD, Counts RB, Gould SA, eds. Perioperative transfusion medicine. Baltimore: Williams & Wilkins, 2000.

Lorentz A, Konermann W. Mannheimer Konzept der präoperativen Eigenblutspende und perioperativen Autotransfusion in der Hüftendoprothetik. Z Orthop 2000; 138: 311–317.

Mackintosh W, Jacobs P. Response in serum ferritin and hemoglobin to iron therapy in blood donors. Am J Hematol 1988; 27: 17–19.

Mansouri T, Langer R, Grossmann R. Verbesserung der biochemischen und rheologischen Qualität von Vollblut und Erythrozytenkonzentraten durch Leukozytendepletion vor Lagerung. AINS 2001; 36 (Suppl 1): 11–19.

Mercuriali F, Gualtieri G. Intravenous vs. subcutaneous erythropoeitin for autologous blood donation in anaemic rheumatoid arthritis patients. Br J Anaesth 1995; 74 (Suppl)1: 64A.

Modig J, Borg T. Role of extradural and general anesthesia in fibrinolysis and coagulation after total hip replacement. Br J Anesthesia 1983; 55: 625–629.

Modig J. Regional anesthesia and blood loss. Acta Anesthesiol Scand 1988; 32 (Suppl 89): 44–48.

Mortelmans YJ, Vermaut G, van Aken H. Effects of 6% hydroxyethyl starch and 3% modified fluid gelatin in intravascular volume and coagulation during intraoperative hemodilution. Anesth Analg 1995; 81: 1235–1242.

Munoz JJ, Birkmeyer NJO. Is α-Aminocaproic acid as effective as aprotinine in reducing bleeding with cardiac surgery? A meta-analysis. Circulation 1999; 99: 81–89.

Nadler SB, Hidalgo JU. Prediction of blood volume in normal human adults. Surgery 1962; 51: 224–232.

Nielsen HJ. Influence on the immune system of homologous blood transfusion and autologous blood donation: impact on the routine clinical practice/differences in oncological and non-tumour surgery? AINS 2000; 35: 642–645.

OLG Hamburg, LG Hamburg. Urteil vom 30.04.1991 zu den Sorgfaltspflichten beider Gewinnung von Blut für Bluttransfusionen. Az.: VI ZR 178/90, NJW 1991; 31: 1948–1951.

Orr MD, Ferdman AG. Removal of avitene microfibrillar collagen hemostat by use of suitable transfusion filters. Ann Thorac Surg 1994; 57: 1007–1011.

Ouriel K, Shortell CK. Intraoperative Autotransfusion in aortic surgery. J Vasc Surg 1993; 18:16–22.

Ozelsel TJ, Tillman Hein HA. Delayed neurological deficit after total hip arthroplasty. Anesth Analg 1988; 87: 1209–1210.

Ozmen V, McSwain NE Jr. Autotransfusion of potentially culture-positive blood (CPB) in abdominal trauma: preliminary data from a prospective study. J Trauma 1992; 32: 36–39.

Popovsky MA, Thurer RL, Kuo A. Preoperative autologous blood donation. In: Spiess BD, Counts RB, Gould SA, eds. Perioperative transfusion medicine. Baltimore: Williams & Wilkins, 2000.

Popovsky MA, Whitaker B. Severe outcomes of allogeneic and autologous blood donation: frequency and characterization. Transfusion 1995; 35: 734–737.

Popovsky MA. Autologous blood transfusion in the 1990s. Where is it heading? Am J Clin Pathol 1992; 97: 297–300.

Powell JL, Mogelnicki SR. A deliberate hypotensive technique for decreasing blood loss during radical hysterectomy and pelvic lymphadenectomy. Am J Obst Gynekol 1983; 147: 196–202.

Ramos HC, Todo S. Liver transplantation without the use of blood products. Arch Surg 1994; 129: 528–532.

Reddy DJ, Ryan CJ. Intraoperative autotransfusion in vascular surgery. Arch Surg 1990; 125: 1012–1016.

Reiner AP. Massive Transfusion. In: Spiess BD, Counts RB, Goulds SA, eds. Perioperative transfusion medicine. Baltimore: Williams & Wilkins, 2000.

Richards C, Kolins J. Autologous transfusion-transmitted Yersinia enterocolitica. JAMA 1992; 268: 1541–1542.

Richtlinien zur Gewinnung von Blut und Blutbestandteilen und zur Anwendung von Blutprodukten (Hämotherapie). Neu bearbeitete Fassung. Köln: Deutscher Ärzte-Verlag, 2000.

Schaff HV, Hauer JM. Autotransfusion of shed mediastinal blood after cardiac surgery. A prospective study. J Thorac Cardiovasc Surg 1978; 75: 632–641.

Sharrock NE, Mineo R. The effect of two levels of hypotension on intraoperative blood loss during total hip arthroplasty performed under lumbar epidural anesthesia. Anesth Analg 1993; 76: 580–584.

Singbartl G, Schleinzer W. Autologe Transfusion – von der Euphorie zur Ratio. AINS 2000; 35: 641–642.

Smith DF, Mihm FG. Hypertension after intraoperative autotransfusion in bilateral adrenalectomy for pheochromocytoma. Anesthesiology 1983; 58: 182–184.

Spahn DR, Bruce J. Cardiovascular and coronary physiology of acute isovolemic hemodilution: a review of non-oxygen-carrying solutions. Anesth Analg 1994; 78: 1000–1021.

Spahn DR, Casutt M. Eliminating blood transfusions. Anesthesiology 2000; 93: 242–255.

Thomas MJG, Gillon J, Desmond MJ. Consensus conference on autologous transfusion: preoperative autologous donation. Transfusion 1996; 36: 633–639.

Timberlake GA, McSwain NE Jr. Autotransfusion of blood contaminated by enteric contents: a potentially lifesaving measure in the massively hemorrhaging trauma patient? J Trauma 1988; 28: 855–857.

Weisbach V, Eckstein R. Der Eisenhaushalt bei der präoperativen Eigenblutspende. Infus Ther Transfus Med 1996; 23: 161–170.

Weisbach V, Eckstein R. Präoperative Eigenblutspende: Nettozuwachs an Erythrozytenmenge oder nur „Verschiebebahnhof" – unter Berücksichtigung des Eisenstatus. AINS 2000; 35: 650–652.

Weissauer W. Aufklärung über die Eigenblutspende. Infus Ther Transfus Med 1996; 23: 66.

Yeh JM, Bottemann M. Economics of Transfusion. Infus Ther Transfus Med 2002; 29: 218–225.

Zollinger A, Hager P, Spahn DR. Extreme hemodilution due to massive blood loss in tumor surgery. Anesthesiology 1997; 87: 985–987.

13 Blutersatzstoffe

13.1 Einteilung

Das normale Blutvolumen (bei Männern ca. 75 ml/kg KG, bei Frauen ca. 65 ml/kg KG) ist zur Aufrechterhaltung des Kreislaufs erforderlich – es bestimmt den Druck in den zentralen Venen und damit das Herzzeitvolumen.

Blutersatzstoffe können nach ihren physikalisch/chemischen Eigenschaften und nach ihrer Funktion differenziert werden.

Die gebräuchlichen Elektrolyt- und kolloidalen Lösungen als Blutersatzstoffe dienen zur Aufrechterhaltung eines intravasalen Volumens und können die O_2-Transportfunktion des Hämoglobinmoleküls nicht übernehmen. Dies ist der Vorteil der – klinisch noch nicht einsetzbaren – Hämoglobin- und Perfluorkarbonlösungen.

13.2 Niedermolekulare Elektrolytlösungen

13.2.1 Isotonische Lösungen

Eigenschaften

Eine geeignete isotonische niedermolekulare Elektrolytlösung enthält Natrium, Chlorid, Kalium und Magnesium in Konzentrationen, die den Normalwerten im Plasma entsprechen, H_2O und einen Puffer (Acetat oder Glukonat). Die Gesamtosmolalität soll der Plasmaosmolalität und der pH-Wert der Lösung soll dem pH-Wert des Plasmas entsprechen. Auf Kalzium (Inkompatibilität mit Medikamenten bei Verwendung als Trägerlösung) und Laktat (Wirkung unklar) sollte verzichtet werden.

Der Prototyp einer isotonischen niedermolekularen Elektrolytlösung hat folgende physikochemische Eigenschaften (Marino 1999):
▪ Osmolalität: 295–300 mosmol/l,
▪ Natriumgehalt: 140 mval/l,
▪ Chloridgehalt: 100 mval/l,
▪ Kaliumgehalt: 5 mval/l,
▪ Magnesiumgehalt: 3 mval/l.

Die oft verwendeten NaCl-0,9%-Lösungen, Ringer-Laktatlösung und zuckerhaltigen Elektrolytlösungen erfüllen diese Anforderungen nicht umfassend. So hat die NaCl-0,9%-Lösung einen unphysiologischen Cl^--Gehalt (154 mval/l) und pH-Wert (5,7), ist leicht hyperton (308 mosmol/l) und enthält weder K^+, noch Mg^{2+}. Die Ringer-Laktatlösung ist leicht sauer (pH-Wert 6,4), hat einen geringeren Na^+-Gehalt (130 mval/l), eine niedrigere Osmolalität (273 mosmol/l) und enthält Ca^{2+}. Alle zuckerhaltigen Lösungen führen nach Verstoffwechslung des Zuckeranteils zur Zufuhr freien Wassers und damit zur Hyponatriämie.

Durch isotonische niedermolekulare Elektrolytlösungen ist eine Zunahme des Plasmavolumens („Volumeneffekt") von etwa 250 ml/1000 ml Infusionslösung zu erzielen; das interstitielle, extrazelluläre Volumen nimmt um ca. 750 ml/1000 ml Infusionslösung zu.

Klinischer Einsatz

Im Allgemeinen genügt die im vorangegangenen Abschnitt beschriebene Standardelektrolytlösung allen klinischen Routineanforderungen vom Kindesalter bis zum Senium.

Anders zusammengesetzte Lösungen sind nur bei speziellen Indikationen (Frühgeborene, Neugeborene, Elektrolytimbalancen, postoperativ und in der Intensivmedizin) unter überlegter Indikation einzusetzen.

Bei Blutverlusten um 15–20% des Gesamtkörperblutvolumens (beim 70 kg schweren Patienten ca. 750–1000 ml) kann durch die alleinige Gabe von isotonen Elektrolytlösungen das Plasmavolumen nicht mehr ausreichend aufrechterhalten werden (3000–4000 ml Infusionslösung wären zur Steigerung des Plasmavolumens erforderlich). Gleichzeitig nimmt das interstitielle Volumen in verstärktem Maße zu.

13.2.2 Hypertone niedermolekulare Lösungen

Eigenschaften

Hypertone Salzlösungen expandieren das Plasmavolumen in höherem Maße als isotone Lösungen. Untersucht sind 7,2–7,5%ige NaCl-Lösungen; sie steigern das Plasmavolumen etwa 8-mal höher (500 ml/250 ml) und das interstitielle Volumen etwa 4-mal weniger (700 ml/250 ml) als eine isotone Lösung. Zum klinischen Einsatz und im Vergleich zu anderen Infusionslösungen gibt es noch keine ausreichenden Daten.

13.3 Kolloidale wässrige Lösungen

13.3.1 Eigenschaften

Die hochmolekularen kolloidalen Infusionslösungen verweilen aufgrund ihrer Molekülgröße bis zum Abbau des Molekül auf eine nierengängige Molekülgröße (ca. 50.000 Da) intravasal und erhö-

hen dadurch das Plasmavolumen. Bei „capillary leak" können allerdings auch größere Moleküle ins Interstitium gelangen und dort durch die onkotische Wirkung Flüssigkeit ins Interstitium mobilisieren (→ Ödem).

13.3.2 Verfügbare Lösungen

Erhältlich sind Hydroxyethylstärke- (HES-)Lösungen verschiedener Konzentrationen und mittlerer Molekülgröße, Gelatine, Dextrane und körpereigene Kolloide (Albumin, Plasmaproteinlösungen). Alle synthetischen Kolloidlösungen werden in angenähert isotoner, wässriger Salzlösung (z.B. 0,9% NaCl) oder als neueste Entwicklung (zur „small volume resuscitation") in hypertoner Salzlösung 7,5% NaCl angeboten. Wie im Kap. 9.4 ausgeführt, rechtfertigt die Datenlage zurzeit außer bei seltenen Indikationen keinen breiten Einsatz von Humanalbumin- oder Plasmaproteinlösungen zum Volumenersatz (Tab. 13.**1**).

Hydroxyethylstärke (HES)

HES ist ein Polysaccharid, das mit Hydroxyethylgruppen substituiert ist; durch diese wird die Spaltung des Moleküls über Serumamylasen verzögert. Die Folge ist eine verlängerte Plasmaverweilzeit in Abhängigkeit vom Substitutionsgrad (zwischen 0,5 und 0,7). Alle HES-Präparationen sind Gemische verschieden großer Moleküle – es wird ein mittle-

Tabelle 13.1 Kolloidale Infusionslösungen

Kolloid	Konzentration	Mittl. Molekülgewicht [Da]	Volumeneffekt	Handelsname
HES	6% (Substitutionsgrad 0,5)	70.000	0,7	Expafusin
	6% (Substitutionsgrad 0,7)	450.000	1	Plasmasteril
	6% (Substitutionsgrad 0,4)	130.000	1	Voluven
	6% (Substitutionsgrad 0,5)	200.000	1	HAES-steril 6%
	10% (Substitutionsgrad 0,5)	200.000	1,3	HAES-steril 10%
Gelatine-Polysuccinat	4%	30.000	0,7	Gelafundin
Oxypolygelatine	5,5%		0,8	Gelifundol
Harnstoffvernetzte Gelatine	3,5		0,7	Haemaccel
Dextran	10%	40.000	1-1,3	Longasteril
	15%	1000	0	Promit
	6%	60.000	1	Macrodex 6%

res Molekulargewicht (MG) angegeben. So sind bei einem mittleren MG von 450.000 Da auch Moleküle bis 900.000 Da in der Lösung vorhanden (und natürlich auch niedermolekulare Anteile). Als Dosismaximum wird 1,5 g/kg Kg/24 h angegeben.

Wirkungen. Die intravasale Verweildauer beträgt zwischen 3–4 h (mittleres MG 200.000) und 6–8 h (mittleres MG 450.000). Der Volumeneffekt liegt zwischen 1 (6%ige Lösungen) und 1,45 (10%ige Lösungen).

Nebenwirkungen. Hochmolekulares HES wird im RES gespeichert und ist z.B. für Juckreiz verantwortlich; ebenso wird durch die großen Moleküle die Gerinnung (Thrombozytenfunktion, Faktor VIII ↓) beeinflusst.
  Schwere anaphylaktische Reaktionen werden mit etwa 1 : 1.000.000 angegeben.

Auswahl. Am geeignetsten sind Lösungen mit mittlerem MG von 130.000–200.000 als 6%ige (Plasmaersatz) oder 10%ige (Plasmaexpander) Lösung.

Kontraindikationen. Nierenfunktionsstörungen, bekannte Allergie, manifeste Herzinsuffizienz.

Gelatine

Gelatinepräparate sind Polypeptide, die aus Kollagen hergestellt werden. Sie werden als succinylierte Gelatine, Oxypolygelatine oder harnstoffvernetzte Gelatine in Konzentrationen zwischen 3 und 5,5% angeboten. Die Molekulargewichte liegen zwischen 30.000 und 35.000 Da. Es gibt kein Dosislimit.

Wirkungen. Die intravasale Verweildauer liegt bei 2–3 h, der Volumeneffekt bei 0,7–0,8.

Nebenwirkungen. Allergische Reaktionen, hoher Ca^{2+}-Anteil einiger Präparate (Wechselwirkung z.B. mit Glykosiden), Diuresesteigerung.

Kontraindikationen. Niereninsuffizienz, bekannte Allergie, manifeste Herzinsuffizienz.

Dextrane

Dextrane sind Polysaccharide aus glykosidisch verbundenen Glukosemolekülen. Die Molekulargewichte liegen bei 40.000 Da; es werden 10%ige Lösungen angeboten. Dextrane werden gespalten und renal eliminiert. Es steht ein Dextranhapten (Promit) mit einem Molekulargewicht von 1000

Dalton zur Verfügung, das präformierte Antikörper neutralisiert – allerdings sind auch Allergien durch das Hapten beschrieben. Wegen der Häufigkeit schwerer anaphylaktischer Reaktionen (1:70.000–1:200.000) werden Dextrane nur noch selten eingesetzt. Das Dosislimit liegt bei 1,5 g/kg KG/24 h.

Wirkungen. Die intravasale Verweildauer liegt zwischen 2–4 h (MG 40.000) und 4–6 h (MG 70.000), der Volumeneffekt bei 1,0–1,3 (6–10%ige Lösung).

Nebenwirkungen. Allergien (s.o.), Gerinnungsstörungen (Thrombozytenaggregationshemmung, Faktor VIII ↓), Erschwerung der Blutgruppenbestimmung.

Kontraindikationen. Bekannte Allergie, Gerinnungsstörungen, manifeste Herzinsuffizienz.

13.4   Hämoglobinlösungen

Aus humanen oder bovinen Erythrozyten präparierte oder gentechnologisch hergestellte stromafreie Hämoglobinlösungen haben eine dem normalen Hämoglobin vergleichbare O_2-Transportkapazität. Die Präparationen sind hochgereinigt, um Antigene (Stromaanteile, Lipide, Endotoxin) zu eliminieren. Die Hämoglobinmonomere sind untereinander oder an Trägermakromoleküle (z.B. Pyridoxin, Diaspirin, Polyethylenglykol) gebunden, um einen raschen renalen Verlust zu verhindern (Bunn 1995). Danach bleiben sie entweder unpolymerisiert oder werden polymerisiert bzw. in Liposomen verkapselt. Bei gentechnischer Produktion kann die Molekularstruktur des Hb verändert werden (Remy et al. 1997). Die untersuchten Lösungen sind hyperosmolar und haben plasmaexpandierende Wirkung.
  Tierexperimentell und klinisch (Standl et al. 1998) werden zurzeit verschiedene Lösungen untersucht – z.B. HBOC-201 in einer Phase-III-Studie. Untersuchungen mit Lösungen aus humanem diaspirinverbundenem Hämoglobin wurden wegen erhöhter Mortalität abgebrochen (Sloan et al. 1999).
  Folgende Wirkungen sind beschrieben:
- Im Tierversuch kann durch die Hb-Präparationen ein hämorrhagischer Schock wirksam behandelt werden (Manning et al. 2000; Maxwell et al. 2000),
- Steigerung der Interleukin- (Il-) 6-Spiegel (Rollwagen et al. 1996),
- Steigerung der Hämatopoese (Rollwagen et al. 1996),

- Vasokonstriktion (Maxwell et al. 2000; Glasgow et al. 2000; Rollwagen et al. 1996) unklarer Genese – evtl. durch Endothelinstimulation, NO-Inhibition (Remy et al. 1997).

Die bisher hergestellten Lösungen befinden sich in klinischer Erprobung, haben aber noch keinen Eingang in die klinische Praxis gefunden.

13.5 Perfluorkarbonlösungen

Perfluorkarbonlösungen haben eine lineare O_2-Transportkapazität, sie können wegen der Zubereitung als Emulsionen nur in begrenzter Menge gegeben werden (Risiko der Überladung und Funktionsstörung der Phagozyten im RES) (Habler et al. 1999). Die Aufrechterhaltung der zellulären O_2-Versorgung ist allerdings mit den bisher verfügbaren Lösungen allein nicht möglich. Eine Perfluorkarbonlösung mit einem Gewicht-Volumen-Verhältnis von 60% wird in einer Phase-III-Studie auf ihre Eignung zur Dämpfung hämodynamischer Effekte bei akuter normovolämischer Hämodilution untersucht (Standl 2000). Bisher sind keine Lösungen erhältlich.

Literatur

Boldt J, Hrsg. Volumenersatztherapie. Stuttgart: Thieme, 2001.

Bunn HF. The role of hemoglobin based blood substitutes in transfusion medicine. Transfus Clin Biol 1995; 2(6): 433–439.

Glasgow SC, Shah AS, Noone RBJr, Gottfried MR, Eachempati SR, Talarico TL, Vaslef SN. Comparison of various hemoglobin polyoxyethylene conjugate solutions as resuscitative fluids after hemorrhagic shock. J Trauma 2000; 48(5): 884–893.

Habler O, Kleen M, Messmer K. Künstliche Sauerstoffträger. Alternativen zur Fremdbluttransfusion? Zentralbl Chir 1999; 124(4): 260–270.

Hughes GSJr, Antal EJ, Locker PK, Francom SF, Adams WJ, Jacobs EE Jr. Physiology and pharmacokinetics of a novel hemoglobin-based oxygen carrier in humans. Crit Care Med 1996; 24(5): 756–764.

Manning JE, Katz LM, Brownstein MR Pearce LB, Gawryl MS, Baker CC. Bovine hemoglobin-based oxygen carrier (HBOC-201) for resuscitation of uncontrolled, exsanguinating liver injury in swine. Shock 2000; 13(2): 152–159.

Marino PL. Das ICU-Buch, 2. Aufl. München Wien: Urban & Schwarzenberg, 1999.

Maxwell RA, Gibson JB, Fabian TC, Proctor KG. Resuscitation of severe chest trauma with four different hemoglobin-based oxygen-carrying solutions. J Trauma 2000; 49 (2): 200–209.

Remy B, Deby-Dupont G, Lamy M. Apports et perspectives des derives de l'hemoglobine. Schweiz Med Wochenschr 1997; 127(25): 1088–1096.

Rollwagen FM, Gafney WC, Pacheco ND, Davis TA, Hickey TM, Nielsen TB, Rudolph AS. Multiple responses to administration of liposome-encapsulated hemoglobin (LEH): Effects on hematopoesis and serum Il-6 levels. Exp Hematol 1996; 8 (7): 541–547

Sloan EP, Koenigsberg M, Gens D, Cipolle M, Runge J, Mallory MN, Rodman G Jr. Diaspirin cross-linked hemoglobin (DCLHb) in the treatment of severe traumatic hemorrhagic shock: a randomised controlled efficacy trial. JAMA 1999; 282 (19): 1857–1864.

Standl T, Burmeister MA, Horn EP, Wilhelm S, Knoefel WT, Schulte am Esch J. Bovine hemoglobin-based oxygen carrier for patients undergoing hemodilution before liver resection. Br J Anaesth 1998; 80(2): 189–194.

Standl T. Artificial oxygen carriers as red blood cell substitutes – perfluorocarbons and cell-free hemoglobin. Infusionsther Transfusionsmed 2000; 27 (3): 128–137.

14 Unerwünschte Wirkungen der Transfusion von Blut und Blutprodukten

▶ Allgemeines
▶ Immunologische Transfusionsreaktionen
▶ Nichtimmunologische Transfusionsreaktionen

14.1 Allgemeines

Die Anwendung von Blut und Blutprodukten ist mit hohen Raten leichter und schwerer unerwünschter Wirkungen verbunden (unerwünschte Arzneimittelwirkung, UAW). Ein Großteil dieser UAW ist vermeidbar, wenn eigens für die sichere Hämotherapie geschaffene Gesetze, Verordnungen, Richtlinien und Leitlinien in der Praxis umgesetzt und befolgt werden. Im Folgenden sollen die UAW der Hämotherapie unter den Gesichtspunkten ihrer Ätiologie und Vermeidbarkeit dargestellt werden. Immunologisch bedingte UAW lassen sich von nichtimmunologischen unterscheiden. Das Restrisiko unerwünschter Transfusionsfolgen liegt bei etwa 1:104 bis 1:106.

14.2 Immunologisch bedingte UAW

Zu den immunologisch bedingten UAW zählen:
▬ hämolytische Reaktionen (HTR),
▬ febrile nichthämolytische Reaktionen,
▬ Posttransfusionspurpura (PTP),
▬ transfusionsassoziierte akute Lungeninsuffizienz (TRALI),
▬ transfusionsassoziierte Graft-versus-Host-Krankheit (TGvHD; s. auch Kap. 11),
▬ allergische Reaktionen.

14.2.1 Hämolytische Transfusionsreaktion (HTR)

Bei der hämolytischen Transfusionsreaktion kommt es zur Zerstörung von Erythrozyten als Folge eines antikörpervermittelten beschleunigten Abbaus der roten Blutzellen. Die sofortige intravaskuläre HTR lässt sich von der verzögerten extravaskulären HTR unterscheiden.

Akute, sofortige intravaskuläre HTR

Ätiologie und Pathogenese. Häufigste Ursache der akuten HTR ist eine AB0-inkompatible Erythrozytentransfusion als Folge einer AB0-Verwechslung, wobei die Isoagglutinine Anti-A oder Anti-B vom IgM-Typ rasch Antigenantikörperkomplexe mit den transfundierten Erythrozyten bilden. Zur Auslösung einer HTR kann es bei einer Menge >0,7 ml inkompatiblen Blutes kommen. Die Komplexe aktivieren die Hämostase sowie das Komplement- und Kininsystem. Sehr selten sind IgG-Antikörper wie Anti-Vel oder Anti-PP1pk involviert.

Die **aktivierten Komplementfaktoren C3a und C5a** werden ins Plasma freigesetzt und können als potente **Anaphylatoxine** folgende Reaktionen auslösen:
▬ Erhöhung der Gefäßpermeabilität,
▬ Vasodilatation,
▬ Chemotaxis von Granulozyten,
▬ Freisetzung von Histamin und Serotonin → Fieber, Schüttelfrost, Hypotension, Schock.

Die weitere Aktivierung von C9 führt zur Hämolyse mit Hämoglobinurie und Anstieg des freien Plasma-Hb. Durch Hb-Abbau entstehendes Bilirubin steigt innerhalb von 4–6 h stark an und wird im Urin ausgeschieden. Haptoglobin bindet freies Hb und fällt rasch ab.

Ein durch Zellzerfall freigesetzter Gewebefaktor („tissue factor", TF) aktiviert die Hämostase und löst eine akute disseminierte intravasale Gerinnung (DIC) aus.

Inzidenz. Die Inzidenz der akuten HTR liegt, bezogen auf die Zahl der transfundierten Patienten, bei ca. 1:25.000. In den USA stirbt einer von 250.000 transfundierten Patienten an den Folgen einer AB0-inkompatiblen Transfusion (McCullough 1998). Etwa 40% aller Todesfälle als Folge von Erythrozytentransfusionen entfallen dort auf akute HTR. In Deutschland dürften ähnliche Inzidenzen vorkom-

men. Beachtenswert ist das aktuelle Papier zu dem Thema „Sicherheit von Transfusionen in Deutschland" (Caspari et al. 2001):
- Studienzeitraum Januar 1997 bis Mai 2000
- 76 transfusionsmedizinische Einrichtungen in Deutschland
- 29/76 Rückmeldungen
- 980.000 transfundierte Erythrozytenkonzentrate (EK)
- 30 Patienten erhielten 35 falsche EKs (Risiko 1:33.000)
- 2/30 verstorben
- 7/30 intensivmedizinische Behandlung
- 13/30 kein Bedside-AB0-Test
- 14/30 fehlerhafter Bedside-AB0-Test
- Keine HBV-, HCV- oder HIV-Infektion im Beobachtungszeitraum

Diagnostik. Bei Verdacht auf akute HTR sind folgende Laboruntersuchungen weiterführend:
- hohes freies Plasma-Hb,
- Hämoglobinurie,
- Anstieg von Bilirubin im Serum und zeitlich verzögert im Urin,
- rascher Abfall des Haptoglobins,
- Abfall von Thrombozytenzahl, Fibrinogen und Antithrombin sowie Anstieg der D-Dimere als Zeichen einer DIC.

Meldungen an den Transfusionsverantwortlichen der Einrichtung, den Hersteller der angewendeten Blutprodukte, das Paul-Ehrlich-Institut und ggf. an die Staatsanwaltschaft sind obligat (§ 16 TFG, 4.5.8 der „Richtlinien").

Sofortreaktionen (HTR) sind prinzipiell vermeidbar!

Merke: Die überwiegende Mehrzahl der hämolytischen Transfusionsreaktionen finden bei AB0-Fehltransfusionen statt.

Klinik. Beim wachen Patienten können folgende Symptome beobachtet werden:
- Unruhe,
- Übelkeit,
- Blässe oder Flush und Hypotonie,
- Rückenschmerzen, retrosternale Schmerzen, Bauchschmerzen,
- Schüttelfrost,
- Dyspnoe und Erstickungsgefühl,
- Bronchospasmus,
- Angst,
- Erbrechen,
- Tachykardie,

- Schweißausbruch,
- Hämoglobinurie,
- Blutungen.

Bei Patienten in Narkose wird das klinische Bild deutlich abgeschwächt:

Merke: In *Narkose* können eine sonst nicht erklärbare Hypotension, eine Tachykardie sowie eine Blutungsneigung auf eine HTR hinweisen.

Endpunkte des Geschehens sind der anaphylaktische Schock, akutes Nierenversagen, DIC und Kreislaufstillstand.

Therapie. Die intensivmedizinische Therapie ist unspezifisch und entspricht der Therapie anderer Schockformen (z.B. septischer Schock): Beatmung, Volumentherapie, Katecholamine, Wiederherstellung der Homöostase im Säure-Basen- und Elektrolythaushalt, Heparinisierung und ggf. Hämodiafiltration oder Hämodialyse.

Verzögerte hämolytische Transfusionsreaktion (HTR)

Ätiologie und Pathogenese. Bei den ***verzögerten Reaktionen*** (DHTR) sind manchmal primär keine Antikörper gegen die transfundierten Erythrozyten vorhanden. Meist liegt ein niedriger Titer vor, die Nachweisgrenze wird aber bei Voruntersuchungen unterschritten (überwiegend Rh-System, Jk-System, Fy-System, Kell-System, MNSs-System). Innerhalb von 3–14 Tagen bilden sich IgG-Antikörper (im Gegensatz zur IgM-vermittelten Sofortreaktion) beim Empfänger.
  Diese führen zur Erythrozytendestruktion; eine Komplementaktivierung ist nur bei einem kleinen Teil der Antikörper nachweisbar. So wird z.B. durch alle IgG-Rh-AK kein Komplement aktiviert. Die verzögerte und mildere Komplementaktivierung wird möglicherweise erst bei der Phagozytose der AK-besetzten Erythrozyten induziert.

Inzidenz. Die Häufigkeit wird mit 1:2000 bis 1:5000 Erythrozytentransfusionen angegeben.

Diagnostik. Immunhämatologisch lässt sich die Reaktion oft nicht eindeutig sichern; am häufigsten ist der direkte Antiglobulintest (Coombs-Test) positiv.

Klinik. Die verzögerte hämolytische Transfusionsreaktion manifestiert sich klinisch mit Fieber, Hb-Abfall, Hämoglobinurie und Ikterus. In seltenen

Tabelle 14.1 Vergleich von Sofortreaktion und verzögerter HTR

Typ	Sofortreaktion	Verzögerte Reaktion
Ätiologie	IgM-AK im AB0-System	IgG-AK, Jk, K, Rh, Fy
Häufigkeit	1:25.000	1:2000 bis 1:5000
Pathogenese	Bildung von Ag-Ak-Komplexen, Aktivierung von Komplement- und Kininsystem, Hämolyse	Wie bei Sofortreaktion, geringere und verzögerte Komplementaktivierung
Klinik	Schock, DIC, Nierenversagen	Fieber, Ikterus, Hämolyse
Diagnostik	Direkter Antiglobulintest (Coombs-Test), hohes freies Plasma-Hb, Hämoglobinurie, Bilirubin ↑ im Serum und zeitlich verzögert im Urin, Haptoglobin ↓, Thrombozyten ↓, Fibrinogen ↓, Antithrombin ↓, D-Dimere ↑	Direkter Antiglobulintest (Coombs-Test)
Therapie	Abbruch der Transfusion, Schocktherapie: Beatmung Volumentherapie, Katecholamine, Wiederherstellung der Homöostase im Säure-Basen- und Elektrolythaushalt, Heparingabe, Hämodiafiltration, Hämodialyse	Selten nötig, wie bei Sofortreaktion

Fällen kommt es zum Nierenversagen. Etwa 10% aller tödlichen HTR sind durch verzögerte Reaktionen verursacht.

Primäre Alloimmunisierungen sind selten und verlaufen milde, sekundäre Alloimmunisierungen können sehr heftig verlaufen (letale Verläufe sind möglich). Dies gilt im Besonderen bei der Entstehung von Anti-c und Anti-Jka oder Kombinationen von Rh, Kell, Duffy (Fy) und Jk (Sazama). Sekundäre Alloimmunisierungen kommen vorwiegend nach Vortransfusionen und nach Schwangerschaften vor, die Reaktionen laufen überwiegend extravasal ab.

Therapie. Eine Behandlung ist meist nicht erforderlich, bei schweren Verläufen erfolgt ein intensivmedizinisches Vorgehen wie bei der Sofortreaktion (Tab. 14.**1**).

14.2.2 Febrile nichthämolytische Transfusionsreaktion

Ätiologie. Febrile nichthämolytische Reaktionen sind überwiegend durch zytotoxische oder agglutinierende Antikörper gegen Leukozyten oder Zytokine aus Thrombozyten bedingt.

Pathogenese. Leukozytenantikörper bilden einen Ag-Ak-Komplex und führen zu der Freisetzung von Zytokinen (IL 1, IL 6, TNF-α).

Häufigkeit. Die Häufigkeit wird mit 1:200 angegeben; mit Einführung leukozytendepletierter EK ist mit einem deutlichen Rückgang zu rechnen: laut Leitlinien auf 1–7% bei EK und 2–30% bei TK.

Klinik. Die typische Reaktion beginnt 30 min bis 2 h nach Transfusionsbeginn und wird oft durch einen „Flush" und ein subjektives Hitzegefühl eingeleitet.

Sehr hohes Fieber bis 40 °C tritt überwiegend bei polytransfundierten Patienten oder nach einer Schwangerschaft auf.

Diagnostik. Die Diagnose einer febrilen nichthämolytischen Reaktion ist immer eine Ausschlussdiagnose. Differenzialdiagnostisch müssen eine immunologisch bedingte Hämolyse und eine Bakteriämie ausgeschlossen werden.

Therapie. Es erfolgt der Abbruch der Transfusion. Das Blutbehältnis wird zusammen mit Patientenblutproben zur bakteriologischen und serologischen Untersuchung gegeben. Das Fieber wird mit Antipyretika behandelt.

14.2.3 Posttransfusionspurpura

Ätiologie. Die Posttransfusionspurpura (PTP) wird durch thrombozytenspezifische Antikörper verursacht und beginnt ungefähr eine Woche posttransfusionell. Der am häufigsten gefundene Antikörper ist Anti-HPA-1a.

Pathogenese. Nicht nur inkompatible homologe Thrombozyten werden abgebaut, sondern auch autologe Zellen („innocent bystanders"). Die plättchenspezifischen Antikörper richten sich direkt gegen das Glykoprotein IIb/IIIa (Rezeptor für Fibrinogen und vWF) und induzieren einen dramatischen Abbau der patienteneigenen (autologen) Thrombozyten mit konsekutiver **hämorrhagischer Diathese.**

Es sind fast nur Frauen betroffen, die eine oder mehrere Schwangerschaften oder Transfusionen hinter sich haben, wobei es offensichtlich zur Immunisierung kommt. Der genaue pathophysiologische Mechanismus ist jedoch nicht endgültig geklärt.

Nach einer Woche findet man die höchsten Titer, innerhalb von einigen Wochen bis Monaten verschwinden die AK wieder.

Diagnostik. Sicherung der Diagnose durch den AK-Nachweis und die Transfusionsanamnese.

Klinik. Klinisch imponiert die PTP als hämorrhagische Diathese, bis hin zu lebensbedrohlichen Blutungen. Die Mortalität beträgt 10–20%.

Therapie. Therapie der Wahl ist die Gabe von Immunglobulinen (1–2 mg/kg/Tag IgG).

Merke: Thrombozytentransfusion ausschließlich mit ausgewählten und kompatiblen Thrombozytenkonzentraten!

Die therapeutische Plasmapherese ist nur in Ausnahmefällen indiziert. Kortikosteroide (Prednisolon, Hydrokortison) haben keinen gesicherten Effekt.

Als Wirkmechanismus der hochdosierten Immunglobulintherapie wird die kompetetive Blockade der Fc-Rezeptoren des gesamten RES und der autologen Thrombozyten angenommen. Dadurch unterbleibt eine Bindung der Immunkomplexe (HPA 1a – Anti-HPA 1a).

14.2.4 Transfusionsassoziierte akute Lungeninsuffizienz (TRALI)

Ätiologie und Pathogenese. Mit TRALI wird eine immunologisch ausgelöste bedrohliche UAW bezeichnet, die durch HLA-Antikörper und granulozytenspezifische Antikörper ausgelöst wird. Es kommt zu einer komplementabhängigen Aktivierung von Granulozyten, mit der Freisetzung von Adhäsionsmolekülen, Proteasen, Zytokinen und Superoxiden. Die Folgen sind eine Permeabilitätssteigerung der Kapillaren („severe vascular leakage") sowie eine generalisierte Entzündungsreaktion („systemic inflammatory reaction syndrome", SIRS).

Klinik und Verlauf. Typische Initialsymptome sind:
- nichtproduktiver Husten,
- Dyspnoe, Tachypnoe,
- Fieber und Schüttelfost,
- Kreislaufinstabilität.

Hauptsymptom ist ein nichtkardiogenes Lungenödem mit zahlreichen, radiologisch nachweisbaren, bilateralen Infiltraten ohne Stauungszeichen und Herzvergrößerung. Die meisten Patienten werden sehr schnell beatmungspflichtig und benötigen eine differenzierte Katecholamintherapie zur Kreislaufstabilisierung. Bei konsequentem therapeutischem Vorgehen liegt die Letalität deutlich geringer als beim akuten Lungenversagen anderer Genese (ALI, ARDS). Trotzdem ist die TRALI für ungefähr 15% der transfusionsassoziierten Todesfälle verantwortlich und damit nach der AB0-Inkompatibilität die zweithäufigste Ursache letaler Komplikationen.

Diagnostik. Ein systematisches, prophylaktisches Screening auf Granulozytenantikörper ist derzeit nicht durchführbar. Mit der Einführung leukozytendepletierter Blutpräparate ist mit einer rückläufigen Inzidenz zu rechnen.

Da häufig Antikörper des Spenders gegen Granulozyten des Patienten die TRALI verursachen, nutzt die Leukozytendepletion nicht viel.

Mehrfachgebärende Frauen haben mit höherer Wahrscheinlichkeit Granulozytenantikörper. Die Transfusion von Blut, das von Multiparae stammt, verschlechtert die Lungenfunktion von Intensivpatienten (Palfi u. Berg 2001).

Tabelle 14.2 Symptomatik anaphylaktischer Reaktionen

Organ	Symptomatik
Haut	Urtikaria, Flush, Erythem, Blässe, Schweiß, Zyanose
Herz und Kreislauf	Retrosternale Schmerzen, Halsvenenstauung, Tachykardie, Hypotonie, Kreislaufinstabilität, Schock
Atmung	Dyspnoe, Tachypnoe, Bronchospasmus, Hustenreiz, Stridor
Gastrointestinaltrakt	Vomitus, Nausea, Defäkation, Krämpfe
Zentralnervensystem	Bewusstseinstrübung, Bewusstlosigkeit, Unruhe, Kopfschmerzen

Stadium	Symptomatik
I	lokale kutane Reaktion
II	disseminierte kutane Reaktion (Flush, Urtikaria, Pruritus), Schleimhautödem, allgemeine Reaktion (Übelkeit, Erbrechen, Kopfschmerz)
III	deutliche Allgemeinreaktion (kardial, pulmonal) mit Tachykardie, Blutdruckabfall, Arrhythmie, Larynxödem, Dyspnoe, Bronchospasmus, Stuhl- und Harndrang.
IV	schwere Allgemeinreaktion mit Schock, schwerer Bronchospastik, Bewusstseinsstörung bis zur Bewusstlosigkeit
V	Herz-Kreislauf-Atemstillstand

14.2.5 Allergische Reaktionen

Ätiologie. Die Ursachen allergischer Reaktionen sind Immunreaktionen auf:
- Alloantigene von Blutzellen,
- lösliche Plasmabestandteile wie z.B. Proteine, Medikamente,
- sonstige Fremdantigene wie Bestandteile von Blutbehältnissen.

In vielen Fällen kann die genaue Ursache der Reaktion aber nicht eindeutig geklärt werden.

Eine eindeutige ätiologische Zuordnung ist bei Patienten mit angeborenem IgA-Mangel (Häufigkeit 1:700) zu erheben, wenn Anti-IgA nachgewiesen werden kann.

Klinik und Verlauf. Allergische Transfusionsreaktionen können wie alle allergischen Reaktionen nach dem Schweregrad der anaphylaktischen Reaktion eingeteilt werden. Tabelle 14.**2** stellt die betroffenen Organsysteme und die Stadieneinteilung dar.

Die Reaktion kann schon nach der Transfusion geringer Mengen (10–15 ml Plasma) auftreten und sehr heftig verlaufen.

Bis zum Stadium I (lokale kutane Reaktion) kann die Transfusion unter intensiver Überwachung weitergeführt werden. In allen übrigen Fällen erfolgt der sofortige Abbruch, die Gabe von Glukokortikoiden (2–3 mg/kg Prednisolon) und Antihistaminika (z.B. 2 mg Clemastin, 50 mg Ranitidin). Bei schwerem Verlauf rasche Volumensubstitution, Katecholamine (Adrenalin) und übliche Schocktherapie.

Häufigkeit. Die Häufigkeit höhergradiger anaphylaktischer Reaktionen beträgt ca. 1:20.000, urtikarielle Reaktionen kommen bei 1–3% der Transfusionen vor (laut Leitlinien ca. 0,5% der EK, ca. 4% der TK).

Diagnostik. Eine Labordiagnostik ist nur verzögert möglich und trägt bei der Vielzahl der Auslösemechanismen nur eingeschränkt zur Aufklärung bei. Normale IgA-Werte schließen eine Bildung von Anti-IgA nicht aus. Diese können nur in Speziallaboratorien nachgewiesen werden.

Prophylaxe. Eine generelle Prophylaxe ist nicht möglich. Bei anamnestisch bekannter Urtikaria können Antihistaminika (2 mg Clemastin oder 4 mg Dimetindenmaleat, 50 mg Ranitidin) eine Stunde vor der Transfusion gegeben werden. Patienten mit nachgewiesenem IgA-Mangel oder Anti-IgA müssen IgA-freie Blutprodukte erhalten (zumindest mehrfach gewaschene Erythrozytenkonzentrate).

Bei entsprechender Anamnese sollten fremdblutsparende Maßnahmen, wie die Eigenblutspende, genutzt werden.

14.3 Nichtimmunologische Transfusionsreaktionen

Zu den nichtimmunologischen Transfusionsreaktionen gehören, neben Effekten vasoaktiver Substanzen in Blutprodukten (Angiotensin, Präkallikreinaktivator):
- Hypervolämie,
- Embolie,
- Zitrat- und Kaliumreaktion,
- physikalisch-chemische Hämolyse,
- Hämosiderose,
- bakterielle Infektionen,
- virale Infektionen,
- parasitäre Infektionen.

14.3.1 Hypervolämie und Embolie

Durch rasche Transfusion kann es zur Kreislauf-dekompensation kommen. Dies betrifft vor allem Patienten mit Herzinsuffizienz, kleine Kinder und Patienten sonstiger eingeschränkter kardiorespiratorischer Belastbarkeit. Klinisch kommt es zu einem Lungenödem mit Halsvenenstauung und Kopfschmerzen. Die Therapie entspricht der des Lungenödems anderer Genese.

Die Gefahr der **Luftembolie** ist seit der Einführung von Kunststoffbehältnissen weitestgehend gebannt. Bei dem Anlegen der Transfusion, beim Wechsel der Behältnisse und bei der maschinellen Autotransfusion (s. Kap. 12) ist eine Luftembolisation möglich (unproblematisch bei einem Volumen <20 ml).

In gelagerten EK entstehen Mikropartikel (Aggregationen aus Leukozyten, Thrombozyten und Fibrin), die eine Größe von >200 µm erreichen können. Die klinische Bedeutung durch Embolisation ist gering, durch Standardfilter (DIN 58360, Porengröße 170–230 µm) werden die Emboli ausreichend eliminiert.

14.3.2 Hämolyse, Zitratreaktion, Hyperkaliämie, Hämosiderose

Hämolyse

Hämolyse kann durch Einfrieren von Blut ohne Kryoprotektion und durch Erwärmung >50 °C verursacht werden. Bei der Erwärmung von EK (z.B. bei der Kälteagglutininkrankheit oder im Rahmen von Massivtransfusionen) liegt die Höchstgrenze bei 37 °C.

Durch Medikamente sowie hyper- und hypotone Infusionslösungen kann ebenfalls eine Hämolyse verursacht werden; die Zugabe in laufende Transfusionen ist daher nicht zulässig. Leichte Hämolysen werden gut vertragen und stellen klinisch kein Problem dar.

Zitratreaktion

Zitratreaktionen werden nur bei Transfusion von plasmahaltigen Blutprodukten beobachtet (FFP, TK, Vollblut), die Natriumzitrat im Überschuss enthalten. Die dadurch bedingte Hypokalzämie korreliert mit der Transfusionsgeschwindigkeit, weniger mit dem Gesamtvolumen. Unterhalb 0,7 mmol/l Ca^{++} im Serum ist mit neurologischen und kardiovaskulären Symptomen zu rechnen. Bei guter Kompensation des Organismus (Metabolisierung von Zitrat in der Leber, Ca^{++}-Mobilisation aus den Knochen) besteht unterhalb folgender Transfusionsgeschwindigkeiten normalerweise bei einem 70-kg-Patienten keine Indikation für die Substitution mit Ca^{++}:

- Erythrozyten: 100 ml/min,
- FFP: 50 ml/min.

Bei schweren Leberschäden, Azidose, Hypothermie sowie bei Säuglingen kann es jedoch zu EKG-Veränderungen kommen (QT-Verlängerung), die sorgfältig zu erfassen sind.

Hyperkaliämie

Abhängig von der Transfusionsgeschwindigkeit (>90 ml/min) kann es zu Hyperkaliämien bis hin zum Herzstillstand kommen. Erythrozyten enthalten bis zu 100 mmol/l K$^+$, im Plasma sind nur 4–5 mmol/l. Ein Erythrozytenkonzentrat enthält, je nach Dauer der Lagerung, 4,4–7 mmol K$^+$. Da Kalium schnell über die Nieren ausgeschieden und durch die Na$^+$/K$^+$-Pumpe wieder in die Erythrozyten aufgenommen wird, ist auch bei einer Massivtransfusion kaum mit einer Hyperkaliämie (>6 mmol/l) bei den Patienten zu rechnen.

Hämosiderose

Ein EK enthält etwa 250 mg Eisen, das an Hämoglobin gebunden ist. Die tägliche Eisenelimination beträgt etwa 1 mg. Die Gefahr der Eisenkumulation (Hämosiderose, Hämochromatose) mit Ferritinspiegeln bis zu 5000 µg/l und einer Transferrinsättigung über 55–75% besteht bei gehäuften Transfusionen (>100 Erythrozytenkonzentrate über eine längere Zeit transfundiert) bei Krankheiten wie:

- Thalassämia major,
- sideroachrestischer Anämie,
- hämolytischer Anämie,
- aplastischer Anämie,
- hereditärer Sphärozytose.

Typische Symptome sind:
- Braunfärbung der Haut,
- Diabetes mellitus,
- Kardiomyopathie,
- Pigmentleberzirrhose,
- viele weitere Gewebe- und Parenchymschäden.

Die Therapie besteht in der Eiseneliminierung mit Chelatbildnern (Desferrioxamin), die Prognose ist schlecht.

14.3.3 Übertragbare Infektionen

Prinzipiell sind alle Krankheitserreger, die im Blut vorkommen, durch eine Bluttransfusion übertragbar. Der erste Erreger, für den die Übertragung nachgewiesen wurde, ist *Treponema pallidum* (Syphilis). In den 40er- bis 80er-Jahren stand die Übertragung von **Hepatitiden** im Mittelpunkt des Interesses, seit 1983 zusätzlich das HI-Virus. In letzter Zeit werden auch extrem seltene Viren (HTLV I/II, TT-Virus, Parvovirus B 19) und die neue Variante der Jakob-Creutzfeld-Krankheit (nvCJD) beobachtet. Bei den Hepatitisviren wurden weitere Varianten entdeckt (Hepatitis D, E, G etc.).

Die Erreger sind sehr unterschiedlich, haben aber folgende Eigenschaften gemeinsam:
- lange Persistenz im Blut,
- lange Inkubationszeit,
- asymptomatische Infektion,
- Stabilität in EK und GFP.

Bakterielle Infektionen

Allgemeines. Seit der ausschließlichen Verwendung geschlossener Einmalentnahmesysteme hat sich die Zahl exogen kontaminierter EK wesentlich verringert. Dennoch ist die bakterielle Infektion die häufigste Komplikation bei Blutkomponenten!

Eine Kontamination ist grundsätzlich möglich:
- bei der Venenpunktion (Staph. epidermidis, Mikrokokkus- und Sarcina-Spezies),
- durch kontaminiertes Material,
- durch beschädigtes Material (Mikrorisse im Beutelsystem führen zur sekundären Kontamination mit Umgebungsbakterien wie Pseudomonaden, Flavobakterien u.a.).

> **Merke:** Unsachgemäße Lagerung auf Station: Nach Erwärmung eines EK über 10 °C (1 h bei Raumtemperatur gelagert) muss das EK innerhalb von max. 6 h transfundiert oder verworfen werden.

- Beutel dürfen niemals eröffnet werden, um eine Probe o.Ä. zu entnehmen.
- Transfusionsbesteck erst vor der Transfusion anschließen. Über diese Brücken können Keime in das Präparat gelangen.

Außerdem besteht die Möglichkeit der endogenen Kontamination bei asymptomatischer Bakteriämie (oft durch <10 Bakterien/ml).

Typische Keime sind:
- Yersinia enterocolitica,
- Campylobacter jejuni,
- Streptococcus viridans,
- Bacteroides,
- Staphylococcus aureus.

Aus diesem Grund müssen Spender, die klinisch oder laborchemisch verdächtig sind, eine Bakteriämie zu haben (z.B. nach Zahnextraktionen), vorübergehend ausgeschlossen werden.

Erythrozytenkonzentrate. Erythrozytenkonzentrate können mit verschiedenen Bakterienspezies kontaminiert sein. Die Gesamtquote bakteriell kontaminierter Erythrozytenkonzentrate wird in der Literatur mit 0–0,2% angegeben (Schmitz u. Heinz 1996). Die Verteilung relevanter Keime zeigt Tab. 14.**3**.

Die meisten genannten Keime sind „psychrophile Bakterien", also „kälteliebende" Organismen. Erythrozytenkonzentrate können bis zu 49 Tagen gelagert werden, ab dem 21. Tag steigt der Endotoxinspiegel steil an und erreicht zwischen dem 28. und 34. Tag ein Maximum. Mit zunehmender Lagerungsdauer steigt also das Risiko einer bakteriellen Kontamination.

Das Ziel von Screeningverfahren ist der schnelle Nachweis bakterieller Verunreinigungen möglichst noch vor der Transfusion. Dies ist mit Mikroskopie, automatischen Blutkultursystemen (BacTAlert, Bactec) oder Gensonden-Tests möglich. Auch die Bestimmung von pH, pO_2 und pCO_2 sowie Hämolysezeichen wie Verfärbung durch Met-Hb-Bildung können auf eine bakterielle Verunreinigung hinweisen.

- ***Yersinia enterocolitica:*** Yersinia enterocolitica wird im frischen Blut phagozytiert und lysiert; diese Bakterizidie kann unvollständig sein. Yersinien sind psychrophil – sie wachsen bei 4 °C nach einer Phase von 10–20 Tagen exponentiell und produzieren ein potentes Endotoxin. Eine Transfusion mit Yersinien oder mit Yersinienendotoxin >1 ng/kg ist akut lebensbedrohlich. Seit 1982 sind über 30 Fälle einer Yersinia-

Tabelle 14.3 Bakterien in Erythrozytenkonzentraten (nach Schmitz u. Heinz 1996)

Keim	Relative Häufigkeit
Yersinia enterocolitica	51,0
Pseudomonas fluorescens	26,5
Pseudomonas putida	4,1
Treponema pallidum	4,1

enterocolitica-Kontamination von Blutpräparaten veröffentlicht, über 70% endeten tödlich (Sazama 1994). Darunter sind auch zwei Fälle im Rahmen einer Eigenblutspende (Haditsch 1994; Richards 1992).

Neben verschiedenen Maßnahmen seitens der Blutspendedienste zur Reduktion des Risikos einer Septikämie ist der Stellenwert der Leukozytendepletion noch nicht eindeutig geklärt.

Das Risiko einer yersinienbedingten Transfusionsreaktion liegt bei 1:500.000, mit einer tödlichen Reaktion muss bei $1:10^6$ bis 10^7 transfundierten Ek gerechnet werden (Arbeitskreis Blut 1999).

- **■** *Treponema pallidum:* Die Transfusionssyphilis war früher ein schwerwiegendes Problem und die Antikörpersuche war einer der ersten Infektionstests in der Transfusionsmedizin. Zum Screening wird der Treponema- pallidum-Hämagglutinationsassay (TPHA) verwendet. Ein negativer TPHA-Test schließt in der Regel eine vor mehr als drei Monaten erworbene Syphilis aus. Durch die Lagerung bei 2–6 °C für mindestens 72 h ist die transfusionsassoziierte Syphilis selten geworden, da Spirochäten diese niedrigen Temperaturen nicht vertragen. In Thrombozytenkonzentraten muss aber mit Treponema pallidum gerechnet werden, daher wird jeder Spender getestet. Der bei der Blutspende durchgeführte TPHA-Test gilt auch als Surrogatmarker für HIV, HCV und andere STD („sexualy transmitted diseases").

Thrombozytenkonzentrate. Thrombozytenkonzentrate, die bei +20–24 °C gelagert werden, können grampositive oder negative Bakterien enthalten, durch die eine Septikämie ausgelöst werden kann.

Die meisten transfusionsassoziierten Septikämien traten nach 4–5 Tagen Lagerung auf. Ein positiver Bakteriennachweis ist bei 0–5% der Zytapheresepräparate und 0–10% der gepoolten Konzentrate möglich.

In den meisten Fällen werden weniger als 10 Keime/ml gefunden, sodass die klinische Bedeutung für den Empfänger unklar ist. Bei immunsupprimierten Patienten ist das Risiko sicher höher.

Gefrorenes Frischplasma. Die primäre Kontamination von Frischplasmen wird in der Literatur mit 0–0,05% angegeben. Es muss berücksichtigt werden, dass das sofortige Einfrieren auf –30° C die Überlebens- und Wachstumsbedingungen für Bakterien entscheidend verschlechtert.

Tabelle 14.4 Bakterien in kontaminierten Thrombozytenkonzentraten (nach Schmitz u. Heinz 1996)

Keim	Relative Häufigkeit
Staphylococcus epidermidis	25,0
Salmonella cholerae suis	13,5
Serratia marcescens	9,6
Bacillus cereus	5,8
Staphylococcus aureus	3,8

Zwei Fälle einer Septikämie sind beschrieben: einmal bedingt durch Pseudomonas cepacia (verschmutztes Wasserbad beim Auftauen) und einmal durch Serratia marcescens.

Prävention. Zur Prävention septischer Komplikationen ist das strenge Einhalten steriler Bedingungen bei Blutentnahme, Eröffnung und Transfusion unabdingbar. EK müssen lückenlos bei 2–4 °C gelagert werden („Kühlkette"). Vor der Transfusion ist jede Einheit auf Verfärbung, Trübung und Gerinnsel zu überprüfen.

Klinik. Klinisch manifestiert sich ein septisches Geschehen durch

- **■** hohes Fieber,
- **■** Hämoglobinurie,
- **■** Nierenversagen,
- **■** Kreislaufschock,
- **■** abdominelle Krämpfe,
- **■** Erbrechen,
- **■** Diarrhö,
- **■** hohe Mortalität.

Das Risiko einer bakteriellen, transfusionsbedingten Septikämie liegt laut Leitlinien bei 1:10.000 für TK, bei 1:1.000.000 für EK.

Virale Infektionen

Hepatitis B. *Struktur:* Das Hepatitis-B-Virus (HBV) – ein Hepadnavirus – ist eine der häufigsten Ursachen einer tödlichen Transfusionsreaktion. Alle Hepadnaviren sind hepatotrop und speziesspezifisch. Sie verursachen persistierende Infektionen mit ausgeprägter Virämie; die Folge sind akute und chronische Hepatitiden, Leberzellkarzinome und Leberzirrhosen. HBV ist ein rundes Viruspartikel (Ø 42–45 nm) mit einer lipidhaltigen Proteinhülle. Es ist nicht zytopathogen, die Pathogenese erfolgt durch Immunreaktionen, die gegen die infizierte Wirtszelle gerichtet sind. Das Hepatitis-B-surface-Antigen (**HBs-Ag**) ist das Hauptantigen der Virushülle, es enthält die drei verwandten Oberflächenproteine L (large), M (middle) und S (small). Das Nukleokapsid wird vom **HBc-Ag** gebildet. Dieses „Core-Partikel" enthält neben der viralen DNA spezifische DNA-Polymerasen und eine wirtskodierte Proteinkinase. Die lösliche Form des HBc-Proteins wird als HBe-Protein (**HBe-Ag**) bezeichnet. Neben den kompletten Viren befinden sich bei Infektion sphärische und filamentöse HBs-Partikel ohne Nukleokapsid in hohem Überschuss im Blut (Ø 22 nm).

HBV kann durch lipidlösende organische Lösungsmittel oder durch Hitze >60 °C inaktiviert werden.

Übertragung: Bei gesunden Virusträgern mit einer Immuntoleranz finden sich Partikelzahlen von 10^9–10^{10}/ml Blutplasma. HBV-Träger mit <10^6 Viruspartikeln/ml sind nicht infektiös. Die Bestimmung der HBV-Partikel erfolgt über die Genomäquivalente. HBV findet sich außer im Blut auch in Körperausscheidungen (Speichel, Samen, Menstruationsblut, Vaginalsekret, Tränen, Aszites, Muttermilch). Der intravenöse Übertragungsweg ist der effektivste, die Übertragung ist jedoch ebenfalls perkutan oder über Schleimhautkontakt möglich.

Klinik: Bei Erwachsenen mit einem kompetenten Immunsystem führt die Infektion meist zu einem inapparenten Verlauf mit konsekutiver Immunität. Bis zum Auftreten klinischer Symptome vergehen 1,5–6 Monate. Prodromi der Gelbsucht sind oft grippeähnliche Symptome mit Juckreiz, Exanthem und Arthralgien. Fulminante oder tödliche Verläufe mit Leberversagen sind selten (<0,1%). Etwa 5–10% der Patienten mit akuter Hepatitis B entwickeln einen chronischen Verlauf. Bei Infektion von Neugeborenen und immundefizienten Personen kommt es dagegen fast immer zum chronischen Verlauf mit partieller Immuntoleranz und Virämie. Auch bei immunkompetenten Erwachsenen kann es zur persistierenden HBV-Infektion ohne erkennbare Hepatitis kommen. Diese beruht auf einer unzureichenden Zytotoxizität gegen HBV-Antigene. Als Folge der stetigen Leberzellzerstörung kommt es zu Zellteilungen, Fibrose und Zirrhose. In seltenen Fällen entstehen auch Immunkomplexerkrankungen wie Periarteriitis nodosa oder Glomerulonephritis.

Prävalenz und Inzidenz: Die Gesamtzahl der chronischen Hepatitis-B-Träger beträgt in Deutschland ungefähr 500.000 (0,7 Prozent der Bevölke-

Tabelle 14.5 Serologische Befunde einer HBV-Infektion (nach Angaben des Arbeitskreises Blut 1999)

Marker	Akutes Stadium	Chronisches Stadium	Ausgeheiltes Stadium
HBsAg	+	+	-
HbeAg	Früh +/Spät -	+/-	-
HBV-DANN	Früh +/Spät -	+/(-)	-/(+)
Anti-HBs	-	-/(+)	+/(-)
Anti-HBe	Früh -/Spät +	-/+	-/(+)
Anti-HBc (gesamt)	+	+	+/(-)
Anti-HBc (IgM)	++	-/+	-
ALT (GOT)	+++	+/wechselnd -	-

rung). Die HBs-detektierte Inzidenz liegt für die letzten Jahrzehnte bei 1:200 bis 1:2000 Einwohnern.

Diagnostik: Der Nachweis einer aktiven HBV-Infektion erfolgt durch ELISA-Verfahren zum Nachweis des HBs-Ag im Serum oder Plasma. HbsAg ist das Hüllprotein des Virus und ist direkt mit der Infektiosität assoziiert. Die hohe diagnostische Empfindlichkeit kommt dadurch zustande, dass während der Infektion HbsAg-Partikel in 1000fachem Überschuss ins Blut ausgeschieden werden. HbsAg ist schon vor Ausbruch der Krankheit nachweisbar und verschwindet mit dem Ausheilen (Tab. 14.**5**). Mit einigen Wochen Verzug wird dann Anti-HBs gebildet. Dieser Antikörper ist nach klassischem Verständnis Ausdruck einer Immunität nach HBV-Infektion. Vor der Serokonversion kann Infektiosität bestehen. Nach aktiver Impfung kann HbsAg für wenige Tage ohne Vorliegen einer Infektion nachweisbar sein. Als Reaktion auf die Impfung wird dann Anti-HBs gebildet, nicht aber Anti-HBc.

Nach der Inkubationszeit (bei Beginn der subklinischen Erkrankung) können sowohl aktive als auch schon früher abgelaufene Infektionen durch Antikörper gegen das Core-Antigen (**Anti-HBc**) nachgewiesen werden. Hohe Anti-HBc-IgM-Titer sprechen für eine frische Infektion. Bei chronischem Verlauf ist Anti-HBc dann neben HBs-Ag nachweisbar, bei Ausheilung neben Anti-HBs.

Merke: Anti-HBc bleibt meist lebenslang nachweisbar und ist der beste Parameter der Prävalenz von HBV-Infektionen.

Wenn bei chronischer HBV-Infektion **HBe-Ag** im Serum nachweisbar ist, muss von einer hohen Infektionsgefahr für Personen in der Umgebung ausgegangen werden.

Der Nachweis der viralen Nukleinsäure (**HBV-DNA**) erfolgt über Amplifikationstechniken (Polymerasekettenreaktion, PCR). Mit PCR konnte virale DNA schon 14–35 Tage vor einem positiven HbsAg-Nachweis gefunden werden, also 1–4 Wochen nach der Infektion. Die Nukleinsäure kann auch nach ausgeheilter Infektion nachweisbar sein, falls HbsAg und antiHBs schon negativ sind. Die Infektiosität solcher Personen ist bisher aber nicht erwiesen (Abb. 14.**1** und 14.**2**).

Erhöhte Aktivität der Transaminasen GOT und GPT ist bei einer akuten Hepatitis der wichtigste Befund. Der Transaminasenanstieg erlaubt aber keine Aussage über Schwere und Prognose der Hepatitis.

Infektiosität: Ein Blutspender kann trotz Fehlen von HbsAg infektiös sein:

- in der sehr frühen Phase der HBV-Infektion,
- im serologischen Fenster (HbsAg nicht mehr, Anti-HBs noch nicht nachweisbar),
- als sog. „low-level carrier" (zu wenig HBsAg vorhanden, Testsensitivität nicht ausreichend),
- bei serologischen HBV-Varianten (Testverfahren nicht sensitiv).

Das Restrisiko einer unerkannten Übertragung von HBV durch *zelluläre Blutpräparate* liegt in Deutschland bei 1:200.000 (Glück 1999), in Frankreich 1:112.000 und in Australien 1:350.000.

Für tiefgefrorenes Frischplasma (FFP) ist das Risiko aufgrund der Quarantänelagerung und virusabreichernder Verfahren (Solvent-detergent-Behandlung, SD-Plasma) noch geringer einzuschätzen.

Zur weiteren Steigerung der Virussicherheit wird die Einführung eines Anti-HBc-Tests und der HBV-DNA-Testung diskutiert. Einige Blutspendedienste führen die Testung auf HBV-DNA freiwillig durch. Der Sicherheitsgewinn bei Einzelspendern ist nicht evaluiert und möglicherweise gering. Für Plasmapools kann die PCR-Testung aber von Vorteil sein.

Eine sinnvolle Maßnahme wäre die Hepatitis-B-Impfung bei allen Blut- und Plasmaspendern, wie sie in Belgien bereits eingeführt ist.

Hepatitis-C-Virus (HCV). Auch nach der Einführung der HbsAg-Testung wurden weiterhin Hepatitiden nach Transfusion beobachtet. 1989 wurde das Hepatitis-C-Virus (HCV) identifiziert, es gehört wie auch das Gelbfiebervirus in die Gruppe der Flaviviren.

Struktur: HCV ist ein umhülltes Virus mit einer einzelsträngigen RNA. Es gibt mindestens sechs Genomtypen, mehrere Subtypen sowie variable Hüllproteine, sodass das Virus neutralisierenden Antikörpern leicht entgehen kann. Das Viruspartikel selbst ist noch nicht vollständig untersucht, es ist im Serum an Lipoproteine gebunden. Die Diagnose wird durch Nachweis von Anti-HCV gestellt und muss durch Nachweis der HCV-RNA (PCR) oder mit einem HCV-core-Antigen-ELISA gesichert werden. Wegen der verschiedenen Genotypen ist das Erreichen einer hohen Sensitivität und Spezifität nur mit der Kombination mehrerer serologischer Methoden möglich.

Klinik: Klinisch verläuft die Erkrankung zunächst etwas milder und protrahierter als die Hepatitis A oder B. Bei 40–70% der Patienten entwickelt sich ein chronischer Verlauf, der relativ oft (>20%)

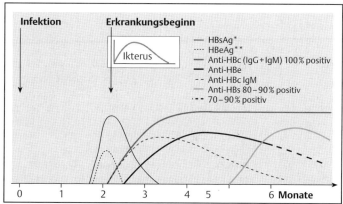

Abb. 14.1 Schema einer Hepatitis-B-Infektion mit Darstellung der Antigene und Antikörper, die im Rahmen einer akuten Hepatitis B im Serum nachgewiesen werden können (Gross-Schölmerich 1996).

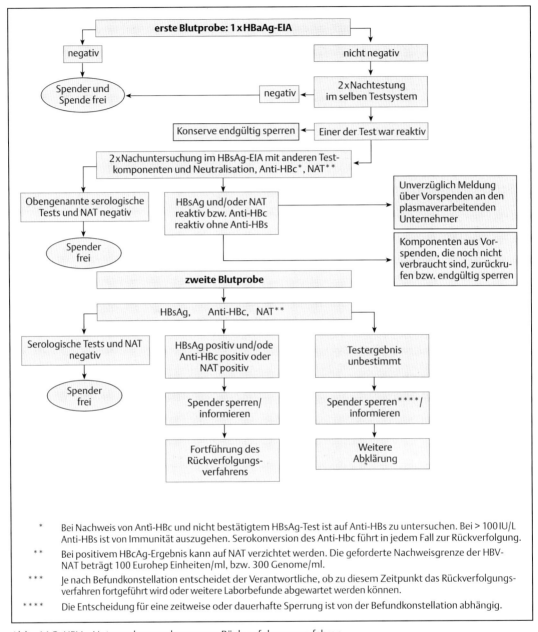

Abb. 14.2 HBV – Untersuchungsschema zum Rückverfolgungsverfahren.

in einer Leberzirrhose oder einem hepatozellulären Karzinom endet. Wenige Tage nach der Infektion sind die Patienten infektiös.

Die Übertragung erfolgt vorwiegend parenteral, hauptsächlich durch Blutprodukte. Eine vertikale Übertragung von der Mutter auf das Kind ist mög-

lich. Etwa 20 % aller Hepatitiden in Deutschland sind durch HCV verursacht, bei den Posttransfusionshepatitiden (PTH) sind es 90 %.

Durch die Einführung des Anti-HCV-Screenings konnte die Inzidenz der PTH deutlich vermindert werden.

Diagnostik: Der Nachweis von ***Anti-HCV*** kann sowohl für eine noch aktive als auch für eine ausgeheilte HCV-Infektion sprechen. Die Differenzierung ist nur mit weiteren Methoden wie dem Nachweis von HCV-RNA durch PCR, RIBA („recombinant immunoblot assay") oder dem Matrixtest möglich.

Infektiosität: Eine HCV-Infektion führt nicht zu dauerhafter Immunität, eine passive Immunprophylaxe mit γ-Globulinen ist in ihrem Wert umstritten. Die PTH kann also nur prophylaktisch bekämpft werden:

- strenge Transfusionsindikation,
- Verwendung autologer Präparate,
- Verwendung gentechnisch hergestellter Faktorenkonzentrate,
- beim Umgang mit Hepatitispatienten immer Tragen von Handschuhen,
- Blutspenden nur von Freiwilligen,
- sorgfältige Spenderauswahl und laborchemisches Screening auf Infektionsmarker.

Das Restrisiko – das Risiko einer unerkannten Übertragung von HCV – durch zelluläre Blutpräparate liegt heute bei 1:200.000 und geringer. Bei den Spendern liegt die Zahl der Serokonversionen seit Jahren bei <3/100.000 Blutspenden.

Hepatitis E (HEV) und Hepatitis G (HGV). Das zwischen 1985 und 1990 identifizierte Hepatitis-E-Virus (HEV) wird enteral (überwiegend durch Trinkwasser) übertragen. Nach der Infektion kann es zu virämischen Phasen von bis zu drei Monaten kommen; so ist eine Übertragung durch Blut prinzipiell möglich. In Deutschland ist die HEV-Infektion nur von marginaler Bedeutung, in Ländern der Dritten Welt tritt sie aber epidemisch auf. Charakteristisch ist die hohe Sterblichkeit von schwangeren Frauen. Die Diagnose erfolgt durch den Nachweis von ***Anti-HEV***.

Das Hepatitis-G-Virus (HGV) erwies sich als weitgehend identisch mit dem ***GBV-C*** (nach einem Chirurgen mit den Initialen G.B. benannt). GBV-C gehört wie HCV zu den Flaviviren und besitzt als Genom eine einzelsträngige RNA.

Der serologische Nachweis einer aktiven GBV-C-Infektion konnte bisher nur durch den Virus-RNA-Nachweis mittels RT/PCR (PCR nach reverser Transkription) geführt werden. Neuerdings ist auch ein Antikörpernachweis möglich (***Anti-E2-GBV-C***).

Bei deutschen Blutspendern liegt die Prävalenz einer GBV-C-Infektion bei etwa 2%. Die Übertragungswege sind noch nicht geklärt und es gibt auch noch keine Hinweise auf die Assoziation von GBV-C mit einer klinisch manifesten Erkrankung. Die Prävalenz von GBV-C ist bei Polytransfundierten und Blutspendern erhöht (9–50%). Die klinische Signifikanz einer Infektion ist noch unklar, GBV-C ist wohl nicht hepatotrop.

Hepatitis A (HAV). Das Hepatitis-A-Virus, der Erreger der epidemischen Hepatitis, wird wie das Hepatitis-E-Virus fäkal-oral übertragen und gehört zu den Picornaviren.

Nur unter besonderen Umständen kann eine Posttransfusionshepatitis (PTH) induziert werden:

- unerkannte Virämie des Spenders (nur wenige Tage),
- Empfänger hat kein Anti-HAV,
- andere verabreichte Blutprodukte enthalten kein Anti-HAV.

In den Tropen und Subtropen ist HAV endemisch und kann durch den Tourismus eingeschleppt werden. Fernreisende werden daher von der Spende ausgeschlossen.

Das Virus hat keine Lipidhülle und ist somit resistent gegen die S/D-Methode („Solvent-detergent-Inaktivierung") bei der Plasmaherstellung. In den 90er-Jahren gab es Infektionen bei Hämophilie-B-Patienten.

Die HAV-induzierte Hepatitis verläuft im Kindesalter meist ohne oder mit wenigen klinische Symptomen (Ikterus). Die Ausprägung der Infektion nimmt aber mit steigendem Alter zu und kann dann in bis zu 2% der Fälle fulminant und letal verlaufen. Chronische Verläufe oder ein „Carrier-Status" sind nicht beschrieben.

Die Diagnostik erfolgt durch Nachweis von IgM-Antikörpern (akute Erkrankung) und IgG-Antikörpern (frühere Infektion). Eine HAV-PCR im Stuhl oder Serum ist nur in Ausnahmefällen angebracht, z.B. bei Ansteckung in Heimen.

Eine Prophylaxe ist durch allgemeine Hygienemaßnahmen sowie durch aktive und passive Impfung möglich.

Humanes Immundefizienzvirus (HIV). Bis ca. 1980 war nicht bekannt, dass Retroviren Erkrankungen beim Menschen erzeugen können. Ab 1981 gab es Hinweise auf eine gemeinsame infektiöse Ursache nach der Häufung von ungewöhnlichen Lungenentzündungen (Pneumocystis carinii) und der bis dahin seltenen Tumorerkrankung Kaposi-Sarkom bei Homosexuellen und Drogenabhängigen. Auffallend war eine Schwächung der zellulären Immunabwehr. 1983 wurde das humane Immundefizienz-virus (HIV) aus der Gruppe der Retroviren entdeckt (Barré-Sinoussi).

Struktur: Retroviren sind einzelsträngige RNA-Ketten, die nach Eintritt in eine Wirtszelle über die „reverse Transkriptase" ihr Genom in doppelkettige DNA umkopieren und als Provirus in den Zellkern der Wirtszelle als integralen Bestandteil einfügen. Auf diese Weise können neue Proteine mithilfe der Wirtszelle kodiert werden.

Übertragung: Medizinisch wichtige Retroviren sind neben den Lentiviren HIV 1 und 2 noch HTLV-I und HTLV-II („human T-cell leukaemia virus"). Alle haben ähnliche Übertragungseigenschaften (kongenital, sexuell sowie über Blut und Blutprodukte) und sind lymphozytotrop, neurotrop sowie zyto-toxisch.

HIV-1 und HIV-2 sind genetisch äußerst variabel und befallen bevorzugt Zellen mit CD4-Rezeptoren (T-Helferzellen, Makrophagen, Monozyten, Mega-karyozyten, Knochenmarkstammzellen). Praktisch alle Zellen des Körpers können befallen werden, auch das ZNS, die Epidermis und das Intestinum.

Diagnostik: Nach der Infektion gibt es für einige Tage keine serologischen Marker im Blut. Die Zeitdauer bis zum Auftreten von Anti-HIV wird als diagnostisches Fenster („window period") bezeichnet und beträgt etwas weniger als vier Wochen (Caspari et al. 2001). Neben Anti-HIV gibt es noch weitere serologische Marker, die Speziallaboratorien vorbehalten sind (Abb. 14.**3**):

- p24-Antigen,
- Anti-p24,
- gp41-Antigen,
- Anti-gp41,
- gp120-Antigen
- Anti-gp120,
- HIV-RNA,
- HIV-DNA (intrazellulär).

Die routinemäßige Diagnostik einer Infektion mit HIV-1 oder HIV-2 beruht auf der Bestimmung von Antikörpern im Serum oder Plasma durch einen Suchtest wie den Enzymimmunoassay (***EIA***). Bei einem reaktiven oder grenzwertigen Ergebnis muss eine Bestätigung durch einen Immunoblot (***Western-Blot***) oder einen Immunfluoreszenztest erfolgen. Ein bestätigt positives Ergebnis ist mit einer zweiten, unabhängig gewonnen Probe zu verifizieren.

Infektiosität und Verlauf: Nach dem Infektionsschutzgesetz (IfSG) vom 1. Januar 2001 muss nach einem HIV-Bestätigungstest eine nichtnamentliche Meldung mit fallbezogener Verschlüsselung erfolgen.

Es zeigte sich, dass homosexuelle Männer nach HIV-Infektion über 36 Monate intermittierend Virämien aufwiesen, obwohl sie Anti-HIV-negativ waren. Bisher ist nicht endgültig geklärt, ob es sich in solchen Fällen um latente persistierende Infektionen oder aber um abortive Verläufe handelt, die nicht infektiös sind.

Einige Wochen bis Monate nach einer HIV-Infektion entwickeln ca. 30% der Betroffenen grippeähnliche Symptome mit Lymphknotenschwellungen. In dieser Phase finden sich größere Mengen an HIV-RNA und p24-Antigen im Blutserum. Wenn nach 2–4 Monaten die Immunantwort mit Bildung von Antikörpern einsetzt, beginnt die **asymptomatische Phase**, die mehr als 10 Jahre dauern kann. Die Antikörpertiter sind zwar sehr hoch, bisher ist aber nicht geklärt, welche speziellen Antikörper die Infektion bekämpfen und welche sie fördern. Möglicherweise ist Anti-gp120 mit einem besseren klinischen Ergebnis („outcome") verbunden (Robert-Guroff u. Goedert 1988).

Mit Absinken der Zahl der CD4-Helferzellen wird die Infektion wieder zunehmend symptomatisch. Haupttodesursachen sind opportunistische

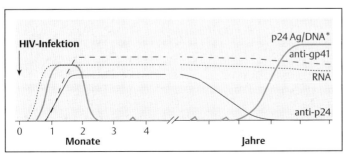

Abb. 14.3 Verlauf serologischer Marker bei HIV-Infektion.

Infektionen durch sonst harmlose Erreger (Pneumocystis carinii, CMV, atypische Mykobakterien) und maligne Erkrankungen (Sarkome, Lymphome).

Epidemiologie: Seit der Erstbeschreibung von AIDS bis Ende Dezember 2000 sind in Deutschland ca. 2000 Personen erkrankt und ca. 18.000 gestorben (RKI 2001). Die geschätzte Zahl an Neuerkrankungen mit dem Vollbild von AIDS liegt für das Jahr 2000 geschätzt bei 500–600. Etwa 600 Menschen werden in diesem Jahr an der HIV-Infektion bzw. an AIDS versterben. Seit Beginn der Epidemie haben sich in Deutschland etwa 50.000–60.000 Menschen mit HIV infiziert, jedes Jahr gibt es rund 2000 Neuinfektionen (Tab. 14.**6**).

Die Gesamtinfektionsrate mit HIV (HIV-Prävalenz) beträgt derzeit in Brasilien 0,57%, in den USA 0,61% und in Deutschland 0,1%. Weltweit ist derzeit mit >30 Millionen infizierten Menschen zu rechnen. Schwerpunkte sind Afrika, Asien und neuerdings das Gebiet der früheren Sowjetunion (GUS-Länder).

Therapie und postexpositionelle Prophylaxe: In der Behandlung der HIV-Krankheit wurden in den letzten Jahren große Fortschritte erzielt, eine echte Heilung ist bisher nicht möglich. Die wirksame Prävention von Neuinfektionen ist der wichtigste Faktor, um die Aids-Epidemie günstig zu beeinflussen.

Aktuelle Empfehlungen zur postexpositionellen Prophylaxe (PEP) von HIV basieren auf antiretroviralen Therapiestudien (Deutsch-Österreichische Empfehlungen 1998). Die Empfehlungen sind zwar begründet, klinisch aber nicht geprüft. Jede durchgeführte PEP ist eine individuelle Therapiestudie. Neben mechanischen und antiseptischen Maßnahmen gibt es bei entsprechender Indikation eine größere Zahl von Wirkstoffkombinationen, die über vier Wochen appliziert werden müssen, z.B.

- Zidovudin (Retrovir) 2-mal 250 mg,
- Lamivudin (Epivir) 2-mal 150 mg,
- Nelfinavir (Viracept) 3-mal 750 mg.

Eine sorgfältige Dokumentation ist selbstverständlich erforderlich.

Humanes T-Zell-Leukämievirus Typ I und II. 1981 wurde von Gallo das humane T-Zell-Leukämievirus Typ I (HTLV- I) als erstes Retrovirus in menschlichen Zellen isoliert. Die HTLV-I-Infektion kann mit schweren Erkrankungen wie T-Zell-Leukämie, Myelopathie, spastischer Parese, Lymphadenitis und Uveitis assoziiert sein. Es entwickelt sich eine Immundefizienz. HTLV-II ist bisher nur mit der Haarzellleuk-

Tabelle 14.6 Infektionswege für Aids

Infektionsweg	[%]
Homosexuelle Kontakte bei Männern	50
Herkunft aus Hochprävalenzgebiet[1]	20
Heterosexuelle Kontakte	17
i.v. Drogengebrauch	12
Mutter-Kind-Transmission	<1
Hämophile	0
Bluttransfusionen und -produkte[2]	0
keine Angabe (k.A.)[3]	11

ämie assoziiert, weitere pulmonale und neurologische Erkrankungen sind möglich. Beide Viren sind lympho- und neurotrop und onkogen. Bevorzugt wirken sie an T-Lymphozyten (CD4+).

HTLV-I ist im pazifischen Raum, in Südamerika und Japan mit einer Prävalenz bis 15% endemisch. In Deutschland beträgt die Seroprävalenz 0,001% (Fleischer u. Kücherer 1999). Ein generelles Testen aller Blutspender scheint nicht erforderlich zu sein (Arbeitskreis Blut 1999) Bei Spendern mit Sexualpartnern aus Endemiegebieten sollte eine Testung aber erwogen werden. Die Bedeutung von HTLV für die deutsche Transfusionsmedizin ist noch nicht endgültig klar. Die Übertragung kann durch frische zelluläre Blutprodukte erfolgen. Durch leukozytendepletierte EK kann das Risiko einer Infektion weiter gesenkt werden.

Humanes Zytomegalievirus (HCMV). Das humane Zytomegalievirus (HCMV) – in der neueren Literatur auch als humanes Herpesvirus Typ 5 (HHV-5) bezeichnet – gehört zur Familie der Herpesviren. Der Name leitet sich von der Vergrößerung einer infizierten Zelle (Zytomegalie) und der Bildung charakteristischer Einschlusskörperchen ab.

Struktur: Das reife Viruspartikel (Ø 150 bis 200 nm) besteht aus einem DNA-Kapsid, das von einer Proteinschicht und einer Lipiddoppelmembran eingehüllt ist.

Verlauf: Man unterscheidet bei Herpesviren einen lytischen Infektionszyklus von der Latenzphase, die zur lebenslangen Latenz des Organismus führt.

Es werden verschiedene spezifische Antikörper gebildet, deren Prävalenz weltweit stark variiert. Sie ist abhängig vom Lebensalter und vom sozioökonomischen Standard eines Landes. Bis zum 6. Lebensjahr beträgt sie in den Industriestaaten bis zu 30% und nimmt im Laufe des Lebens bis 70–80% zu. In der Dritten Welt kann sie bis 100% betragen.

Klinik: Trotz der hohen Durchseuchung der Bevölkerung ist eine CMV-Erkrankung selten. Die primäre Infektion mit HCMV verläuft bei gesunden, immunkompetenten Individuen meist asymptomatisch oder manifestiert sich sehr selten in Form eines mononukleoseähnlichen Bildes:

- Fieber,
- Lymphozytose,
- Tonsillitis/Pharyngitis,
- Lymphadenopathie,
- Splenomegalie,
- Transaminasen ↑.

Gefürchtet sind schwere Verläufe, die bei Patienten mit gestörter zellulärer Immunität auftreten:

- HCMV-Pneumonie (interstitiell, bilateral),
- disseminierte Infektionen (Hepatitis, Cholezystitis, Kolitis, Enzephalitis),
- kongenitale HCMV-Erkrankung (geistige Retardierung, Schwerhörigkeit, Chorioretinitis, Hepatosplenomegalie, spastische Paresen, Mortalität >30%).

Übertragung: Die Übertragungswege sind vielfältig:

- Schleimhautkontakt (Vaginalsekret, Speichel, Nasensekret, Urin, Sperma, Tränenflüssigkeit, Blut),
- parenteral über *zellhaltige Blutkomponenten,*
- Stammzelltransplantation,
- Organtransplantation,
- intrauterin (kongenital),
- transplazentar.

HCMV ist einer der am häufigsten durch Bluttransfusionen übertragene Erreger, es ist überwiegend zellgebunden (leukozytenassoziiert). Freie Viruspartikel sind in älteren EK gefunden worden. Eine Übertragung durch Plasmaderivate ist nicht zu erwarten.

Prävention: Die Antikörperprävalenz bei Blutspendern in Deutschland und Europa liegt bei ca. 37–65%. Wegen dieser hohen Durchseuchung und der fehlenden Konsequenzen für Immunkompetente ist eine generelle Testung der Spender auf HCMV nicht angezeigt. Ein spezifischer Ausschluss von der Spende erfolgt nicht. Zur Vermeidung einer HCMV-Übertragung werden für folgende gefährdete Patientengruppen HCMV-negative Spender ausgewählt:

- HCMV-seronegative Schwangere,
- Frühgeborene HCMV-seronegativer Mütter (<1200 g Geburtsgewicht),
- HCMV-seronegative Empfänger von allogenen Stammzellen,
- HCMV-seronegative Transplantatempfänger,
- AIDS-Patienten,
- Patienten mit Defektimmunopathien,
- HCMV-seronegative M.-Hodgkin-Patienten.

Alternativ können *präventive* Maßnahmen ergriffen werden: Hierzu eignen sich neben dem Blut seronegativer Spender auch *leukozytendepletierte Blutprodukte*. Es können auch antivirale Substanzen (Ganciclovir, Cidofovir, Foscarnet-Natrium) und spezifische oder unspezifische Immunglobuline (de Jong 1998) eingesetzt werden. Obwohl eine antivirale Chemotherapie möglich ist, sollte eine Übertragung von HCMV durch Blutkomponenten bei o.a. Empfängergruppen möglichst vermieden werden. Transfusionsmedizinisch unbedeutend sind weitere humane Herpesviren (Herpes simplex, Herpes varicella zoster, HHV-6, HHV-8)

Die Leukozytendepletion ist eine effektive Alternative zur Verwendung von HCMV-seronegativen Blut.

Für HCMV-positive Empfänger von autologen oder allogenen Transplantationen sowie für normale Neugeborene besteht kein erhöhtes Risiko, an einer transfusionsassoziierten HCMV-Infektion zu erkranken.

Humanes Parvovirus B 19 (HPV). Das humanpathogene HPV B 19 ist assoziiert mit Ringelröteln (Erythema infectiosum) im Kindesalter und mit rheumatoider Arthritis bei Erwachsenen. Da das Virus zytotoxisch für Erythroblasten ist, kann es bei chronischer hämolytischer Anämie, bei Sichelzellanämie, bei hereditärer Sphärozytose und anderen Hämoglobinopathien/Erythroblastosen zu aplastischen Krisen kommen. In seltenen Fällen, besonders bei Immunsuppression, kann sich eine Enzephalopathie entwickeln.

Während der *Schwangerschaft* sind bei intrauteriner Infektion ein Hydrops fetalis oder ein Abort möglich (Brown u. Green 1994).

Das Virus ist weltweit endemisch, in Europa sind bei 40–60% der Blutspender spezifische Antikörper nachweisbar. Übertragungswege sind

- Tröpfcheninfektion,
- vertikal von der Mutter auf das Kind,
- Bluttransfusion,
- durch inaktivierte Gerinnungsfaktorenpräparate (Faktor VIII, Faktor IX).

Tabelle 14.7 Epidemiologie des TT-Virus gemäß des Arbeitskreis Blut (2000)

Nachweis des TT-Virus bei	Häufigkeit (Prävalenz) [%]
Gesunde Blutspender in Japan	12
Gesunde Blutspender in Brasilien	62
Gesunde Blutspender in Deutschland	7-25
Patienten mit kryptogener Leberzirrhose	12-15
Patienten mit chronischer Hepatitis unklarer Ätiologie	25–46
Patienten mit chronischer Hepatitis C	12,5–21
Patienten mit fulminantem Leberversagen	19–47
Patienten mit Hämophilie	68
Patienten mit Hämodialyse	46

Das Virus ist bemerkenswert resistent gegen Hitze und Lösungsmittel. Da die Virämie vor der klinischen Erkrankung vorkommt, ist ein anamnestischer Spenderausschluss nicht möglich. Der serologische Nachweis ist mit PCR, mit einem Agglutinationstest durch IgG-Antikörper-Nachweis möglich, bisher aber nicht flächendeckend vorgeschrieben.

TT-Virus (TTV). Der Name dieses 1997 erstbeschriebenen Einzelstrang-DNA-Virus (f 30–50 nm) ist von den Initialen des ersten japanischen Spenders, in dessen Blut es gefunden wurde abgeleitet. In der Literatur wird der Name auch mit „transfusiontransmitted" erklärt. Es handelte sich um eine posttransfusionelle Non-A-G-Hepatitis unklarer Ätiologie, eine sog. „kryptogene Hepatitis" (keine alkohol- oder sonstige toxische Ursache).

Das TT-Virus ist weltweit verbreitet und kann sowohl parenteral als auch enteral (fäkal-oral) übertragen werden.

Als Nachweis ist bisher nur die DNA-Bestimmung mittels PCR möglich. Bisher gibt es noch wenig zuverlässige Daten zur Ermittlung der Prävalenz in verschiedenen Regionen und Patientengruppen (Tab. 14.**7**).

Ein Screening von Spendern mit der PCR auf TT-Virus ist möglich. Die Signifikanz eines positiven Befundes ist bisher noch nicht endgültig geklärt, da eine eindeutige Assoziation mit klinischen Krankheitsbildern nicht vorhanden ist. Die Pathogenese einer Hepatitis oder einer Hepatopathie durch das TT-Virus ist ebenfalls noch nicht klar.

Gegenwärtig scheint eine spezifische Prophylaxe oder Therapie nicht erforderlich.

Creutzfeld-Jakob-Erkrankung (CJK)/Human transmissible spongiforme Enzephalopathie (TSE). Durch Prionen übertragbare spongiforme Enzephalopathien (TSE) sind degenerative Hirnerkrankungen, die zu einer Vakuolenbildung und einer Akkumulation von atypischen Proteinen führen. Der Begriff „Prion" wurde von Prusiner geprägt und weist auf die reine Proteinstruktur hin („**in**fectios agent with **pro**teinlike properties"). Prionen wurden bei zahlreichen Säugetieren und auch beim Menschen gefunden und sind mit spezifischen Krankheitsbildern assoziiert.

Bei allen Krankheitsbildern liegt neben spezifischen histopathologischen Veränderungen, die durch Neuronenuntergang und Plaquebildung bedingt sind, eine grundsätzliche Übertragbarkeit vor („transmissible disease").

Beispiele sind die **Scrapie** bei Schafen (seit 200 Jahren bekannt), die bovine spongiforme Enzephalopathie (**BSE**) bei Rindern und verschiedene Formen beim Menschen (Tab. 14.**8**).

Die lichtmikroskopisch sichtbaren Plaques oder elektronenmikroskopisch sichtbaren Fibrillen in den Gehirnschnitten erkrankter Individuen bestehen aus pathologischem Prionprotein (PrP^{Sc}, PrP^{res}), das durch Konformationsänderung aus dem physiologischen Prionprotein (PrP^C) entstanden ist. PrP^C ist elementarer Bestandteil von Zellmembranen des Nervengewebes und von parenchymatösen Organen. Das besondere Kennzeichen der pathologisch veränderten Isoformen des PrP^C ist eine Resistenz gegenüber Proteasen. Bisher ist noch ungeklärt, wie es zu der Transformation von PrP^C zu PrP^{SC} oder PrP^{res} kommt.

Diagnose: Eine gesicherte Diagnose ist bisher nur *histopathologisch* möglich, Surrogatmarker im Liquor werden entwickelt.

Übertragung: Die transmissiblen Enzephalopathien (TSE) können mit infiziertem Gewebe oral oder parenteral innerhalb einer Spezies oder auch über Speziesgrenzen hinweg übertragen werden. Im Tierexperiment ist durch intrazerebrale Injektion die höchste Infektionsrate zu erzielen. Das übertragbare Agens ist extrem widerstandsfähig gegen gebräuchliche Desinfektionsmittel und Sterilisationsverfahren. Nach heutiger Kenntnis löst der Erreger keine Immunreaktion des Organismus aus.

Tabelle 14.8 Prionenkrankheiten beim Menschen (TSE; nach Mastrianni u. Raymond 2000)

Name	Altersgruppe bei Beginn und Dauer der Krankheit	Besonderheiten
Kuru	29–60 J. 3 Mon–1 Jahr	Vorkommen bei Kannibalen in Neu-Guinea "Kuru-Plaques" bsd. im Zerebellum neurologische Ausfälle
GSS (Gerstmann-Sträussler-Scheinker)	20–60 J. 2–6 Jahre	Ataxie, Dysarthrie Demenz Aspirationspneumonie, PrP-Plaques, Gliose, Vakuolen, DD: M. Alzheimer
FFI (Fatale familiäre Insomnie)	25–61 J. 1 Jahr	Befall von Thalamus und Temporallappen Schlaflosigkeit Störungen des autonomen Nervensystems
CJD (Creutzfeld-Jakob-Krankheit)	je nach Subtyp	Häufigste Prionenkrankheit des Menschen: multiple neurologische Ausfälle wie Vergesslich- keit, Ataxie, Demenz, Myoklonien, Krämpfe, Schwindel, Halluzinationen, Unruhe und Schlaf- störungen, EEG-Veränderungen
fCJD (familiäre CJD)	20–80 J. 1–5 Jahre	Demenz, Ataxie, Myoklonus autosomal-dominanter Erbgang, sehr variabler Beginn (bis 90 Jahre vollständig Penetranz)
sCJD (sporadische CJD)	17–80 J (selten <40 J) <1 Jahr	Demenz, Ataxie, Myoklonus starke Varianz der Symptomatik fulminanter Verlauf DD: Chorea Huntington, multiple Sklerose, amyotrophische Lateralsklerose
ICJD1 (iatrogene CJD)	alle Altersstufen	Übertragung durch Blut oder pharmazeutische Produkte
vCJD/nvCJD2 (new variant CJD)	16–48 J. 9–38 Monate	psychiatrische Manifestation deutliche klinische und histopathologische Unterschiede zu sCJD wahrscheinlich identisch mit dem BSE-Erreger

Das Vorkommen von CJD liegt weltweit bei 1 : 10^6, davon entfallen 90% auf sCJD und 10% auf sonstige (fCJD, GSS und FFI).

Die Frage, ob CJD durch Blutkomponenten oder Plasmaderivate übertragbar ist, ist nicht sicher zu beantworten. Aufgrund geringer Fallzahlen, der Notwendigkeit einer Autopsie sowie unzureichender Kenntnisse über den Ablauf einer Infektion ist dies außerordentlich schwierig. Die Ergebnisse sind nicht schlüssig. Die meisten Untersuchungen wurden mit dem Erreger der sCJD durchgeführt, wobei die Übertragung von CJD bisher nur mittels intrazerebraler Inokulation gelang.

Zur Häufigkeit von CJD in Blutspende-Kollektiven gibt es bisher nur Einzelberichte, keine gezielten Erhebungen. Da ein Risiko für sCJD nicht definiert worden kann, ist hinsichtlich der Häufigkeit von derjenigen der Gesamtbevölkerung auszugehen. (1 : 10^6).

Merke: Aus heutiger Sicht besteht zwischen dem Auftreten von CJD und der Applikation von Blut kein gesicherter Zusammenhang. Auch wenn das Blut den Erreger enthalten sollte, dürfte die Konzentration zur Übertragung der Krankheit nicht ausreichen.

Im Tiermodell (Schaf) gelang dagegen eine Übertragung von BSE durch Bluttransfusion (McConnell 2000). Nach Transfusion von 400 ml Vollblut infizierter Tiere entwickelten sich nach 629 Tagen bei einem von 21 Schafen Symptome von BSE. Bisher liegen noch keine Daten zur quantitativen PrP^{res}-

Infektiosität vor. Da lymphatische Gewebe von vCJD-Patienten besonders viel atypisches PrP^{res} enthält, ist es möglich, dass Lympho- und Monozyten als „carrier" für das infektiöse Agens fungieren. Diese Hypothese hat dazu geführt, in Deutschland die Leukozytendepletion zur **Verminderung eines potenziellen Übertragungsrisikos** einzuführen. Als zusätzliche Schutzmaßnahme wurde die „GB-Frage" im November 2000 Pflicht. Alle Spender, die zwischen 1980 und 1996 >6 Monate in GB und Nordirland waren, dürfen kein Blut spenden.

Protozoen, Helminthen

Malaria. Malaria wird durch einzellige Parasiten der Gattung Plasmodium hervorgerufen. Vier verschiedene Arten sind humanpathogen:
- Plasmodium falciparum (Malaria tropica).
- Plasmodium vivax (Malaria tertiana).
- Plasmodium ovale (Malaria tertiana).
- Plasmodium malariae (Malaria quartana).

Jährlich erkranken weltweit 300–500 Mio. Menschen, davon versterben 1,5–2,7 Mio. (vorwiegend Kinder). Besonders betroffen sind Afrika, Südamerika und Südostasien.

Das in regelmäßigen oder unregelmäßigen Abständen wiederkehrende Fieber gilt als Charakteristikum einer Malariainfektion. Bei den Rezidiven unterscheidet man
- **Recrudescence** (überlebende Blutstadien bewirken erneute Manifestation),
- **Relapse** (erneute Manifestation von persistierenden Leberstadien, den Hypnozoiten),
- **Long-term-relapse** (Rückkehr nach >24 Wochen).

Alle Malariaformen sind für nichtimmune Personen schwerwiegende Erkrankungen, allein die **M. tropica** ist unmittelbar lebensbedrohlich. Komplette Immunität wird in stabilen Endemiegebieten nie erreicht, bei Erwachsenen kommt es aber bei Neuinfektion zu nur milden Fieberschüben. Die kumulative Prävalenz aller parasitären Formen im Blut (Sporozoiten, Merozoiten, Trophozoiten, Schizonten, Gametozyten) beträgt bis zu 100%.

Merke: Bei Blutspendern aus Endemiegebieten ist mit transfusionsbedingter Malaria zu rechnen, auch wenn sie scheinbar gesund sind.

Der direkte Nachweis geschieht im „dicken Tropfen" nach Giemsa-Färbung. Serologisch kann Malaria mit einem ELISA-Test (enzymmarkierte Zweitantikörper) oder einem indirekten Immunfluoreszenztest (**IIFT**) nachgewiesen werden. Der IIFT wird als wichtigster Test betrachtet.

Merke: Eine sechsmonatige Blutspendersperre von Immigranten aus Malaria-Endemiegebieten ohne Erkrankung und eine Fünfjahressperre mit Erkrankung erscheint ausreichend, wenn der IIFT negativ ist. Bei Rückkehrern aus Malaria-Endemiegebieten wird eine zwölfmonatige Sperre empfohlen.

Sonstige. Weitere durch Blut übertragbare Einzeller sind:
- Toxoplasma gondii,
- Trypanosoma cruzi (Chagas-Krankheit),
- Trypanosoma rhodiense/gambiense (Schlafkrankheit),
- Leishmania donovani (Kala-Azar),
- Mikrofilarien (Persistenz über Jahre, Kälteresistenz),
- Babesia (malariaähnliche Babesiose).

In Deutschland und Europa sind diese Parasiten derzeit selten. Bei der zunehmenden Globalisierung und Migration kann sich dies allerdings in Zukunft ändern.

Strategien zur Verminderung des Infektionsrisikos

Zur Vermeidung einer Infektionsübertragung durch Bluttransfusionen gibt es eine Reihe von Spenderuntersuchungsverfahren, Labortests sowie spezifische Maßnahmen zur Elimination und Inaktivierung pathogener Erreger.

Donorselektion. Da Labortestung und Virusinaktivierung aus verschiedenen Gründen keine vollständige Infektionssicherheit geben können, ist die Auswahl geeigneter Blutspender (Donorselektion) einer der wichtigsten Maßnahmenfaktoren. Jeder Blutspender muss sich nach ärztlicher Beurteilung in einem gesundheitlichen Zustand befinden, der eine Blutspende ohne Bedenken zulässt. Die Wahrscheinlichkeit für eine unerkannte Infektion muss äußerst gering sein.

So können im Vorfeld Personen ausgeschlossen werden, die sich nach einer Infektion in der Inkubationsphase im „diagnostischen Fenster" befinden. Die Spenderselektion darf aber nicht so streng sein, dass Spender ausgeschlossen werden, deren Blut ohne eine wesentliche Gefährdung tranfundiert werden könnte. Die Kriterien werden ständig überarbeitet und unterliegen einer wissenschaftlichen Diskussion (Caspari u. Gerlich 2000).

Eine absolute Sicherheit ist nicht möglich – EK und Plasmapräparationen sind aber heute so sicher wie nie zuvor (vgl. Abschn. 14.3).

Um den Ablauf einer Spende möglichst effektiv zu gestalten, erhalten potenzielle Spender ein Informationsblatt und eine Spendeerklärung, die sie ausfüllen und unterschreiben müssen. Die Aufklärung muss folgende Inhalte umfassen (Richtlinien BÄK 2000):

- Allgemeinverständliche Information zur Bedeutung der Blutspende und der erforderlichen Untersuchungen,
- Informationen über das Risiko der Übertragung von HIV, Hepatitis und sonstiger Infektionen sowie Hinweise auf Krankheiten und Besonderheiten, die zum Ausschluss von der Spende führen (Operationen, Akupunktur, Tätowierungen, fieberhafte Erkrankungen etc.),
- Informationen über risikobehaftetes Verhalten (Promiskuität, Prostitution, Drogenabhängigkeit) und die Risikoerhöhung durch vorübergehenden oder ständigen Aufenthalt in einem Endemiegebiet,
- Informationen darüber, dass der Spender jederzeit von der Spende Abstand nehmen kann,
- Aufklärung über spezifische Gesundheitsrisiken des Spenders bei den verschiedenen Spendeverfahren,
- Aufklärung über die Haftbarkeit des Spenders bei vorsätzlichem Verschweigen von Risiken oder vorsätzlich falschen Angaben im Fall von gesundheitlichen Schäden beim Empfänger,
- Information über die Vertraulichkeit der Gespräche und aller erhobenen Daten.

Maßnahmen im Rahmen der Spende. Durch die *Spendeerklärung* wird bestätigt, dass die Aufklärung stattfand und verstanden wurde, die gemachten Angaben der Wahrheit entsprechen und ein Einverständnis mit den erforderlichen Prozeduren und Kontrolluntersuchungen besteht.

Die definitive Spendetauglichkeit wird nach einer *ärztlichen Untersuchung* durch einen approbierten Arzt festgestellt. Neben dem Allgemein-

und Ernährungszustand ist besonders auf den Blutkreislauf, die Körpertemperatur und die Haut zu achten (Tätowierungen, Einstichstellen).

Nach den Richtlinien der Bundesärztekammer und den Empfehlungen des Europarates müssen Ausschlusskriterien erfasst und beachtet werden. Diese umfassen u.a. (nach Richtlinien BÄK 2000):

- manifeste Infektionen mit Viren, Protozoen oder Bakterien,
- Zugehörigkeit zu einer Risikogruppe für HBV, HCV, HIV, CJD etc.,
- neoplastische Erkrankungen,
- Arzneimitteldauertherapie,
- Alkoholkrankheit,
- Z.n. Dura-mater- oder Korneatransplantationen,
- Z.n. Impfungen, Transfusionen, Operationen, Zahnextraktionen,
- Aufenthalt in Endemiegebieten (Malaria, HIV, Gelbfieber, HBV, HCV, HTLV etc.).

Vertraulicher Selbstausschluss. Dieser Selbstausschluss gibt Spendern mit einem Risiko für parenterale Infektionen die Möglichkeit, ihr Blut von der Transfusion auszuschließen, wenn sie dies bei der Spenderanamnese oder unter dem Druck der Gruppe nicht offenbaren wollen. Diese Maßnahme soll die Übertragung frischer Infektionen eindämmen, die infektionsserologisch noch negativ sind. Sinnvoll ist diese Option bei Personen, die sich ihres HIV-Risikos bewusst sind und trotzdem unter Gruppendruck oder mit dem Wunsch einer HIV-Testung Blut spenden.

> **Merke:** Der vertrauliche Selbstausschluss kann nur dann wirksam sein, wenn das Risikoverhalten kategorisierbar ist, der Spender die Kategorie auf sich bezieht und er in die Vertraulichkeit auch Vertrauen hat (Caspari u. Gerlich 2000).

In den USA befinden sich bei Spendern, die von dem vertraulichen Selbstausschluss Gebrauch gemacht haben, 10- bis 100-mal häufiger HIV-Infizierte (Chiavetta). Auf diese Weise werden bis zu 9% der Spenden ausgeschlossen, was einen hohen Verlust an EK zur Folge hat. Auch in Deutschland führt der Selbstausschluss neben der GPT-Testung am häufigsten zur Aussonderung, obwohl nur 0,4–1% der Spender von dieser Möglichkeit Gebrauch machen. Der Nutzen zur Verminderung des Restrisikos ist jedoch begrenzt. So konnte bei >130.000 Blutspendern in Nordrhein-Westfalen gezeigt werden, dass kein Spender, bei dem der Selbstausschluss erfolgte, seropositiv für Anti-HCV oder Anti-HIV oder HbsAg wurde (Caspari u. Gerlich 2000). Andererseits konnte gezeigt werden, dass sich die Mehrzahl der Spender *mit* Serokonversion *nicht* ausgeschlossen hat (Diekamp u. Wehrend 1995). Mit der Einführung von hoch sensitiven und hoch spezifischen serologischen Testverfahren tritt der unspezifische Spenderselbstausschluss in der Bedeutung für die Risikoreduktion in den Hintergrund.

Gerichtete Blutspende. Eine gerichtete Blutspende bedeutet, dass ein potenzieller Empfänger einer Transfusion den Spender selbst bestimmt. Meistens handelt es sich um Eltern, Ehepartner, Verwandte oder Freunde.

Der Spender kann hierbei unter moralischem Druck stehen und anamnestisch unvollständige Angaben machen. Da die Angabe von Infektionsrisiken nicht sicher erfüllt ist und laboranalytische Untersuchungen serologischer Marker oft in der Kürze der Zeit nicht vollständig durchzuführen sind, kann eine gerichtete Spende die Transfusionssicherheit nicht erhöhen und sollte in der Regel abgelehnt werden. Nicht zu unterschätzen ist auch die Gefahr einer Graft-vs.-Host-Reaktion. Gerichtete Spenden naher Verwandter müssen immer mit 30 Gy bestrahlt werden.

Laboruntersuchungen. Es ist nicht möglich, für alle infektiösen Agenzien, die mit Blut übertragen werden können, Labortests durchzuführen. Nach den neuen Richtlinien der BÄK sind nur folgende Untersuchungen obligat:
- Blutgruppenbestimmung (AB0, Rhesus, Kell),
- Anti-HIV-1/2-Antikörper,
- Anti-HCV-Antikörper,
- HBs-Antigen,
- NAT (HCV-Genom),
- TPHA (Treponema-pallidum-Hämagglutination),
- AST (Antikörpersuchtest).

Weitere mögliche Tests sind: Anti-HCMV-IgG, Anti-HBc, p24-Antigen (HIV), HIV-RNA, HBV-DNA.

Rückverfolgungsverfahren. Wird ein früher seronegativer Blutspender positiv für HbsAg, Anti-HIV oder für sonstige Marker, muss ein **Spenderrückverfolgungsverfahren** („look-back") eingeleitet werden. Frühere Spenden können schon positiv gewesen sein. Die Rückverfolgung und die Meldung der epidemiologischen Daten sind gemäß § 21 TFG gesetzlich vorgeschrieben und durch den Arbeitskreis Blut seit 1994 genauestens geregelt.

Wird bei einem Empfänger von Blut- oder Plasmapräparaten eine Infektion festgestellt, müssen alle Spender einbestellt und nachuntersucht werden, die **Empfängerrückverfolgung** ist erforderlich.

Inaktivierungsverfahren, Leukozytendepletion, Quarantänelagerung. Während Plasma und Plasmaderivate mit verschiedenen Inaktivierungsverfahren behandelt werden können, ist dies für zelluläre Blutprodukte bisher nicht möglich.

Durch die Einführung der Leukozytendepletion ist eine weitere Reduktion der Übertragung leukozytenständiger Bakterien und Viren wie HCMV, HTLV-1/-2, Herpesviren und möglicherweise auch von Prionen (CJD) vorhanden.

Zur Verminderung des Übertragungsrisikos von HIV wurde in Deutschland die Quarantänelagerung für gefrorenes Frischplasma und für tiefkühlkonservierte zelluläre Blutzubereitungen angeordnet.

Eine Alternative zur Quarantänelagerung stellt die **Virusinaktivierung** von Frischplasma dar. Als Nachteil dieser Methoden ist eine verminderte Aktivität von Gerinnungsfaktoren anzusehen. Am weitesten verbreitet ist das SD-Verfahren („solvent-detergent") in einem Plasmapool.

Die Sicherheit von Blut und Blutplasma hinsichtlich einer potenziellen Infektion hat in den letzten 20 Jahren ein sehr hohes Niveau erreicht. Das Restrisiko einer HBV oder HCV-Infektion ist in dieser Zeit von 1:100 auf weniger als 1:100.000 gesunken. HIV stellt praktisch keine ernsthafte Gefahr mehr dar. Eine absolute Sicherheit kann es aber dennoch nicht geben.

Literatur

Anderson JR, Allen CMC. Creutzfeld-Jakob disease following human pituitary-derived growth hormone administration. Neuropathol Appl Neurobiol 1990; 16: 543.

Arbeitskreis Blut. Humanes Cytomegalievirus (HCMV). 09.05.2000.

Arbeitskreis Blut. Yersinia enterocolitica – Bewertung blutassoziierter Krankheitserreger. 3. Mai 1999.

Arbeitskreis Blut. TT-Virus. Infus Ther Transfus Med 2000; 27: 114–116.

Arbeitskreis Blut. Bewertung blutassoziierter Krankheitserreger vom 16.11.1999: Hepatitis B Virus (HBV).

Arbeitskreis Blut. Creutzfeld-Jakob-Erkrankung (CJK) bzw. humane übertragbare (transmissible) spongiforme Enzephalopathie (TSE). Stellungnahme. 2.12.1998.

Arbeitskreis Blut. Human T-Cell Lymphotropic Viruses Type 1 and 2 (HTLV-I/-II). Infusther Transfusionsmed 1999; 26: 321–326.

Barré-Sinoussi F, Chermann JC. Isolation of a T-lymphotrophic retrovirus from a patient at risk of acquired immune deficiency syndrome (AIDS). Science 1983; 220: 868–871.

Brown KE, Green SW. Congenital anaemia after transplacental B 19 parvovirus infection. Lancet 1994; 343: 895–896.

Caspari G, Gerlich WH. Virus Safety of Blood and Plasma Products in Germany – State of Knowledge and Open Problems. Infus Ther Transfus Med 2000; 27: 286–295.

Caspari G, Alpen U, Greinacher A. DGTI-Kongress 2001.

De Jong MD, Galasso GJ. Summary of the II International Symposion on Cytomegalovirus. Antiviral Res 1998; 39: 141.

Deutsch-Österreichische Empfehlungen. Postexpositionelle Prophylaxe nach HIV-Exposition. Stand Mai 1998. Gemeinsame Erklärung der Deutschen und Österreichischen AIDS-Gesellschaft und des Robert Koch Instituts (RKI).

Diekamp U, Wehrend H. Spenderausschlüsse, Rückstellungen und nicht transfusionsgeeignete Konserven von 2,13 Mio Spendewilligen der Jahre 1991–1994. Vortrag auf dem 28. Kongress der Gesellschaft für Transfusionsmedizin und Immunhämatologie, Wien. 17.–20.09.1995.

Empfehlungen der Ad-hoc-Kommission des Arbeitskreises Blut zum Rückverfolgungsverfahren (look-back) für Einzelspender und Kleinpool-Blutpräparate. Bundesgesundheitsblatt 1994; 12: 513–514.

Empfehlungen des Rats vom 29. Juni 1998 über die Eignung von Blut- und Plasmaspendern und das Screening von Blutspendern in der Europäischen Gemeinschaft (98/463/EG). Amtsblatt der Europ. Gemeinschaften L 203/14, 21.07.1998.

Epidemiologisches Bulletin. Robert Koch Institut (RKI), HIV/AIDS-Bericht II/2000 vom 27.Feb. 2001.

Fleischer C, Kücherer C. Detection of Cases of HTLV-I and HTLV-II infections and high numbers of HTLV-seroindeterminate results in Bavarian blood donors. Infusther Transfusionsmed 1999; 26: 328–334.

Gallo RC, De-The GB. Kyoto workshop on some specific recent advances in human tumor virology. Cancer Res 1981; 41: 4738–4739.

Gibbs CJ, Asher DM. Creutzfeld-Jakob disease infectivity of growth hormone derived from human pituitary glands. N Engl J Med 1993; 328: 358–359.

Glück D. Risiko der HIV, HCV und HBV-Übertragung durch Blutpräparate. Infusther Transfusionsmed 1999; 26: 335–338.

Goodnough LT, Brecher ME. Transfusion medicine – first of two parts – blood transfusion. NEJM 1999; 340/6: 438–468.

Goodnough LT, Brecher ME. Transfusion Medicine – Second of two parts – blood conservation. NEJM (1999) 340; 7: 525–533.

Götsche B, Müller-Eckardt C. Verwandtenblutspende in der Pädiatrie. Monatsschr Kinderheilkd 1993; 141: 914–919.

Gross R, Schölmerich P, Gerok W. Die innere Medizin, 8. Aufl., Stuttgart, Schottauer 1996

Haditsch M, Binder L. Yersinia enterocolitica septicaemia in autologous blood transfusion. Transfusion 1994; 34: 907–909.

Hofmann A, Hanfland P. Malaria und Blutspende: Sind Dauersperren gerechtfertigt? Infus Ther Transfus Med 2000; 27: 5–14.

Honig CL, Bove JR. Transfusion associated fatalities: review of Bureau of Biologics reports 1976–1978. Transfusion 1980; 20: 653–661.

Leitlinien zur Therapie mit Blutkomponenten und Plasmaderivaten. 2. überarbeitete Aufl. 2001.

Masato Ukita, Hiroaki Okamoto. Excretion into bile of a novel unenveloped DANN virus (TT Virus) associated with acute and chronic non A-G hepatitis. J Infect Dis 1999; 179: 1245–1248.

Mastrianni, JA, Raymond P. The prion diseases. Seminars in Neurology 2000; 20: 337–352.

McConnell H. Blood transfusions may pose risk of bovine spongiform encephalopathy infection. Lancet 2000; 356: 999–1000.

McCullough J, Hsrg. Transfusion medicine. New York: McGraw-Hill, 1998.

Mollison PL. Blood transfusion in clinical medicine. London: Blackwell Science, 1997.

Müller-Eckhardt C. Transfusionsmedizin. Berlin Heidelberg New York Tokyo: Springer, 1996.

National Institute of Health. Peri-operative red blood cell transfusion. NIH Consensus Development Conference, Bethesda, MD. JAMA 1988; 260: 2700–2705.

Oehlecker F. Hämolyse trotz Blutgruppen-Bestimmung. Anhang: experimentelle Studien über den Eintritt der Hämolyse. Arch Klin Chir 1928; 152: 477.

Palfi M, Berg S. Transfusion Complications. A randomized controlled trial of transfusion-related acute lung injury: is plasma from multiparous blood donors dangerous? Transfusion 2001; 41 (3): 317–322.

Prusiner SB. Novel proteinaceous infectious particles cause scrapie. Science 1982; 216: 136–144.

Ragni MV, Koch WC. Parvovirus B 19 infection in patients with hemophilia. Transfusion 1996; 36: 238–241.

Richards C, Kolins J. Autologous transfusion-transmitted Yersinia enterocolitica. JAMA 1992; 268: 1541–1542.

Richtlinien zur Gewinnung von Blut und Blutbestandteilen und zur Anwendung von Blutprodukten (Hämotherapie)/aufgestellt vom Wissenschaftlichen Beirat der Bundesärztekammer und vom Paul Ehrlich Institut. Neu bearb. Fassung 2000. Köln: Dt. Ärzte-Verlag, 2000.

Robert-Guroff M, Goedert JJ. Spectrum of HIV 1 neutralizing antibodies in a cohort of homosexual men: results of a 6 year prospective study. AIDS Res Human Retrovir 1988; 4: 343–350.

Sazama K. Bacteria in blood for transfusion. A review. Arch Pathol Lab Med 1994; 118: 350–365.

Sazama K. Reports of 355 transfusion associated deaths: 1976 through 1985. Transfusion 1990; 30: 583–590.

Schmitz F-J, Heinz HP. Bakterielle Kontamination von Blutprodukten – Übersicht und aktuelle Ergebnisse. Clin Lab 1996; 42: 141–147.

Walker RH, ed. Technical manual, 11th edn. American Association of Blood Banks (AABB), 1993

Will RG, Ironside JW. A new variant of Creutzfeldt-Jakob disease in the U.K. Lancet 1996; 347: 921–925.

III Diagnostik und Therapie von Thromboembolien

15   Thrombotische Erkrankungen

▶ Pathogenese
▶ Venenthrombosen
▶ Lungenembolie
▶ Perioperative Thrombembolieprophylaxe
▶ Thrombembolieprophylaxe in besonderen klinischen Situationen

15.1   Pathogenese

Die überwiegende Mehrzahl aller Thrombosen, die zu vital bedrohlichen thrombembolischen Ereignissen (z.B. Lungenembolie) führt, stammt aus der unteren Extremität (vorwiegend Becken- und Beinvenen).

Die Virchow-Trias (Tab. 15.1) beschreibt die drei wichtigsten pathogenetischen Faktoren – einfach dargestellt verursachen verminderte Perfusion, thrombophile Störungen der Gerinnung und lokale Gefäßwandveränderungen eine Thrombose.

Die Prävalenz eines Inhibitormangels in der Bevölkerung wird zwischen 5,3% und 29,2% angegeben (Hach-Wunderle u. Scharrer 1993).

In der Tab. 15.2 (nach Koppenhagen u. Häring 1992) werden allgemeine Risikofaktoren für Thrombosen gezeigt.

15.2   Venenthrombosen

15.2.1   Klinik und Diagnostik

Die oberflächliche Venenthrombose kann bis auf eine Schwellung und ein unangenehmes Gefühl in den Beinen asymptomatisch sein. Eine tiefe Beinvenen- oder Beckenvenenthrombose führt zu ausgeprägter Schwellung und Schmerzen im Bein bzw. den Beinen. Sistiert der venöse Rückfluss aus oberflächlichem (aus der V. saphena) *und* tiefem Venensystem durch Thrombose der Vv. femoralis und iliaca komplett, spricht man von Phlegmasia coerulea dolens. Sie ist gekennzeichnet durch massive Schwellung, Schmerz und bläuliche Verfärbung; übersteigt der venöse Druck den Kapillardruck, ist eine Gangrän die Folge. Venöse Thrombosen der Armvenen (Vv. axillaris und subclavia) sind deutlich seltener und zeigen ähnliche Symptome.

Die klinische Untersuchung ist wenig verlässlich – eine Beinumfangsdifferenz >1,5 cm zwischen geschwollenem und gesundem Bein gibt in jedem Fall Anlass zu weiterer Diagnostik. Die Doppleruntersuchung ist als nichtinvasive Methode primär einzusetzen und gewinnt immer größere Bedeutung – „Goldstandard" ist die (invasive) Phlebographie.

Tabelle 15.1 Pathogenetische Faktoren der Thrombose

Symptom	Ursache
Verlangsamte Blutströmung	Immobilisation, Trauma, Schock jeder Art
Gerinnungsstörung mit Imbalance zwischen Aktivatoren und Inhibitoren	*Inhibitorenmangel:* z.B. AT III-, Protein-C- und -S-Mangel *Mutationen von Gerinnungsfaktoren:* z.B. Prothrombin, APC-Resistenz (Faktor-V-Leiden) *Fibrinolysestörungen:* z.B. Plasminogen- und Gewebs-Plasminogen-Aktivatormangel, Hyper-und Dysfibrinogenämie, Erhöhung des Gewebs-Plasminogen-Aktivator-Inhibitors *Sonstige:* Hyperhomozysteinämie, erhöhte Faktor-VIII-Konzentration, Lupus-Antikoagulans, Antiphospholipidsyndrom, Neoplasien, Infektionskrankheiten
Gefäßwandveränderungen	Varikosis, Trauma

Tabelle 15.2 Allgemeine Risikofaktoren für Thrombosen

Allgemeine Faktoren	Adipositas, höheres Alter, maligne Erkrankungen, Immobilisation, hormonelle Kontrazeption, Varikosis, Herz-Kreislauf-Erkrankungen, chronische Lungenerkrankungen, frühere Thrombosen, Nikotinabusus
Erhöhtes Risiko	bei Operationen >1 h
Hohes Risiko	bei orthopädischen u. onkologisch-chirurgischen Eingriffen

15.2.2 Therapie

Zur Therapie frischer Venenthrombosen und damit zur Sekundärprophylaxe von Lungenembolien sind unfraktionierte Heparine und LMWH (zugelassen: Nadroparin, Tinzaparin) einsetzbar. Die derzeit favorisierte ambulante Behandlung (mit zusätzlichem Kompressionsstrumpf) ist mit LMWH einfacher. Bei ausgeprägten Beckenvenenthrombosen und Phlegmasia coerulea dolens ist die Thrombolyse indiziert. Chirurgische Thrombektomien kommen wegen der immanenten Gefahr der Zerstörung des venösen Klappensystems nur bei Kontraindikationen für eine Thrombolyse (z.B. Schwangerschaft) infrage.

15.3 Lungenembolie

15.3.1 Klinik

Ein typisches Leitsymptom der Lungenembolie existiert nicht – am wichtigsten ist es, an eine Lungenembolie bei folgenden anamnestischen Hinweisen zu denken (Seifried u. Heinrich 2000):

- plötzlich aufgetretene Atemnot,
- plötzlich aufgetretener Thoraxschmerz oder epigastrischer Schmerz,
- akute Kreislaufdepression mit Tachykardie, Arrhythmie, Blutdruckabfall, Synkope (bei alten Menschen oft psychische Störungen),
- Verschlechterung einer kardialen Symptomatik,
- Pneumonie perioperativ oder bei Immobilisation,
- unklares Fieber.

Die Symptome können flüchtig sein, weshalb die sorgfältige Anamnese bezüglich der in Tab. 15.2 aufgeführten Punkte essenziell ist.

Die Lungenembolie bleibt als Differenzialdiagnose bis zum Ausschluss anderer Ursachen für die Symptomatik.

Tabelle 15.3 zeigt Symptome und klinische Befunde bei Lungenembolien (abgewandelt nach Meissner u. Fabel 1990).

Schweregradeinteilung: Nach Grosser werden Lungenembolien in vier Schweregrade eingeteilt. Tabelle 15.4 zeigt Schweregrade und Prognose einer LE.

15.3.2 Diagnostik

Labordiagnostik

Sie ist meist unergiebig. Lediglich die Bestimmung der D-Dimere und die Blutgasanalyse sind sinnvoll: Ein normaler D-Dimerwert schließt eine frische Lungenembolie mit hoher Wahrscheinlichkeit aus. Die Blutgasanalyse zeigt bei 90% der Patienten mit Lungenembolien eine Hypoxämie und (durch kompensatorische Hyperventilation bedingte) Hypokapnie. Bei beatmeten Patienten (ohne die Möglichkeit zur Kompensation durch Hyperventilation) beobachtet man allerdings eine Hyperkapnie.

EKG

Das EKG zeigt nur in 10–20% eindeutige, aber häufig flüchtige Veränderungen: McGinn-White-Syndrom (S_I/Q_{III}-Typ, ST-Hebung und T-Negativierung in Abl. III, ST-Senkung in Abl. I und II), Änderung des Lagetyps nach rechts, Rechtsschenkelblock, Sinustachykardie.

Tabelle 15.3 Symptome und klinische Befunde bei Lungenembolien

Symptome	Klinische Befunde
Dyspnoe	Tachypnoe (>16/min)
Thoraxschmerz	Rasselgeräusche
Angst	betonter 2. Herzton
Husten	Tachykardie (>100/min)
Hämoptysen	Schock
Schweißausbruch	Fieber (>37,8 °C)
Synkope	3. Herzton
Herzjagen	Thrombophlebitis
Abdominalschmerz	Ödeme, Herzgeräusche, Zyanose, Pleurareiben

Tabelle 15.4 Schweregrade und Prognose der Lungenembolie (modifiziert nach Grosser u. Decrinis, aus Seifreid u. Heinrich 2000)

	Grad I	Grad II	Grad III	Grad IV
Klinik	kurzfristige Symptome	anhaltende Symptome	akute schwere Dyspnoe, Tachypnoe, Tachykardie, Angst	Schock
Systemischer Blutdruck	normal	normal (leicht vermindert)	vermindert	stark vermindert mit kleiner Amplitude
Pulmonaler Druck	normal	normal (leicht erhöht)	25–30 mmHg	>30 mmHg
pO_2 (mmHg)	normal	etwa 80 mmHg	<70 mmHg	<60 mmHg
Gefäßobliteration	periphere Äste	Segmentarterien	Lappenarterien	Hauptstamm
Miller-Score	<10	10–16	17–24	>24
Prognose und Verlauf	nicht tödlich, ohne Einschränkung der kardiopulmonalen Reserve	nicht tödlich, mit Einschränkung der kardiopulmonalen Reserve	oft letal innerhalb von Stunden durch Rechtsherzversagen	meist letal innerhalb von Minuten durch Rechtsherzversagen bzw. zerebrale Anoxie

Thoraxröntgen

18% der Patienten >40 Jahre und 49% der Patienten <40 Jahre haben Normalbefunde.

Pathologische Röntgenbefunde sind:

- Hilusamputation (Gefäßabbrüche); „Westermark-Zeichen",
- Dilatation der nichtverschlossenen Gefäße,
- Dilatation von Pulmonalkonus, rechtem Ventrikel und Vorhof, V. cava superior und V. azygos,
- Zwerchfellhochstand,
- Pleuraergüsse,
- Lungeninfarkte.

Echokardiographie

In der Echokardiographie werden die Folgen der pulmonal-arteriellen Drucksteigerung beobachtet:

- Dilatation und Einschränkung der Wandbeweglichkeit der A. pulmonalis,
- Dilatation und Hypo-/Akinesie des rechten Ventrikels,
- Septumhypokinesie und paradoxe Bewegung,
- linksventrikulär Minderung des enddiastolischen Durchmessers,
- Trikuspidalinsuffizienz,
- Dilatation des rechten Ventrikels,
- aufgehobene Atembeweglichkeit und Dilatation der V. cava inferior.

Der Vorteil der Methode liegt in der fehlenden Invasivität und schnellen, bettseitigen Verfügbarkeit. Am aussagekräftigsten ist sie zur Detektion schwerer, hämodynamisch wirksamer Lungenembolien.

Szintigraphie

Lungenperfusions-, -inhalations- und -ventilationsszintigraphien werden häufig eingesetzt. Sie sind risikolos und schnell einsetzbar, aber hinsichtlich Spezifität und Sensitivität eingeschränkt. Eine normale Szintigraphie schließt eine Lungenembolie mit hoher Wahrscheinlichkeit aus. Zur Diagnostik einer schweren Lungenembolie (Grad IV) ist sie nicht indiziert.

Pulmonalisangiographie

Die Pulmonalisangiographie – konventionell oder in DSA-Technik – gilt immer noch als der „Goldstandard" der Diagnostik (Woitas et al. 1998), sie ist die zuverlässigste diagnostische Methode. Wegen ihrer Invasivität und den apparativen/organisatorischen Voraussetzungen ist sie nicht ubiquitär einsetzbar. Das Komplikationsrisiko liegt bei 1–2% ernsthafter Komplikationen. Durch die Verbesserung anderer bildgebender Verfahren (Spiral-CT) geht die Bedeutung der Angiographie zurück. Ein Vorteil der Pulmonalisangiographie liegt bei Lungenembolien Grad IV in der Möglichkeit der Katheterfragmentation von Emboli und der fibrinolytischen Therapie über den Katheter.

CT, Spiral-CT und MRT

Im konventionellen CT können Gefäßveränderungen und Dichteveränderungen als Zeichen einer LE erfasst werden. Das Spiral-CT zeigt Füllungsdefekte in den Gefäßen, die exakt mit den Angiographiebefunden übereinstimmen. In der Magnetresonanzangiographie können Embolien >1 cm ausreichend sicher erfasst werden. Somit werden diese nicht-invasiven Verfahren in Zukunft zunehmend an Bedeutung gewinnen.

15.3.3 Therapie

Allgemeinmaßnahmen

Tabelle 15.**5** zeigt die Basismaßnahmen, die bei jedem Patienten mit Lungenembolien der Schweregrade I und II indiziert sind.

Antikoagulation

Die differenzierte Therapie mit Antikoagulanzien, abhängig vom Schweregrad der LE zeigt Tab. 15.**6**.

Die zur Antikoagulation verwendeten Medikamente werden ausführlich in den Kapiteln 16 und 17 besprochen.

Operative Verfahren

Die notfallmäßige Embolektomie beim Schweregrad IV (mit und ohne extrakorporale Zirkulation) ist mit hoher Letalität belastet, sodass das Verfahren nur nach erfolgloser Thrombolyse oder bei absoluten Kontraindikationen gegen die Thrombolyse in Einzelfällen indiziert ist. Beim Schweregrad III ist die Embolektomie nach 24 h erfolgloser Thrombolyse bei persistierender Symptomatik unter extrakorporaler Zirkulation indiziert. Insgesamt werden >1% aller schweren LE operativ behandelt.

Katheterfragmentation

Bei Kontraindikationen (oder fehlender Verfügbarkeit) für operative Verfahren oder Thrombolyse können diese Verfahren in Einzelfällen indiziert sein. Die Datenlage lässt eine Einordnung des Verfahrens zurzeit nicht zu.

15.4 Perioperative Thrombembolieprophylaxe

Unverzichtbare Allgemeinmaßnahmen zur Prophylaxe sind Kompressionsstrümpfe (Reduktion des Thromboserisikos um 60%) und die postoperative Frühmobilisation.

Tabelle 15.5 Basismaßnahmen bei Lungenembolie

Lagerung	Oberkörperhochlagerung, Kompressionsverband und Hochlagerung der Beine, absolute Bettruhe
O_2-Therapie	2–6 l/min
Venöser Zugang	ggf. zentraler Venenkatheter
Sedierung	z.B. Midazolam, Diazepam
Analgesie	z.B. Morphin
Azidoseausgleich	$NaHCO_3$ nach Säure-Basen-Status
Antikoagulation	Heparin: 5000–10.000 IE i.v. als Bolus, danach 1000–1500 IE/h i.v. Therapiekontrolle: aPTT
Infusionstherapie	kristalloide und kolloidale Lösungen nach Klinik und zentralem Venendruck

Medikamentöse Prophylaxe

Die perioperative Prophylaxe mit unfraktionierten Heparinen senkt das Thromboserisiko in der Viszeral-, Thorax- und Allgemeinchirurgie sowie in der Urologie und Gynäkologie auf 4–8% (Encke 1992). Dies wird in gleichem Ausmaß auch durch die Verwendung von niedermolekularem Heparin (LMWH) erreicht. Bei Patienten mit hohem Risiko (orthopädische Chirurgie, z.B. Hüft-TEP) sind die LMWH dem unfraktionierten Heparin überlegen (12–20% vs. 22%). Die Kombination von LMWH mit Dihydroergotamin (DHE) steigert die Effizienz – wegen der Kontraindikationen für DHE (AVK III°, KHK, Gefäß-

Tabelle 15.6 Therapie der LE mit Antikoagulation

Schweregrad	Antikoagulans
Grad I	Standardheparin (bzw. LMWH oder Heparinoide)
Grad II	Standardheparin (bzw. LMWH oder Heparinoide)
Grad III	Standardheparin (bzw. LMWH oder Heparinoide) *plus* Thrombolyse (Alteplase, Urokinase oder Streptokinase)
Grad IV	Standardheparin (bzw. LMWH oder Heparinoide) *plus* Thrombolyse (Alteplase, Urokinase oder Streptokinase)

verletzungen, Schock, Sepsis) ist die Anwendung limitiert. Der Vorteil der LMWH liegt in der täglichen Einmalgabe; beim Hochrisikopatienten ist die gewichtsadaptierte LMWH-Gabe (z.B. Nadroparin) einfacher als die dosiskontrollierte (PTT-Kontrolle) Gabe von unfraktioniertem Heparin (i.v.-Dauerinfusion).

15.5 Thrombembolieprophylaxe in besonderen klinischen Situationen

Bei vielen internistischen und neurologischen Krankheiten (Herzinfarkt, Schlaganfall) ist durch LMWH-Gabe eine Reduktion von Thrombosen nachgewiesen. In der Schwangerschaft ist das Thromboserisiko erhöht; für alle Eingriffe, die peripartal erfolgen, muss eine Thromboseprophylaxe – am besten mit LMWH – erfolgen.

Literatur

Encke A. Thromboembolieprophylaxe in der Allgemeinchirurgie. Chirurg 1992; 63: 264–270.

Hach-Wunderle V, Scharrer I. Prävalenz des hereditären Mangels an Antithrombin III, Protein C und Protein S. Dtsch Med Wschr 1993; 118: 187–190.

Koppenhagen K, Häring R. Stationäre und ambulante Thromboembolieprophylaxe, Mitt Dtsch Ges Chir 1992; 4

Meissner E, Fabel H. Akute Lungenembolie. Arzneimitteltherapie 1990; 8: 177–192.

Seifried E, Heinrich F. Lungenembolie. Stuttgart: Thieme, 2000.

Woitas RP, Wilhelm K, Hortling N et al. Diagnostik der akuten Lungenembolie. Dtsch Med Wschr 1998; 123: 225–228.

16 Antithrombotische Therapie

▶ Orale Antikoagulanzien
▶ Thrombozytenfunktionshemmer
▶ Heparine
▶ Hirudin
▶ Schlangengifte und Prostaglandine (PGE1)
▶ Dextrane und Hydroxyäthylstärke

16.1 Orale Antikoagulanzien

Zur langfristigen Antikoagulation nach Herzklappenersatz, Gefäßprothesen und venösen Thromboembolien werden die Kumarinderivate Phenprocoumon und das vorwiegend in den angelsächsischen Ländern gebräuchliche Warfarin eingesetzt.

16.1.1 Wirkmechanismus

Als Vitamin-K-Antagonisten hemmen sie die Vitamin-K-abhängige Synthese der Gerinnungsfaktoren II, VII, IX und Protein Z, aber auch der Inhibitoren Protein C und Protein S. Nur die reduzierte Hydroxyl- oder Hydroquinonform des Vitamin K ist aktiv. Bei der Aktivierung der Gerinnungsfaktoren wird Vitamin K zu einem 2,3-Epoxid oxidiert, das in zwei konsekutiven Reduktionsschritten wieder zur aktiven Form umgewandelt wird. Die Vitamin-K-Antagonisten hemmen beide Reduktionsschritte, wodurch Vitamin K in der inaktiven oxidierten Form gehalten wird. Einfacher: Die Vitamin-K-Antagonisten hemmen die Umwandlung von Vitamin K in seine aktive Form.

16.1.2 Pharmakokinetik

Phenprocoumon und Warfarin haben lange Halbwertszeiten von 150 bzw. 48 h und sind zu einem großen Teil an Plasmaproteine gebunden. Sie werden durch mikrosomale Enzymsysteme abgebaut. Die Menge an ungebundenem Wirkstoff wird damit durch alle Medikamente und Zustände erhöht, die den Wirkstoff aus der Plasmaeiweißbindung verdrängen oder die Plasmaeiweißkonzentration reduzieren. Weiterhin verringern alle Medikamente, die mikrosomale Enzyme stimulieren (z.B. Barbiturate, Phenytoin), die Wirkstoffkonzentration. Aufgrund des Wirkmechanismus sind 5–14 Tage bis zum Erreichen einer therapeutischen Antikoagulation nötig. Zur Vermeidung der gefürchteten Kumarinnekrose als Folge eines zu raschen Abfalls von Protein C werden initial 3–3–2 Tabletten Phenprocoumon gegeben, entsprechend 9–9–6 mg. Höhere Initialdosen sind wegen der langen Halbwertszeiten noch zirkulierender Faktoren II und X nicht wesentlich rascher wirksam. Die individuelle Erhaltungsdosis schwankt zwischen 1/3 und 3 Tabletten Phenprocoumon, entsprechend 1 und 9 mg.

16.1.3 Therapiekontrolle

Die Therapie wird über die Thromboplastinzeit (Quickwert) gesteuert. Um eine Vergleichbarkeit verschiedener Labors zu gewährleisten, ist die TPZ durch die „international normal ratio" (INR) standardisiert.

Normal ist eine INR von 1. Für die Behandlung von Venenthrombosen, Lungenembolien und Klappenersatz (Bioprothese) ist eine INR von 2–3 ausreichend. Bei Vitien, Vorhofflimmern, mechanischem Klappenersatz und zur Sekundärprävention eines Myokardinfarktes wird eine INR von 3–4,5 empfohlen.

Kleine Eingriffe wie Zahnextraktionen können unter Fortführung der Antikoagulanzientherapie bei leichter Abminderung der INR durchgeführt werden. Die Hämostase kann mit lokalen Maßnahmen verbessert werden. Ein bis zwei Wochen vor größeren geplanten Eingriffen wird das Präparat abgesetzt. Sobald die TPZ 35% übersteigt, erhalten die Patienten adäquate Dosen von Heparin. Bei dringlichen Eingriffen kann bei normaler Leberfunktion der Quickwert durch orale Gabe von 10–20 mg Vitamin K innerhalb von 12 h, bei parenteraler Verabreichung (langsam i.v. oder s.c.) innerhalb von 3–6 h deutlich angehoben bzw. normalisiert werden. Für Notfalleingriffe steht Prothrombinkomplex-konzentrat (PPSB) zur Verfügung. Dieses Faktoren-konzentrat wirkt unmittelbar nach Applikation.

16.1.4 Klinisch relevante Nebeneffekte

Nebeneffekte sind Blutungen, Teratogenität, sehr selten Hautnekrosen als Folge von Thrombosen durch prokoagulatorische Effekte (rascher Abfall von Protein C) bei hohen Initialdosen sowie Haar-ausfall, sehr selten toxische Hepatopathien und allergische Reaktionen.

16.2   Thrombozyten-funktionshemmer

16.2.1 Wirkmechanismus

Die Thrombozytenfunktionshemmung kann nach drei Prinzipien erreicht werden. Tabelle 16.**1** zeigt Wirkmechanismen und Medikamentengruppen.

16.2.2 Therapie

Die verschiedenen therapeutischen Ansätze führen zu unterschiedlich ausgeprägter Thrombozyten-funktionshemmung (Tab. 16.**2**).

16.2.3 Klinisch relevante Nebeneffekte

Azetylsalizylsäure (ASS) hemmt die Zyklooxygenase irreversibel, sodass sie mindestens fünf Tage vor ausgedehnteren operativen oder invasiv-diagnostischen Eingriffen abgesetzt werden sollte. Da die NSAR-induzierte Zyklooxygenasehemmung reversibel ist, genügt ein Absetzen 1–2 Tage vor entsprechenden Eingriffen. Unter ASS und NSAR kommt es zu den bekannten Nebeneffekten der Zyklooxygenasehemmung: gastrointestinale Ulzeration, Blutung und vermehrte Leukotrienproduktion (z.B. Bronchospasmus).

Ticlopidin und Clopidogrel haben ebenfalls einen irreversiblen Effekt auf die Thrombozyten-funktion. Hauptnebenwirkungen sind Neutropenien (bis 2% bei Ticlopidine), Thrombopenien, erhöhte Leberenzymwerte.

Wirkmechanismen	Medikamente
Hemmung der Thrombozytenaktivierung	
Zyklooxygenasehemmung	Azetylsalizylsäure (irreversibel), nichtsteroidale Antiphlogistika (NSAR; reversibel)
Phosphodiesterasehemmung	Dipyramidol
Thromboxansynthesehemmung	Azetysalizylsäure, Imidazolderivate
Aktivierung von Adenylzyklase (cAMP) und Guanylcyclase (cGMP)	PGI_2 (cAMP) NO (cGMP)
Funktionshemmung an der Zellmembran	
Blockade der Bindung von Fibrinogen am Glykoprotein (GP) II_b/III_a-Rezeptor	Abciximab, Tirofiban, Sibrafiban, Eptifibatid
Blockade der Bindung von vWF am GPI_b-Rezeptor	?
ADP-Rezeptorveränderung mit Funktionsverlust	Ticlopidin, Clopidogrel
Endotheliale Prostazyklin (PGI_2)-vermittelte Funktions-hemmung	PGI_2, PGE_1

Tabelle 16.1 Wirkmechanismen und Medikamentengruppen bei Thrombozytenfunktionshemmung

Medikament	Indikationen
Azetylsalizylsäure	Sekundärprophylaxe bei Herzinfarkt und Schlag-anfall Primärprophylaxe koronare Herzerkrankung AVK, akuter Herzinfarkt, nach Gefäßprothesen und koronarer Bypasschirurgie
Ticlopidin, Clopidogrel	Sekundärprophylaxe bei Herzinfarkt und Schlaganfall AVK, akuter Herzinfarkt, nach Gefäßprothesen und koronarer Bypasschirurgie
GPII$_b$/III-Rezeptor-Antagonisten	akutes Koronarsyndrom, während und nach PTCA
PGI$_2$, PGE$_1$	AVK
Dipyramidol	In Kombination mit Azetylsalizylsäure: Sekundärprophylaxe bei Herzinfarkt und Schlaganfall, AVK

Tabelle 16.2 Therapeutische Indikationen der Thrombozytenfunktionshemmung

16.2.4 Therapie von Thrombozyten-funktionsstörungen durch Thrombozytenfunktionshemmer

Desmopressin (DDAVP; Minirin) steigert die Synthese und damit die Aktivität von Faktor VIII im Blut um den Faktor 2–6. Aus dem Endothel wird von Willebrand-Faktor freigesetzt. Bei milden Formen der Hämophilie A und des von Willebrand-Syndroms kann die Blutungsneigung durch Applikation von 0,3–0,4 µg/kg (subkutan oder als Kurzinfusion in Kochsalzlösung über 20–30 min) vermindert werden. Auch eine intranasale Applikationsform steht zur Verfügung (Octostim). DDAVP kann auch die Blutungsneigung bei Urämie, Thrombozytopathie (insbesondere bei Aspirineffekt) und Leberzirrhose abmildern.

Bei schweren Blutungskomplikationen kann die Transfusion von Thrombozentenkonzentraten nötig sein.

16.3 Heparine

16.3.1 Wirkmechanismus

Heparine sind anionische, saure, sulfathaltige Mukopolysaccharide mit Molekulargewichten zwischen 2000–25.000 Da, die natürlich als Heparansulfate in der Leber und in Mastzellen vorkommen. Hepa-

rine binden mit dem physiologischen Gerinnungsinhibitor AT III einen Heparin-AT-Komplex, der die Wirkung von AT potenziert (1000fach). Damit werden in niedriger Dosis Thrombin und Faktor Xa inhibiert, in höherer Dosierung auch die Faktoren IXa, XIa und XIIa. Faktor VIIa ist nahezu resistent gegen die AT-Wirkung. Der Quickwert wird erst bei sehr hohen Heparindosen pathologisch, da die Quickwertreagenzien unempfindlich gegenüber Heparin gemacht werden. In hohen Dosen hemmt Heparin auch die Thrombozytenfunktion. Ein Nebeneffekt ist die Reduktion der Plasmatriglyzeridspiegel. Heparine passieren nicht die Plazentaschranke und können zur Antikoagulation während der Schwangerschaft verwendet werden.

16.3.2 Unfraktionierte Heparine

Sie liegen als Gemische von Molekülen zwischen 5000 und 25.000 Da vor. Wegen der kurzen Halbwertszeit müssen sie mehrfach täglich s.c. oder kontinuierlich i.v. gegeben werden.

16.3.3 Niedermolekulare Heparine (LMWH)

Sie werden durch Depolymerisation oder Filtration aus unfraktionierten Heparinen gewonnen und haben Molekulargewichte von 2000–8000 Da. Sie inhibieren Faktor Xa stärker und Thrombin schwächer als unfraktioniertes Heparin. Wegen längerer Halbwertszeiten ist die tägliche Einmalgabe möglich. Die Hemmung der Thrombozytenfunktion ist deutlich geringer als bei unfraktioniertem Heparin.

Die Heparintherapie zur Thrombembolieprophylaxe, Therapie von Venenthrombosen und Lungenembolien ist in Kap. 15 beschrieben

16.3.4 Klinisch relevante Nebeneffekte

Neben den seltenen Allergien sind schwere Blutungskomplikationen und die heparininduzierte Thrombozytopenie Typ II (HIT II) die gravierendsten Nebenwirkungen.

Die HIT II wird durch unfraktioniertes Heparin und wesentlich seltener durch LMWH verursacht.

Bei Typ I wird eine – nach Absetzen des Heparins spontan reversible – folgenlose Thrombozytopenie beobachtet. Im Gegensatz zu der harmlosen heparininduzierten Thrombopenie Typ I ist die HIT II durch ausgeprägte Thrombozytopenie oder Abfall der Thrombozytenzahl mit arteriellen und venösen thrombembolischen Komplikationen charakterisiert. Die kausalen Antikörper weist man im Serum mit dem heparininduzierten Plättchenaktivierungstests (HIPA) und mit Enzymimmunoassays (ELISA) nach. Die Therapie besteht im Absetzen von allen Heparinen und in der Antikoagulation mit Hirudinen oder mit Danaparoid, wenn keine Kreuzreaktion gegen dieses Heparinoid besteht.

Bei Überdosierungen kann die Heparinwirkung durch Protamingabe blockiert werden. Protamin inaktiviert Heparin durch Bildung eines unwirksamen Heparin-Protamin-Komplexes. Wegen der kurzen Halbwertszeit wird die Heparinmenge, die in den letzen 4 h gegeben wurde, durch Gabe einer entsprechenden Menge an Protamin (1 mg Protamin inaktiviert 1000 IE Heparin) inaktiviert. Auch die Wirkung von LMWH lässt sich mit Protamin deutlich, aber nicht vollständig reduzieren.

16.4   Heparinoide

Einziger erhältlicher Vertreter dieser Gruppe ist Danaparoid (Orgaran). Beschrieben sind bis zu 10% Kreuzreaktivität mit Antikörpern bei HIT II, weshalb Hirudin zur Therapie der HIT II bevorzugt wird.

Danaparoid hemmt Faktor X_a, der Mechanismus entspricht dem bei Heparinen. Beim schweren Verlauf wird initial ein Bolus von 2500 E i.v. gegeben, gefolgt von 400 E/h für 4 h, dann 300 E/h für 4 h und eine Erhaltungsdosis von 150–200 E/h. Zur alleinigen Antikoagulation bei isolierter Thrombozytopenie und HIT II gibt man 2- bis 3-mal 750 E s.c./24 h, zur Thromboseprophylaxe bei HIT-Anamnese 2-mal 750 E s.c. Danaparoid kann nur mit einem Assay zur Bestimmung der anti-X_a-Aktivität laboranalytisch gesteuert werden (Greinacher 1999).

16.5   Hirudin

Rekombinante Hirudine wie Lepirudin (Refludan) und Desirudin haben keine Kreuzreaktivität mit dem Antikörper und sind zur Behandlung sowie zur Sekundärprophylaxe der HIT II zu bevorzugen. Empfohlen wird eine Bolusgabe von 0,4 mg/kg KG i.v., gefolgt von 0,1 mg/kg KG/h (Lepirudin). Die laboranalytische Kontrolle erfolgt vorzugsweise mithilfe der Ecarinzeit oder mit einem chromogenen Assay zur Bestimmung der anti-Xa-Aktivität. Weniger gut geeignet ist die aPTT.

16.6   Schlangengift und Prostaglandine

16.6.1 Schlangengift

Ancrod, das Gift der malaiischen Grubenotter, ist ein Enzym, das zum Abfall des Fibrinogenspiegels führt. Therapeutisch wurde Ancrod bei tiefen Venenthrombosen, bei arterieller Verschlusskrankheit und bei HIT II eingesetzt. Dosis: 1–2 E/kg KG/24 h.

16.6.2 Prostaglandine

Natürliche Prostaglandine wie PGI_2 und PGE_1 sind potente Thrombozytenfunktionshemmer (cAMP-vermittelte Hemmung der Thromboxansynthese) mit vasodilatierenden Eigenschaften. Ihr Einsatz ist durch die sehr kurze Halbwertszeit und die notwendige parenterale Gabe limitiert.

16.7 Dextrane und Hydroxyethyl-stärke (HES)

Die Substanzen werden in Kap. 13 besprochen. Ihre Wirkungen auf die Gerinnung sind durch Thrombozytenfunktionshemmung und Abfall von Faktor VIII und von-Willebrand-Faktor (vWF) begründet. Dextrane wurden bei Hochrisikopatienten in Kombination mit Heparinen zur perioperativen Thromboseprophylaxe eingesetzt.

Literatur

Greinacher A. Heparin-induzierte Thrombozytopenie – Pathogenese und Behandlung. Hämostaseologie 1999; 19:1–13.

Munson PL, Hrsg. Textbook of Pharmacology. New York: Chapman & Hall, 1995.

Peck TE, Williams M. Pharmacology for anaesthesia and intensive care. London: Greenwich Medical Media, 2000.

Seifried E, Heinrich F. Lungenembolie. Stuttgart: Thieme, 2000.

17 Fibrinolytika und Antifibrinolytika

▶ Pharmakologie
▶ Indikationen
▶ Kontraindikationen und Komplikationen
▶ Therapieüberwachung und Einsatz von
  Antifibrinolytika

17.1 Pharmakologie

Die erhältlichen Fibrinolytika und Antifibrinolytika sind:
- Fibrinolytika:
  - Streptokinase (z.B. Streptase),
  - Urokinase (z.B. Actosolv),
  - Alteplase (Actilyse),
  - Reteplase (Rapilysin).
- Anitfibrinolytika:
  - Tranexamsäure (z.B. Anvitoff),
  - Aprotinin (z.B. Trasylol).

Alle Fibrinolytika aktivieren Plasminogen direkt oder indirekt. Das aus Plasminogen entstehende Plasmin spaltet Fibrin.

17.1.1 Streptokinase

Die aus Kulturen von β-hämolysierenden Streptokokken gewonnene Streptokinase ist ein körperfremder indirekter Plasminogenaktivator. Sie bindet an körpereigenes Plasminogen und bildet einen Komplex, der Plasminogen spaltet (→ Plasmin → Fibrinspaltung → Thrombolyse) und die Bildung weiterer Aktivatorkomplexe induziert. Streptokinase ist nicht fibrinspezifisch. Durch die systemische Aktivierung von Plasminogen zu Plasmin wird z.B. auch Fibrinogen gespalten. Die Fibrinogenspaltprodukte wirken ebenfalls antikoagulatorisch. Durch Streptokinase wird eine Antikörperbildung induziert – eine erneute Gabe innerhalb von einem Jahr ist nicht sinnvoll bzw. erfordert wesentlich höhere Dosen zur Neutralisierung der Antikörper.

17.1.2 Urokinase

Urokinase wird physiologisch in den Endothelzellen der Nierentubuli gebildet (keine Antikörperbildung), zu therapeutischen Anwendung wird sie aus menschlichem Urin oder Zellkulturen gewonnen. Auch Urokinase ist nicht fibrinspezifisch und wirkt als direkter Plasminogenaktivator.

17.1.3 Alteplase (rekombinanter „tissue-plasminogen-activator", rt-PA)

Der physiologische Gewebsplasminogenaktivator Alteplase wird gentechnisch hergestellt. Er besitzt eine hohe Fibrinselektivität, die erst in hoher Dosis verloren geht. Dadurch induziert Alteplase eine gegenüber Streptokinase und Urokinase deutlich geringere systemische Plasminfreisetzung und Fibrinogenolyse.

17.1.4 Reteplase

Reteplase ist eine Abwandlung des physiologischen tPA mit geringerer Fibrinselektivität und längerer Halbwertszeit (11–14 min).

17.2 Indikationen

Typische Einsatzgebiete der Thrombolytika sind:
- Myokardinfarkt,
- Lungenembolie >Grad III und IV,
- frische Becken-/Beinvenenthrombose,
- akuter Schlaganfall,
- lokale intraarterielle Lyse.

17.3 Kontraindikationen

Die typischen Kontraindikationen sind im Folgenden dargestellt; in verzweifelten Situationen (z.B. intraoperative fulminante Lungenembolie) kann im Einzelfall die Thrombolyse trotz relativer Kontraindikationen versucht werden.

- Absolute Kontraindikationen:
  - aktive oder kurz zurückliegende Blutung,
  - Schlaganfall oder intrakranieller Eingriff innerhalb der letzten zwei Monate,
  - intrazerebrale Blutung in der Anamnese,
  - intrazerebrale/intraspinale Erkrankung oder Tumor.
- Relative schwerwiegende Kontraindikationen:
  - hämorrhagische Diathesen,
  - allgemeinchirurgische Eingriffe, Unfälle oder Entbindungen vor <10 Tagen,
  - Lumbal-, Arterien- und Organpunktionen vor <10 Tagen,
  - floride Magen-Darm-Erkrankungen (Ulkus, Malignom), Ösophagusvarizen, akute Pankreatitis,
  - Hypertonie mit systolischem Blutdruck >200 mmHg und diastolischem Blutdruck >100 mmHg,
  - Schädeltrauma (Contusio, Commotio) innerhalb der letzten vier Wochen,
  - Aortenaneurysma,
  - frische Thromben in linkem Ventrikel oder Vorhof,
  - offenes Foramen ovale bei noch vorhandenen venösen Thromben,
  - mögliche Blutungsquellen im Urogenitaltrakt (Papillome, Steine),
  - hochgradige Nieren- und Leberinsuffizienz,
  - aktive Lungentuberkulose,
  - zentrale Venenpunktion (Vv. subclavia und jugularis interna) innerhalb der letzten acht Tage.
- Relative leichte Kontraindikationen:
  - kleinere Operationen und Traumen, Zahnextraktion,
  - kurz zurückliegende Reanimation,
  - Vorhofflimmern mit vorausgegangener Embolie bzw. linksatrialen Thromben,
  - bakterielle Endokarditis,
  - Schwangerschaft,
  - Alter >75 Jahre, Zerebralsklerose,
  - i.m.-Injektionen innerhalb der letzten acht Tage,

Tabelle 17.1 Beispiele für Bolus- und Kurzlyseschemata

Medikament	Lyseform
Alteplase-Boluslyse	50 mg als Bolus, danach 50 mg/2 h
Alteplase-Kurzlyse	10 mg als Bolus, danach 40 mg/2 h, danach 50 mg/5 h
Streptokinase-Hochdosis-Kurzlyse	1,5 Mio IE in 30–60 min *oder* 500.000 IE in 20 min, danach 3 Mio IE in 5 min
Urokinase-Hochdosis-Kurzlyse	1 Mio IE in 10 min, danach 2 Mio IE in 110 min
Urokinase-Boluslyse	15.000–20.000 IE/kg KG für 10 min

- Diabetes mellitus mit Fundusveränderungen Stadium III–IV,
- chronische Darmerkrankung,
- Leber- und Nierenerkrankungen,
- Organerkrankungen mit Höhlenbildung.
- Kontraindikationen nur für Streptokinase:
  - bekannte Allergie gegen Streptokinase,
  - anamnestisch schwere Anaphylaxie durch Streptokinasetherapie, nach kürzlicher Streptokokkeninfektion bzw. Antistreptolysintiter >200,
  - Streptokinasetherapie innerhalb der letzten 6–12 Monate.

17.4 Therapie

Eine differenzierte Darstellung aller Therapieschemata zur Thrombolyse bei den genannten Indikationen sprengt den Rahmen dieses Buchs. Verschiedene Therapiekonzepte mit Thrombolytika wurden und werden in Studien untersucht. Grundsätzlich ist jede Form der Thrombolyse bei den Indikationen wirksam. Aufgrund der höheren Fibrinselektivität und der einfachen Anwendung ist Alteplase zurzeit das am meisten eingesetzte Thrombolytikum. Exemplarisch sind in Tab. 17.1 einige Beispiele für Bolus- und Kurzlyseschemata mit Alteplase, Streptokinase und Urokinase dargestellt.

17.5 Therapieüberwachung und Einsatz von Antifibrinolytika

Bei den meisten kurzfristigen thrombolytischen Therapien wird ein Gerinnungsmonitoring bezüglich der Fibrinolyse nicht für essentiell erachtet. Das Monitoring von Quickwert, APTT, TZ und Fibrinogen (2- bis 3-mal täglich) dient in erster Linie der Überwachung der begleitenden Antikoagulation mit Heparinen (Ostermann u. Kienast 1992). Kommt es im Rahmen der Thrombolyse zu Blutungen, reicht das Beenden der Thrombolyse meist aus. Bei lebensbedrohlichen Blutungskomplikationen werden Antifibrinolytika eingesetzt. Aprotinin ist der Tranexamsäure vorzuziehen, da es besser steuerbar ist, die physiologischen Plasminogenaktivatoren im Gegensatz zur Tranexamsäure nicht hemmt und daher mit einer geringeren Gefahr von akuten Rethrombosen einhergeht.

Aprotinin ist ein Serinproteaseninhibitor, (6500 Da) aus Rinderorganen (Parotis, Pankreas). Er bildet reversible Komplexe mit Plasmin, Plasminogenaktivator und anderen Faktoren und hemmt *direkt* die Kontaktaktivierungsfaktoren (Kallikrein) XIIa und XIa. Deshalb und wegen seiner zusätzlichen plättchenstabilisierenden Wirkung („thrombozytenprotektiver Effekt" nach Royston) wird Aprotinin häufig in der Kardiochirurgie und Orthopädie eingesetzt, um homologe Erythrozytentransfusionen zu vermindern.

Tranexamsäure, p-Amino-methylbenzoesäure und Epsilon-Aminocapronsäure besetzen als Lysinstrukturanaloga die Bindungsstellen von Plasminogen und Plasmin, sodass Fibrin nicht mehr gespalten werden kann. Aufgrund dieses indirekten Wirkungsmechanismus wird deutlich, dass ihre inhibitorische Wirksamkeit erst nach Stunden vorhanden ist, wenn das Plasmin komplett verbraucht

Tabelle 17.2 Dosierungsregimes für Antifibrinolytika

Medikament	Dosierung
Aprotinin	100.000 KIE als Bolus oder 500.000 KIE/30 min, gefolgt von 100.000-200.000 KIE/h für 4 h
Tramexamsäure	1–2 g i.v., dann 5 mg/kg KG/h

ist. Aus dieser Substanzgruppe sollte Tranexamsäure wegen der geringsten unerwünschten Wirkungen bevorzugt werden. Tabelle 17.**2** zeigt die Dosierungsregimes.

Indikationsgebiete für Antifibrinolytika liegen vorwiegend in der Gynäkologie, Urologie, HNO, Kieferchirurgie und Neurochirurgie mit dem Ziel, postoperative Blutungen zu mindern. Auch bei angeborenen Koagulopathien (Hämophilie, vonWillebrand-Syndrom oder sonstigen Koagulopathien) kann die Anwendung von Antifibrinolytika sinnvoll sein.

Zur Behandlung einer Hyperfibrinogenolyse und Hyperfibrinolyse bei komplexen Hämostasestörungen, insbesondere bei disseminierter intravasaler Gerinnung, sollte Aprotinin wegen der besseren Steuerbarkeit und der geringeren Hemmung physiologischer Plasminogenaktivatoren bevorzugt werden.

Literatur

Seifried E, Heinrich F. Lungenembolie. Stuttgart: Thieme, 2000.
Munson PL, ed. Textbook of pharmacology. New York: Chapman & Hall, 1995.
Ostermann H, Kienast J. Wertigkeit der Labordiagnostik bei Thrombolysetherapie. Internist 1992; 33: 252–257.

IV Anhang

Fragen zur Bluttransfusion

Wann sind Sie verpflichtet, einem Patienten die präoperative Eigenblutspende anzubieten?

Beim Fehlen von Kontraindikationen, falls die Wahrscheinlichkeit einer erforderlichen Transfusion von Fremdblut bei einem geplanten Eingriff >10% liegt.

Nennen Sie wichtige Kontraindikationen für eine präoperative Eigenblutspende!

Manifeste Herzinsuffizienz, instabile Angina pectoris, Herzinfarkt vor <6 Monaten, Aortenklappenstenose, Anämie (Hb <11 g/dl), respiratorische Globalinsuffizienz, Infektionskrankheiten, Bakteriämie, Impfungen.

Was verstehen Sie unter Blutgruppen und wo sind sie zu finden?

Gemeint sind im weitesten Sinn alle möglichen Polymorphismen von Blutbestandteilen: Oberflächenmarker auf Erythrozyten, Leukozyten und Thrombozyten, Serumproteine und intrazelluläre Komponenten. Sie sind genetisch determiniert und meistens stabil. Im engeren Sinn sind Blutgruppenantigene die Merkmale, die an der Oberfläche von Erythrozyten lokalisiert sind; sie werden durch Agglutination mit spezifischen Antikörpern nachgewiesen. Biochemisch handelt es sich um Glykolipide und Glykoproteine, die durch mehrere Gene kodiert sind. Blutgruppenmerkmale kommen auch auf anderen Zellen oder gelöst in Körperflüssigkeiten vor (Sperma, Speichel etc.).

Nach welchen Kriterien transfundieren Sie Thrombozyten?

Thrombozyten sind in der Regel AB0-kompatibel zu übertragen. Bei Nichtverfügbarkeit kann von der Regel abgewichen werden, solange kein Refraktärzustand eingetreten ist. Es muss die Ursache der hämorrhagischen Diathese geklärt sein. Der thrombozytopenische Blutungstyp besteht aus Petechien im Gegensatz zu Suffusionen bei plasmatischen Hämorrhagien. Eine Besserung durch die Substitution ist zu erwarten. Thrombozytenkonzentrate werden zur Behandlung thrombozytopenischer Blutungen und zur Blutungsprophylaxe bei thrombozytären Bildungs- und Umsatzstörungen eingesetzt. Die Ursache einer Thrombopenie oder -pathie muss vor der Transfusion geklärt sein. In der Anästhesie ist die häufigste Indikation der Verlust von >1,5–2fachem Blutvolumen. Indikationen und Dosierungsangaben beruhen auf ausgedehnten klinischen Erfahrungen. Es fehlen prospektive klinische Studien zur Optimierung des Einsatzes von TK. Bei einer Thrombozytenzahl <50.000/µl stellt jede schwerwiegende Blutung eine zwingende Indikation zur Thrombozytentransfusion dar. Auf einen adäquaten Anstieg der Thrombozyten im Blut des Patienten ist zu achten (cave: Refraktärzustand).

Was wissen Sie über die Nomenklatur von Blutgruppenantigenen?

Es gibt kein einheitliches Schema. Anfänglich wurden für neue Merkmale willkürlich große Buchstaben verwendet (A, B, H, P, M, N), später nahm man die Namen des ersten antikörperproduzierenden oder antigenpositiven Individuums (Duffy, Kidd, Kell, Lutheran, Cartwright). Mittlerweile sind ca. 100 Systeme und mehr als 600 verschiedene Eigenschaften bekannt, von denen die wenigsten transfusionsmedizinisch relevant sind. Es existiert auch eine allgemeine numerische Nomenklatur, die aus sechs Ziffern besteht und ständig überarbeitet wird.

Welche Bedeutung haben Blutgruppenantigene?

Die Bedeutung der Blutgruppenantigene und Blutgruppensysteme hängt von der Häufigkeit des Vorkommens (Allelfrequenz) und der Immunogenität ab. In der Transfusionsmedizin implizieren die Blutgruppen wegen der Immunogenität (Bildung von Alloantikörpern) Komplikationen; so induziert die Übertragung einer D-positiven Konserve in 80% der Fälle die Bildung von Anti-D. Die weitaus bedeutendsten Antikörper sind Anti-A und Anti-B, da sie als sog. natürliche Ak in allen Individuen vorkommen. Bei AB0-inkompatibler Transfusion kann eine akut lebensbedrohliche Situation entstehen. Die große Vielgestaltigkeit der Blutgruppenantigene ist sehr hilfreich bei der Vaterschaftsbestimmung, in der Kriminalistik, der Populationsgenetik und der Chromosomenkartierung sowie in der Zellforschung.

Was wissen Sie über das AB0-System?

Die AB0-Blutgruppen sind das einzige Hauptsystem, bei dem obligat reguläre Ak, sog. Isoagglutinine (Anti-A oder Anti-B) gegen die A- und B-Eigenschaften im Serum vorhanden sind, die dem Individuum selbst fehlen (Landsteiner-Regel). Die Konsequenz ist, dass das AB0-System bei Transfusionen immer berücksichtigt werden muss; es erlaubt auch eine umgekehrte Typisierung (Bestimmung der Serumeigenschaften) und damit eine Kontrolle des Befundes an den Erythrozyten. Das AB0-System ist das erste entdeckte Blutgruppensystem. Die A- und B-Gene verursachen sechs verschiedene Genotypen und vier Phänotypen, da sie immer kodominant vererbt werden. A und B sind Gene für Glykosyltransferasen, die Kohlehydratreste auf die sog. H-Substanz übertragen.

Wie kommt es zu der Entstehung der regulären Antikörper (Isoagglutinine) und zu welcher Immunglobulinklasse gehören sie?

Als Ursache wird angenommen, dass die Merkmale A und B auf pflanzlichen und bakteriellen Zelloberflächen (z.B. E. coli) weit verbreitet sind. Es kommt zu einer inapparenten Immunisierung und Boosterung durch den Magen-Darm-Trakt. Es handelt sich um IgM und IgG.

Beschreiben Sie das Ablaufschema einer Regeltransfusion.

Die Transfusion stellt eine Kette von Einzelabläufen dar, die jeweils eigene Fehlermöglichkeiten beinhalten; Indikation – Aufklärung und Einwilligung – Blutgruppenbestimmung und Ak-Suchtest – Kreuzproben – Identitätssicherung (Unterlagen und „Bedside-Test") – Einleitung – Überwachung – Dokumentation – Kontrolle des Transfusionserfolges.

Was verstehen Sie unter „kritischem" und „optimalem" Hämoglobinwert?	Die Diskussion zur Frage „Wie viel Hämoglobin ist genug?" wird von der Überlegung bestimmt, wie bei einer Abnahme des Hämoglobins das Sauerstoffangebot, der Sauerstoffverbrauch und die Sauerstoffausschöpfung in das günstigste Verhältnis zueinander gesetzt werden können. Das Myokard ist unstrittig das limitierende Organ. Der **kritische Hb-Wert** beschreibt jene Hb-Konzentration, die die Gewebsversorgung mit O_2 gerade noch sicher stellen kann. Der **optimale Hb-Wert** beschreibt einen Kompromiss zwischen zumutbarem Verlust an O_2-Trägern und der Sicherheitsreserve.
Beschreiben Sie die Herstellung von Erythrozytenkonzentraten!	Erythrozytenkonzentrate (EK) werden aus frischem Vollblut oder mittels Zellseparatoren gewonnen. Bei der Vollblutspende werden nach Standardmethoden 450 bzw. 500 ml Blut eines geeigneten Spenders mit 63 bzw. 70 ml eines sterilen, pyrogenfreien Stabilisators in einem Doppel- oder Mehrfachblutbeutelsystem gemischt. Die gebräuchlichsten Stabilisatoren sind CPD (Citrat, Phosphat, Dextrose) und CPD-A1 (Zusatz von Adenin). Die Anforderungen an den jeweiligen Spender und die Produktqualität sind in nationalen und europäischen Gesetzen und Richtlinien beschrieben. EK werden leukozytendepletiert hergestellt. Der Restplasmagehalt beträgt etwa 20 ml, der Hämatokrit 50–75% und das Volumen 200–350 ml.
Welche Besonderheiten gibt es bei einer Massivtransfusion und wie ist sie definiert?	Eine Massivtransfusion wird meist so definiert, dass innerhalb von 24 h mindestens ein Äquivalent des normalen Blutvolumens eines Patienten ersetzt werden muss. Klinisch bedeutsam ist aber der Ersatz eines Blutvolumens in 3–4 h oder von zwei Blutvolumina in 24 h. Die besonderen Risiken sind: Fehltransfusion bei gegebener Hektik, Hypothermie mit konsekutiver Azidose, Hyperkaliämie, Hypokalzämie sowie Störungen der Hämostase und der Mikrozirkulation.
Welche unerwünschten Wirkungen der Transfusion kennen Sie?	Es werden grundsätzlich immunologische und nichtimmunologische Reaktionen unterschieden. Bei den immunologischen unterscheidet man im Weiteren hämolytische und nichthämolytische Unterformen wie die Posttransfusionspurpura, die „Graft-versus-Host-Krankheit" und die transfusionsinduzierte Lungeninsuffizienz (TRALI).
Wie entsteht eine hämolytische Transfusionsreaktion?	Die Häufigkeit dieser Reaktionen wird mit 1:10.000 angegeben, wobei die akute hämolytische Reaktion 1/3 und die verzögerte Reaktion etwa 2/3 ausmachen. Initiales Ereignis ist die Reaktion eines Allo-AK mit seinem Erythrozytenantigen. Dieses an sich harmlose Geschehen kann mit Folgeereignissen verbunden sein: Aktivierung von Kaskaden (Komplementsystem, Kininsystem) oder disseminierte Gerinnungsstörung. Die volle Ausprägung ist gekennzeichnet durch Multiorganversagen und Exitus letalis. Die verzögerte Form findet in der Milz oder in der Leber mit einer Latenz von Tagen und Wochen statt.

| Was sind nichtimmunologisch bedingte unerwünschte Reaktionen? | Es werden infektiöse und nichtinfektiöse Reaktionen unterschieden. Transfusionsassoziierte Infektionen, insbesondere die Übertragung von HIV und Hepatitis haben die Diskussionen um die Hämotherapie bestimmt und zu großen Anstrengungen zur Verbesserung der Produktsicherheit geführt. Aber auch Hypervolämie, Zitratintoxikationen, physikalisch-chemische Hämolysen und die Transfusionshämosiderose sind hier einzuordnen. |

| Blutkonserven enthalten 63–70 ml Stabilisatorlösung. Was wissen Sie darüber? | Alle verwendeten Stabilisatoren sind pyrogenfrei und chemisch rein; sie verhindern die Gerinnung und erhalten die biologischen Eigenschaften der Erythrozyten: CPDA enthält Natriumzitrat, Zitronensäure, Natriumphosphat, Adenin und Glukose. PAGGS- und SAG-Mannitol enthalten zudem Guanosin und Mannitol. Der Puringehalt erhöht den ATP- und 2,3-BPG-Gehalt und damit die Überlebenszeit der Erythrozyten. Der pH-Wert bei 4 °C beträgt 5,6–5,8 und erreicht mit 450 ml Blut den Optimalwert von 7,1–7,2. |

| Wie lange können Blutkonserven gelagert werden? | EK: abhängig vom Stabilisator 35–49 Tage; FFP: bei –40 °C etwa 2 Jahre, bei –30 °C 1 Jahr; Thrombozyten: 5 Tage bei 21 °C. |

| Es gibt verschiedene Erythrozytenkonserven. Welche EK kennen Sie? | Es gibt buffy-coat-freies EK in Additivlösung ($<1,2 \times 10^9$ Restleukozyten/Einheit), leukozytendepletiertes EK ($<1 \times 10^6$ Restleukozyten/Einheit), gewaschene EK (<1 ml Restplasma, $<1 \times 10^6$ Restleukozyten/Einheit, $\rightarrow$ Kontaminationsgefahr!) und kryokonservierte EK (Glyzerin, –80 °C, 10 Jahre Haltbarkeit). |

| Was wissen Sie über den "buffy-coat" und warum sollen Blutkonserven möglichst wenig enthalten? | Der „buffy-coat" ist die Schicht aus Leukozyten und Thrombozyten zwischen Plasma und sedimentierten Erythrozyten nach dem Zentrifugieren. Eine Reihe von unerwünschten Wirkungen wird auf den „buffy-coat" zurückgeführt: eingeschränkte Lagerung durch Mikroaggregatbildung, Immunsuppression durch Down-Regulierung der natürlichen Killerzellaktivität und Zytokinsekretion, eine HLA-Immunisierung mit nichthämolytischer Transfusionsreaktion (allergische Reaktionen) und schließlich eine erhöhte Infektion mit Viren (insbesondere CMV, HTLV –1/–2, HHV 8), möglicherweise auch mit Prionen. Empfohlen wird eine sog. In-line-Filtration innerhalb 24 h in der Blutbank. Eine Bedside-Filtration kann heute nicht mehr empfohlen werden. |

| Was wissen Sie über transfusionsinduzierte Immunmodulation? | Dieses Phänomen ist im letzten Jahrzehnt Gegenstand intensiver Forschung mit kontroversen Ergebnissen gewesen und bisher nicht endgültig geklärt, diskutiert wird neben einer verminderten Killerzellaktivität eine Veränderung des CD4/CD8-Verhältnisses. Der sog. „negative Transfusionseffekt", also die erhöhte Tumorrezidivrate bei perioperativer Transfusion kann auch andere Ursachen haben, der spezifische Effekt durch Bluttransfusion beträgt wohl nur 10–20%. Ebenso gibt es Hinweise dafür, dass durch Immunmodulation infektiöse Komplikationen begünstigt werden. |

Ein 67-jähriger Patient wird wegen eines Zökumkarzinoms laparotomiert. Intraoperativ kommt es zu einer heftigen Blutung mit Kreislaufinstabilität. Welche Kriterien rechtfertigen eine Transfusion von Erythrozytenkonzentraten (EK)?

Die Gabe von EK ist dann angezeigt, wenn ein Patient bei Verminderung der Sauerstofftransportkapazität gesundheitlichen Schaden erleiden würde. Die Kriterien sind klinischer und laborchemischer Art: hämodynamische Instabilität, Alter, Vorerkrankungen (insbesondere kardiovaskulär und zerebral), Differenz zwischen aktuellem und kritischem Hämatokrit (Oxigenierungsreserve), zu erwartender weiterer Blutverlust, Verfügbarkeit und Anwendbarkeit der maschinellen Autotransfusion.

Welche Kontraindikationen der Thrombozytentransfusion kennen Sie?

Absolute Kontraindikationen gibt es nicht. Relative Kontraindikationen sind eine geplante KM-Transplantation wegen der HLA-Immunisierung, eine thrombotisch-thrombopenische Purpura (TTP), eine posttransfusionelle Purpura, eine heparininduzierte Thrombopenie (HIT 1 und 2), anaphylaktische Reaktionen mit Nachweis von IgA-Antikörpern, Thrombozytenantikörper mit konsekutivem Refraktärzustand, keine klinische Blutung.

Welche Besonderheiten gibt es bei den Zeugen Jehovas?

Mitglieder der Glaubensgemeinschaft der Zeugen Jehovas lehnen die Fremdbluttransfusion grundsätzlich ab. Im Einzelfall stimmen die Patienten einer Eigenblutspende oder der maschinellen Autotransfusion zu. Für elektive Eingriffe liegt seitens der Patienten keine Zustimmung für eine Fremdbluttransfusion vor – somit ist eine Transfusion kein Bestandteil des Behandlungsvertrags und eine Transfusion auch bei einer unerwartet auftretenden Blutung rechtswidrig. Im Notfall ist die Klärung des Patientenwillens auch bei vorliegenden Dokumenten und Aussagen von Angehörigen für den Arzt in der Kürze nicht rechtsverbindlich zu klären und er ist geboten, nach bestem Wissen und Gewissen den Patienten (auch durch Fremdbluttransfusion) zu behandeln. Für minderjährige Kinder von Zeugen Jehovas gilt, dass eine zur Lebensrettung indizierte Fremdbluttransfusion trotz Ablehnung durch die Eltern nach Rücksprache mit dem zuständigen Amtsgericht durchgeführt werden kann (das Amtsgericht verfügt die Entziehung des Sorgerechts für diesen Bereich).

Sachverzeichnis